Disfunções do Assoalho Pélvico

Abordagem Multiprofissional e Multiespecialidades

GINECOLOGIA E OBSTETRÍCIA — Outros livros de interesse

A Ciência e a Arte de Ler Artigos Científicos – **Braulio Luna Filho**
A Didática Humanista de um Professor de Medicina – **Decourt**
A Grávida - Suas Indagações e as Dúvidas do Obstetra – **Tedesco**
A Neurologia que Todo Médico Deve Saber 2a ed. – **Nitrini**
A Questão Ética e a Saúde Humana – **Segre**
A Saúde Brasileira Pode Dar Certo – **Lottenberg**
A Vida por um Fio e por Inteiro – **Elias Knobel**
Adolescência... Quantas Dúvidas! – **Fisberg e Medeiros**
Alimentos e Sua Ação Terapêutica – **Andréia Ramalho**
Anestesia em Obstetrícia – **Yamashita**
Anticoncepção – **Aldrighi**
Artigo Científico - do Desafio à Conquista - Enfoque em Testes e Outros Trabalhos Acadêmicos – **Victoria Secaf**
As Lembranças que não se Apagam – **Wilson Luiz Sanvito**
Células-tronco – **Zago**
Climatério – **Enfoque Atual e Multidisciplinar – Beirão de Almeida**
Climatério e Doenças Cardiovasculares na Mulher – **Aldrighi**
Coluna, Ponto e Vírgula 7a ed. – **Goldenberg**
Como Ter Sucesso na Profissão Médica - Manual de Sobrevivência 4a ed. – **Mário Emmanual Novais**
Cuidados Paliativos - Diretrizes, Humanização e Alívio de Sintomas – **Franklin Santana**
Diagnóstico e Tratamento da Esterilidade no Casal – **Nakamura e Pompeo**
Dicionário de Ciências Biológicas e Biomédicas – **Vilela Ferraz**
Dicionário Médico Ilustrado Inglês-Português – **Alves**
Doença Cardiovascular, Gravidez e Planejamento Familiar – **Andrade e Ávila**
Doenças da Mama - Guia Prático Baseado em Evidências – **Guilherme Novita**
Doenças Sexualmente Transmissíveis 2a ed. – **Walter Belda Júnior**
Endocrinologia Ginecológica - Aspectos Contemporâneos – **Aldrighi**
Epidemiologia 2a ed. – **Medronho**
Epidemiologia dos Agravos à Saúde da Mulher – **Aldrighi**
Fitomedicamentos na Prática Ginecológica e Obstétrica 2a ed. – **Sônia Maria Rolim**
Fitoterapia - Bases Científicas e Tecnológicas – **Viana Leite**
Fitoterapia - Conceitos Clínicos (com CD) – **Degmar Ferro**
Fundamentos e Prática em Obstetrícia – **Antônio Carlos Vieira Cabral**
Gestão Estratégica de Clínicas e Hospitais – **Adriana Maria André**

Ginecologia Baseada em Evidências 2a ed. – **Py**
Ginecologia Psicossomática – **Tedesco e Faisal**
Guia de Aleitamento Materno 2a ed. – **Dias Rego**
Guia de Bolso de Obstetrícia – **Antônio Carlos Vieira Cabral**
Guia de Consultório - Atendimento e Administração – **Carvalho Argolo**
Hormônios e Metabolismo - Integração e Correlações Clínicas – **Poian e Alves**
Manual de Condutas em Obstetrícia - 4ª Edição – **Hermogenes**
Manual de Ginecologia de Consultório – **Ribeiro e Rossi**
Manual do Clínico para o Médico Residente – **Atala – Unifesp**
Mastologia – **Gebrin**
Medicina Fetal – **Terceira Edição – Zugaib**
Medicina Materno-Fetal (2 vols.) – **Guariento e Mamede**
Medicina: Olhando para o Futuro – **Protásio Lemos da Luz**
Medicina, Saúde e Sociedade – **Jatene**
Memórias Agudas e Crônicas de uma UTI – **Knobel**
Menopausa - O Que Você Precisa Saber: Abordagem Prática e Atual do Período do Climatério – **Sônia Maria Rolim**
Nem Só de Ciência se Faz a Cura 2a ed. – **Protásio da Luz**
O Endométrio – **Coelho Lopes**
O Nascituro. Visão Interdisciplinar – **José Américo Silva Fontes e Geraldo Duarte**
O que Você Precisa Saber sobre o Sistema Único de Saúde – **APM-SUS**
Obstetrícia Básica 2a ed. – **Hermógenes**
Obstetrícia: Testes Selecionados para o TEGO – **Alperovitch**
Patologia do Trato Genital Inferior e Colposcopia – **Newton Sergio de Carvalho**
Política Públicas de Saúde Interação dos Atores Sociais – **Lopes**
Prescrição de Medicamentos em Enfermaria – **Brandão Neto**
Protocolos Assistenciais da Clínica Obstétrica da USP 3a ed. – **Zugaib e Bittar**
Protocolos em Obstetrícia – **Terceira Edição – Zugaib**
Psiquiatria Perinatal – **Chei Tung Teng**
Reprodução Humana Assistida – **Farah**
Reprodução Humana Assistida – **Scheffer**
Saúde Materno-Infantil - Autoavaliação e Revisão – **Gurgel**
Saúde Mental da Mulher – **Cordás**
Segredos de Mulher - Diálogos entre um Ginecologista e um Psicanalista – **Alexandre Faisal Cury**
Série Clínica Médica - Medicina Celular e Molecular – **Schor**
  Vol. 2 - Bases Moleculares da Ginecologia
Série Condutas em Ginecologia - Girão, Aidar e Silva
  Volume 1 - **Diagnóstico e Tratamento da Transição Menopausal**
  Volume 2 - **Uroginecologia**
Série da Pesquisa à Prática Clínica – **Ginecologia – Baracat**
  Testes em Obstetrícia – **Pulcinelli**
Um Guia para o Leitor de Artigos Científicos na Área da Saúde – **Marcopito Santos**
Urgências em Ginecologia e Obstetrícia – **Vieira Cabral**

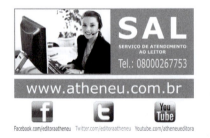

Disfunções do Assoalho Pélvico

Abordagem Multiprofissional e Multiespecialidades

Editores

Sergio Eduardo Alonso Araujo
Arceu Scanavini Neto
Rodrigo de Aquino Castro
Edson Gurfinkel
Andreia Maria de Lima Oliveira
Alides Maria Mendes Rosabone Garcia

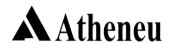
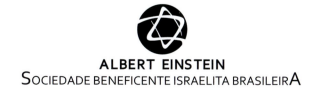

EDITORA ATHENEU

São Paulo	*Rua Jesuíno Pascoal, 30*
	Tel.: (11) 2858-8750
	Fax: (11) 2858-8766
	E-mail: atheneu@atheneu.com.br
Rio de Janeiro	*Rua Bambina, 74*
	Tel.: (21) 3094-1295
	Fax: (21) 3094-1284
	E-mail: atheneu@atheneu.com.br
Belo Horizonte	*Rua Domingos Vieira, 319, conj. 1.104*

PRODUÇÃO EDITORIAL: MKX Editorial

CAPA: Equipe Atheneu

CIP-BRASIL. CATALOGAÇÃO NA PUBLICAÇÃO
SINDICATO NACIONAL DOS EDITORES DE LIVROS, RJ

D639

Disfunções do assoalho pélvico: abordagem multiprofissional e multiespecialidades / Sergio Eduardo Alonso Araujo...[et al]. - 1. ed. - Rio de Janeiro : Atheneu, 2017.
   il.

Inclui bibliografia
ISBN 978-85-388-0818-3

1. Assoalho pélvico.   I. Araujo, Sergio Eduardo Alonso.   II.Título.

17-43698

CDD: 617.55
CDU: 618.132-089

ARAUJO, S. E. A.; SCANAVINI NETO, A.; CASTRO, R. A.; GURFINKEL, E.; OLIVEIRA, A. M. L.; GARCIA, A. M. M. R.

DISFUNÇÕES DO ASSOALHO PÉLVICO – ABORDAGEM MULTIPROFISSIONAL E MULTIESPECIALIDADES

©Direitos reservados à Editora ATHENEU — São Paulo, Rio de Janeiro, Belo Horizonte, 2017

Editores

Sergio Eduardo Alonso Araujo

Professor Livre-Docente de Cirurgia pela Faculdade de Medicina da Universidade de São Paulo (FMUSP). Coordenador do Grupo Médico Assistencial de Assoalho Pélvico do Hospital Israelita Albert Einstein (HIAE). Coordenador da Divisão de Oncologia do Hospital Municipal da Vila Santa Catarina por meio da Sociedade Beneficente Israelita Brasileira do Hospital Albert Einstein (SBIB Albert Einstein). Coordenador da Pós-graduação *latu sensu* em Coloproctologia no HIAE. Titular da Sociedade Brasileira de Coloproctologia (SBCP).

Arceu Scanavini Neto

Coordenador da Pós-graduação *latu sensu* em Coloproctologia no Hospital Israelita Albert Einstein (HIAE). Médico da Clínica do Assoalho Pélvico no HIAE. Titular da Sociedade Brasileira de Coloproctologia (SBCP).

Rodrigo de Aquino Castro

Professor-Associado Livre Docente da Escola Paulista de Medicina da Universidade Federal de São Paulo (EPM/Unifesp).

Edson Gurfinkel

Mestrado em Medicina pela Universidade de São Paulo (USP). Doutorado em Medicina (Urologia) pela Universidade Federal de São Paulo (Unifesp). Assistente Doutor da Disciplina de Urologia da Unifesp.

Andreia Maria de Lima Oliveira

Fisioterapeuta em Reabilitação do Assoalho Pélvico do Hospital Israelita Albert Einstein. Graduada em Fisioterapia pela Faculdade Fundação de Ensino para Osasco (FIEO), Pós-graduada em Fisioterapia Pélvica pelo Colégio Brasileiro de Estudo Sistêmicos (CBES), Membro da Associação Brasileira de Fisioterapia Pélvica, Docente em Curso de Pós-graduação no Hospital Israelita Albert Einstein.

Alides Maria Mendes Rasabone Garcia

Coordenadora de Enfermagem na unidade da Clínica Médica Cirúrgica – Urologia/Nefrologia/Iodoterapia do Hospital Israelita Albert Einstein. Graduada pela Universidade do Sagrado Coração (USC-SP). Pós-graduação em Gerenciamento de Enfermagem pela Faculdade de Enfermagem do Hospital Israelita Albert Einstein (FEHIAE). Pós-graduação em Enfermagem em Centro Cirúrgico – Modalidade Residência (FEHIAE).

Colaboradores

Andreia Maria Novaes Machado

Graduação em Medicina pela Universidade Federal do Pará (UFPA). Residência Médica em Ginecologia e Obstetrícia na Faculdade de Medicina do ABC (FMABC). Título de Especialista em Ginecologia e Obstetrícia (TEGO). Pós-graduação em Oncoginecologia na FMABC. Aperfeiçoamento em Endometriose pela Faculdade de Medicina da Universidade de São Paulo (FMUSP).

Andre Felipi Miranda

Médico pela Faculdade de Medicina da Universidade de São Paulo (FMUSP). Certificado pela Educational Commission for Foreign Medical Graduates (ECFMG).

Augusta Morgado Ribeiro

Graduação em Medicina pela Universidade Federal de São Paulo (Unifesp). Residência em Ginecologia e Obstetrícia na Universidade Federal de São Paulo (Unifesp). Especialista em Tocoginecologia pela Federação Brasileira das Associações de Ginecologia e Obstetrícia (Febrasgo). Ano Opcional em Ginecologia e Obstetrícia com enfoque em Uroginecologia pelo Departamento de Ginecologia da Universidade Federal de São Paulo (Unifesp).

Giulio Aniello Santoro

Unidade de Assoalho Pélvico e Colorretal, Departamento de Cirurgia Geral do Hospital Regional de Treviso, Itália.

Humberto Salgado Filho

Graduação em Medicina pela Faculdade de Medicina de Marília. Médico Segundo Assistente da Irmandade Santa Casa de Misericórdia de São Paulo (ISCMSP), responsável pelo Ambulatório de Coloproctologia do Serviço de Cirurgia Pediátrica da Santa Casa de São Paulo (SCSP). Membro do Grupo de Disfagia Infantil da SCSP. Médico do Hospital Geral Vila Nova Cachoeirinha e do Hospital Estadual de Sapopemba. Experiência na Área de Cirurgia Pediátrica, com ênfase em Cirurgia Coloproctológica, atuando principalmente nos seguintes temas: Criança, Coloproctologia, Síndrome de Down, Anomalia Anorretal, Megacólon Congênito, Doença de Crohn e Incontinência Fecal.

Juliana Aoki Fuzily

Mestranda do Departamento de Ginecologia da Escola Paulista de Medicina da Universidade Federal de São Paulo (EPM/Unifesp).

Lilian Renata Fiorelli Arazawa

Médica pela Faculdade de Medicina da Universidade de São Paulo (FMUSP). Residência Médica em Ginecologia e Obstetrícia no Hospital das Clínicas da FMUSP (HCFMUSP). Especialização em Uroginecologia e Sexualidade Humana pelo HCFMUSP. Título de Especialista em Ginecologia e Obstetrícia e Sexualidade Humana pela Federação Brasileira das Sociedades de Ginecologia e Obstetrícia (FEBRASGO). Médica Assistente do HCFMUSP. Membro do Grupo Médico Assistencial do Assoalho Pélvico do Hospital Israelita Albert Einstein (HIAE) e da International Urogynecological Association.

Luciana Amaral de Retamal Marzán

Titular da Sociedade Brasileira de Coloproctologia. Mestre em Cirurgia Geral pela Universidade Federal do Rio de Janeiro (UFRJ). Médica do Hospital Federal da Lagoa.

Marcelo de Castro Jorge Racy

Médico pela Faculdade de Medicina de São José do Rio Preto (FAMERP). Residência Médica na Faculdade de Ciências Médicas da Santa Casa de Misericórdia de São Paulo e Hospital Sírio-Libanês (HSL). Pós-graduação em Estágios em Imagem Abdominal no Jackson Memorial Hospital, Flórida (EUA) e Massachusetts General Hospital, Boston (EUA). Título de Especialista em Radiologia e Diagnóstico por Imagem pelo Colégio Brasileiro de Radiologia.

Marina de Paula Andres

Graduação em Medicina pela Faculdade de Medicina da Universidade de São Paulo (FMUSP). Residência Médica em Ginecologia e Obstetrícia pelo Hospital das Clínicas da FMUSP (HCFMUSP). Médica Colaboradora do Setor de Endometriose da Divisão de Clínica Ginecológica do HCFMUSP.

Mariano Tamura Vieira Gomes

Graduação em Medicina, Residência Médica em Ginecologia e Obstetrícia e Doutorado em Ginecologia pela Escola Paulista de Medicina da Universidade Federal de São Paulo (EPM/Unifesp). Médico Pesquisador e Responsável pelo Ambulatório de Mioma Uterino da EPM/Unifesp. Departamento de Ginecologia e Obstetrícia do Hospital Israelita Albert Einstein (HIAE). Experiência em Cirurgia Ginecológica Minimamente Invasiva, com ênfase em Videolaparoscopia, Vídeo-histeroscopia e Cirurgia Robótica.

Miriam Waligora

Formada pela Faculdade de Medicina da Universidade de São Paulo (FMUSP). Residência em Cirurgia Geral no Hospital das Clínicas da FMUSP (HCFMUSP). Residência em Ginecologia Obstetricia pelo HCFMUSP. Especialização em Urologia sob supervisão dos Professores Doutores Milton Borreli e Geraldo Campos Freire. Doutorado em Ginecologia pelo HCFMUSP. Especialização em Uroginecologia e Urodinamica com o Dr. Donald Ostergard (Long Beach California) e Texas Institute for Rehabilitation And Research com os Doutores William Guerriero e Keith Light. Atua no Hospital Israelita Albert Einstein (HIAE).

Patrícia da Silva

Graduação em Enfermagem pela Faculdade Israelita de Ciências da Saúde Albert Einstein (FICSAE). Especialização em Administração Hospitalar pelo Instituto de Pesquisas Hospitalares (IPH). Mestrado em Enfermagem pela FICSAE.

Paulo Rodrigues

Doutor em Urologia pela Faculdade de Medicina da Universidade de São Paulo (FMUSP). Membro da Academia Americana de Urologia. Membro da Society of Urodynamics and Female Urology – SUFU.

Raquel Martins Arruda

Graduação em Medicina pela Universidade Federal de Goiás (UFG). Mestrado em Medicina (Ginecologia) pela Universidade Federal de São Paulo (Unifesp). Doutorado em Ciências Médicas e Biológicas pela Unifesp. Responsável pelo Ambulatório de Bexiga Hiperativa da Disciplina de Ginecologia Geral da Unifesp.

Renato Melli Carrera

Graduação em Medicina pela Faculdade de Ciências Médicas da Santa Casa de São Paulo (FCM-SCSP). Especialização em *Master of Business Administration* (MBA) pela Insper Instituto de Ensino e Pesquisa. Mestrado e Doutorado em Medicina (Cirurgia) pela FCM-SCSP. Gerente de Prática Médica da Sociedade Beneficente Israelita Brasileira Albert Einstein.

Rodrigo Cerqueira de Souza

Doutorando do Departamento de Ginecologia da Escola Paulista de Medicina da Universidade Federal de São Paulo (EPM/Unifesp).

Ronaldo Hueb Baroni

Graduação em Medicina e Residência Médica em Radiologia pela Universidade de São Paulo (USP). Doutorado em Radiologia pela USP. *Fellow* em pesquisa na Harvard Medical School. Coordenador Médico do Departamento de Imagem do Hospital Israelita Albert Einstein. Atuação principal nos temas: Ressonância Magnética, Tomografia Computadorizada, Radiologia Abdominal, Urorradiologia.

Sergio Eduardo Alonso Araujo

Professor Livre-Docente de Cirurgia pela Faculdade de Medicina da Universidade de São Paulo (FMUSP). Coordenador do Grupo Médico Assistencial de Assoalho Pélvico do Hospital Israelita Albert Einstein (HIAE). Coordenador da Divisão de Oncologia do Hospital Municipal da Vila Santa Catarina por meio da Sociedade Beneficente Israelita Brasileira do Hospital Albert Einstein (SBIB Albert Einstein). Coordenador da Pós-graduação Lato Sensu em Coloproctologia no HIAE. Titular da Sociedade Brasileira de Coloproctologia (SBCP).

Sergio Podgaec

Graduação em Medicina pela Universidade de São Paulo (USP). Mestrado e Doutorado em Medicina (Obstetrícia e Ginecologia) pela USP. Livre Docência pela USP. Médico Assistente da Divisão de Clínica Ginecológica e do Setor de Endometriose do Hospital das Clínicas da Faculdade de Medicina da Universidade de São Paulo (HCFMUSP). Experiência em Medicina com ênfase em Saúde Materno-Infantil, atuando principalmente nos temas: Endometriose, Laparoscopia e Imunologia.

Sidney Klajner

Presidente da Sociedade Beneficente Israelita Brasileira Albert Einstein. Cirurgião do Aparelho Digestivo. Titular do Colégio Brasileiro de Cirurgiões (CBC) e do Colégio Brasileiro de Cirurgia Digestiva (CBCD). Membro da Sociedade Brasileira de Coloproctologia (SBCP).

Victor Edmond Seid

Doutor em Medicina pela Faculdade de Medicina da Universidade de São Paulo (FMUSP). Cirurgião da Divisão de Oncologia do Hospital Municipal da Vila Santa Catarina, SBIB Albert Einstein por meio da Sociedade Beneficente Israelita Brasileira do Hospital Albert Einstein (SBIB Albert Einstein). Coordenador da Pós-Graduação Lato Sensu em Coloproctologia do HIAE. Titular da Sociedade Brasileira de Coloproctologia (SBCP).

Victor Martins Tonso

Médico Radiologista e Mestrando no Hospital Israelita Albert. Graduado em Medicina pela Faculdade de Medicina de Catanduva (FAMECA). Residência em Radiologia e Diagnóstico por Imagem (FAMECA - Hospitais Escola Padre Albino e Emílio Carlos. Especialização em Medicina Interna (Abdome, Tórax e Cardio) no Hospital Israelita Albert Einstein (HIAE). Membro Titular do Colégio Brasileiro de Radiologia (CBR). Médico Radiologista no HIAE, no Grupo de Radiologia Abdominal e Medicina Interna. Mestrando no Instituto de Ensino e Pesquisa (IEP) do HIAE, dentro da grande área de Medicina do Envelhecimento. Atuação principal em Ressonância Magnética da Próstata. Faz parte do Laboratório de Inovação do HIAE, desenvolvendo pesquisas nas áreas de *Machine Learning* e *Computer Aided Diagnosis* (CAD).

Wagner França

Urologista. Membro da Sociedade Brasileira de Urologia (SBU). Felowship de Urologia Feminina e Distúrbios Miccionais pela Universidade Federal de São Paulo (Unifesp). Assistente de Urologia da Unifesp e do Hospital do Servidor Público do Estado de São Paulo – Instituto de Assistência Médica ao Servidor Público Estadual (IAMSPE). Membro da Equipe de Urodinâmica do Hospital Israelita Albert Einsten (HIAE).

Prefácio

As disfunções do assoalho pélvico, tais como a incontinência fecal e urinária, os prolapsos de órgãos pélvicos, a constipação e outros distúrbios funcionais, são comuns em mulheres adultas, em homens adultos e também na população pediátrica. Acometem indivíduos maduros, porém, não raramente em plena fase produtiva da vida, após a constituição da prole e acabam por afetar significativamente sua qualidade de vida familiar, profissional e interpessoal. Por fim, a prevenção desses distúrbios em nosso País ainda é incipiente, senão inexistente. Associadamente, na medida em que raramente são diagnosticados precocemente, o impacto sobre o sistema de saúde é, ao contrário do que se possa imaginar, bastante significativo.

No Hospital Israelita Albert Einstein, estamos trabalhando em conjunto e intensamente para mudar isso. É verdade que, apesar de ainda permeados por um sistema de saúde hospitalocêntrico e focado na superespecialização, essa abordagem do cuidado limita o entendimento das condições clínicas e a percepção do paciente como um todo. Como resultado, vemos equívocos na indicação de tratamentos cirúrgicos (por vezes complexos), realizados por equipes cirúrgicas não integradas, associados a alto custo da assistência e consequente baixo valor e, pior, valendo-se eventualmente de caras tecnologias. Esses tratamentos, além de beneficiar marginalmente o paciente, não raro estão apoiados em desfechos frágeis e de baixíssima reprodutibilidade, o que representa um desafio para os médicos ginecologistas, urologistas, coloproctologistas, cirurgiões gerais e do aparelho digestivo, fisioterapeutas e enfermeiros envolvidos no estudo e cuidado desses pacientes. Não raramente, condições associadas comuns a especialidades diferentes não são tratadas no mesmo momento, exclusivamente porque a avaliação multiprofissional e multiespecialidades nunca ocorreu. Como resultado, a persistência de uma condição mórbida, não raramente, leva à recorrência de outra. Como impulsionar iniciativas para modificar esse panorama?

Pois bem, desde 2013, no Hospital Israelita Albert Einstein, o apoio ao desenvolvimento de estruturas semiformais, chamadas Grupos Médicos Assistenciais (GMAs), objetivou o fortalecimento das práticas médicas e o estreitamento do vínculo de parceria da instituição com seu corpo clínico. Os resultados imediatos e perceptíveis foram a adoção constante de novas práticas e serviços médicos focados nos melhores resultados para os pacientes com abordagens multifuncionais e multiespecialidades e ao desenvolvimento e adoção de métodos, práticas e tecnologias inovadoras. No GMA de Assoalho Pélvico, levou-se, entre outras ações, à criação do Centro de Diagnóstico das Doenças do Assoalho Pélvico na unidade Perdizes-Higienópolis. Protocolos específicos para os exames de imagem foram cuidadosamente desenhados. Muitos desses processos estão descritos nessa obra. Pela abordagem multiprofissional e multiespecialidades, o assoalho pélvico não é mais dividido em compartimentos estanques com funções independentes, mas tratado como uma estrutura funcional única.

Nesta obra, aspectos da prevenção, do diagnóstico, do tratamento e do seguimento dos homens e mulheres com suspeita ou confirmação de disfunções do assoalho são tratados de modo conciso e objetivo, mas não superficial. Todos os tópicos abordados nesta obra foram discutidos em sessões presenciais dos membros do GMA de Assoalho Pélvico e submetidos ao crivo do consenso ou da falta de consenso. É com muita alegria que parabenizo Arceu, Rodrigo, Edson, Andréia e Alides pela compilação desta obra e também ao Sergio, por seu trabalho na coordenação GMA de Assoalho Pélvico durante esse caminho.

Por fim, dedico este livro aos pacientes, primeiros e maiores beneficiários desse esforço, e a vocês, leitores.

Saudações,

Sidney Klajner

Presidente da Sociedade Beneficente Israelita Brasileira Albert Einstein

Cirurgião do Aparelho Digestivo

Titular do Colégio Brasileiro de Cirurgiões (CBC) e do Colégio Brasileiro de Cirurgia Digestiva (CBCD)

Membro da Sociedade Brasileira de Coloproctologia (SBCP)

Apresentação

Desde que adquirimos a postura de bipedalismo uma mudança muito significativa ocorreu em função das forças a que são submetidos os órgãos pélvicos e estruturas de sustentação. Somam-se a esse fator, o aumento da expectativa de vida, os excessos físicos e químicos, vícios alimentares, entre outros fatores ambientais. Assim, hoje tratamos de tentar reparar a sequência de danos causados ao Assoalho Pélvico e é disso que trata este manual. Futuramente, é provável que novas e melhores estratégias ajudem a prevenir esses danos e possamos tornar a abordá-los.

A importância do tema motivou os editores e o Hospital Israelita Albert Einstein a apoiar a elaboração deste manual de modo a iniciarmos a caminhada de muitos passos no sentido de tratar melhor e de modo multidisciplinar esse tema, que previamente era tratado por cada especialidade e disciplina isoladamente.

Se conseguirmos estimular a dúvida, o diálogo e a interdisciplinaridade, teremos atingido nosso principal objetivo.

Arceu Scanavini Neto

Sumário

SEÇÃO I – INTRODUÇÃO, 1

1. *Importância das Disfunções do Assoalho Pélvico, 3*
Arceu Scanavini Neto
Sidney Klajner
Sergio Eduardo Alonso Araujo
Renato Melli Carrera

2. *Anatomia do Assoalho Pélvico Correlacionada à Função e ao Tratamento, 5*
Victor Edmond Seid
Sergio Eduardo Alonso Araujo
Arceu Scanavini Neto
Sidney Klajner

3. *A Pélvis como Unidade Funcional, 9*
Paulo Roberto Teixeira Rodrigues
André Felipi Miranda

SEÇÃO II – MÉTODOS DE IMAGEM DAS DISFUNÇÕES DO ASSOALHO PÉLVICO, 15

4. *Investigação por Ressonância Magnética das Disfunções do Assoalho Pélvico, 17*
Victor Martins Tonso
Marcelo de Castro Jorge Racy
Ronaldo Hueb Baroni

5. *Investigação pela Ultrassonografia Endoanal e Endorretal das Disfunções do Assoalho Pélvico, 25*
Arceu Scanavini Neto
Sergio Eduardo Alonso Araujo
Victor Edmund Seid

6. *Investigação pela Ultrassonografia Transperineal das Disfunções do Assoalho Pélvico, 27*
Lilian Renata Fiorelli Arazawa

SEÇÃO III – INCONTINÊNCIA URINÁRIA E DISTÚRBIOS DA MICÇÃO, 33

7. *Indicações da Urodinâmica, 35*
Miriam Waligora

8. *Incontinência Urinária Masculina, 43*
Edson Gurfinkel

9. *Incontinência Urinária de Esforço, 49*
Rodrigo de Aquino Castro
Raquel Martins Arruda
Rodrigo Cerqueira de Souza

10. *Bexiga Hiperativa, 57*
Rodrigo de Aquino Castro
Raquel Martins Arruda
Rodrigo Cerqueira de Souza

11. *Incontinência Urinária Mista, 63*
Rodrigo de Aquino Castro
Raquel Martins Arruda
Rodrigo Cerqueira de Souza

12. *Investigação e Tratamento da Incontinência Urinária após Prostatectomia, 67*
Edson Gurfinkel

13. *Investigação e Tratamento da Incontinência Urinária após Operações Ginecológicas, 73*
Miriam Waligora

14. *Assistência em Fisioterapia na Incontinência Urinária e Distúrbios da Micção na Mulher e no Homem, 77*
Andreia Maria de Lima Oliveira

15. *Assistência em Enfermagem na Incontinência Urinária e Distúrbios da Micção, 85*
Alides Maria Mendes Rasabone Garcia
Patrícia da Silva

SEÇÃO IV – INCONTINÊNCIA FECAL

16. *Papel da Eletromanometria Anorretal Convencional e de Alta Resolução, 89*
Luciana Amaral de Retamal Marzán

17. *Papel da Ultrassonografia Endorretal Tridimensional, 105*
Arceu Scanavini Neto
Giulio Aniello Santoro

18. *Abordagem da Lesão Aguda dos Esfíncteres Anais, 109*
Sergio Eduardo Alonso Araujo
Victor Edmond Seid
Arceu Scanavini Neto
Sidney Klajner

19. *Investigação e Tratamento da Incontinência Fecal: Análise Crítica, 113*

Arceu Scanavini Neto
Sergio Eduardo Alonso Araujo
Victor Edmond Seid

20. *Assistência em Fisioterapia na Incontinência Fecal, 115*

Andreia Maria de Lima Oliveira

21. *Assistência em Enfermagem na Incontinência Fecal, 121*

Alides Maria Mendes Rasabone Garcia
Patrícia da Silva

SEÇÃO V – PROLAPSOS DE ÓRGÃOS PÉLVICOS, 125

22. *Importância da Abordagem Multidisciplinar na Avaliação dos Prolapsos de Órgãos Pélvicos, 127*

Lilian Renata Fiorelli Arazawa

23. *Investigação e Tratamento do Prolapso Genital, 133*

Rodrigo Cerqueira de Souza
Mariano Tamura Vieira Gomes
Raquel Martins Arruda
Rodrigo de Aquino Castro

24. *Investigação e Tratamento da Instussuscepção Retoanal do e Prolapso Retal, 141*

Sergio Eduardo Alonso Araujo
Victor Edmond Seid
Arceu Scanavini Neto
Sidney Klajner

SEÇÃO VI – MISCELÂNEA, 145

25. *Algia Pélvica Crônica na Mulher, 147*

Míriam Waligora

26. *Algia Pélvica Crônica no Homem, 161*

Edson Gurfinkel

27. *Investigação e Tratamento da Endometriose Profunda, 169*

Andreia Maria Novaes Machado
Marina de Paula Andres
Sergio Podgaec

28. *Fístulas Urogenitais, 175*

Rodrigo Cerqueira de Souza
Raquel Martins Arruda
Rodrigo de Aquino Castro

29. *Fístula Retovaginal, 181*

Victor Edmond Seid
Sergio Eduardo Alonso Araujo
Arceu Scanavini Neto
Sidney Klajner

30. *Fístula Reto Prostática, 185*

Wagner França

31. *Manejo das Complicações das Operações Uroginecológicas, 189*

Juliana Aoki Fuzily
Augusta Morgado Ribeiro
Rodrigo de Aquino Castro

32. *Manejo das Complicações das Operações Colorretais, 193*

Victor Edmond Seid
Sergio Eduardo Alonso Araujo
Arceu Scanavini Neto
Sidney Klajner

33. *Sexualidade e Disfunções do Assoalho Pélvico na Mulher, 197*

Lilian Renata Fiorelli Arazawa

34. *Sexualidade e Disfunções do Assoalho Pélvico no Homem, 203*

Wagner França

35. *Disfunções do Assoalho Pélvico e Qualidade de Vida, 211*

Lilian Renata Fiorelli Arazawa

36. *Distúrbios do Assoalho Pélvico na Criança e no Adolescente, 221*

Humberto Salgado Filho

Índice Remissivo, 231

Seção I

Introdução

01 Importância das Disfunções do Assoalho Pélvico

Arceu Scanavini Neto
Sidney Klajner
Sergio Eduardo Alonso Araujo
Renato Melli Carrera

Introdução

A interpretação de que as doenças que acometem a função de um dos órgãos pélvicos devem ser avaliadas em conjunto com os demais órgãos pélvicos é relativamente recente e, em nosso entendimento, tem a função de aproximar as especialidades médicas às demais disciplinas envolvidas como fisioterapia, nutrição e enfermagem, com intuito de beneficiar o(a) paciente.

Cerca de 20% das mulheres adultas passarão por consulta devido a queixas relacionadas às disfunções do assoalho pélvico e cerca de 50% destas necessitarão de tratamento cirúrgico.[1] Prolapsos dos órgãos pélvicos, incontinência urinária, incontinência fecal e constipação costumam ser conduzidas pelo especialista da área específica. Entretanto, devemos ressaltar que o caso de disfunção urinária atendido pelo uroginecologista e encaminhado para estudo urodinâmico tem grande chance de ter alteração evacuatória e, portanto, seria adequadamente avaliado se passasse pela análise, ao mesmo tempo, de um coloproctologista.[2] De modo análogo, pacientes com parto normal podem apresentar lesões na musculatura perineal ocultas, assintomáticas, que, se descobertas, podem impactar decisões obstétricas futuras.[3]

Nem sempre a equipe médica isoladamente tem a real perspectiva em relação aos resultados e melhores indicações para tratamento de reabilitação e tal perspectiva pode ser desenvolvida ao trabalharmos de modo mais próximo às equipes de reabilitação. O mesmo pode se dizer em relação aos cuidados de enfermagem e orientações dietéticas.

É disso que trata este manual. Tentaremos de modo prático demonstrar como a abordagem multiprofissional e de multiespecialidades atua no Einstein como trabalho em equipe cujo objetivo central é melhorar a experiência do paciente que será poupado de repetição de exames, poderá ser mais bem esclarecido quanto às suas chances em relação aos tratamentos, sejam os mais conservadores, sejam os mais invasivos, e participará diretamente das decisões.

No Hospital Israelita Albert Einstein, consolidou-se o conceito de trabalho em equipe multidisciplinar, de modo estratégico, como forma de obtenção de melhores desfechos, desde 2013. Tal conceito funciona em estruturas chamadas de grupos médicos assistenciais (GMA). Circunstancialmente, quando os GMA foram expandidos após funcionarem de modo inicial em duas áreas, conversávamos sobre a importância do tema das disfunções do assoalho pélvico e sobre como diversos centros no mundo já tratavam do assunto sob o conceito de multidisciplinaridade. Assim, pudemos caminhar de modo estruturado desde o início dos trabalhos do GMA de assoalho pélvico, tendo como objetivo a evolução do conceito dentro do hospital.[4]

De acordo com projeções do início de nosso século de que nos 30 anos seguintes haverá aumento de 45% na demanda por serviços relacionados ao assoalho pélvico, a discussão quanto ao dimensionamento dos recursos deve ser iniciada agora e, para melhor racionalização destes, com base em iniciativas como as contidas neste Manual.[5]

Nós, profissionais que integram o GMA de assoalho pélvico do Hospital Israelita Albert Einstein, nos sentimos honrados em poder contribuir, junto com os coautores convidados na elaboração desta obra.

Referências Bibliográficas

1. Bump RC, Norton PA. Epidemiology and natural history of pelvic floor dysfunction. Obstet Gynecol Clin North Am 1998; 25:723-46.
2. Soligo M, Salvatore S, Milani R, Lalia M, Malberti S, Digesu GA, Mariani S. Double incontinence in urogynecologic practice: a new insight. Am J Obstet Gynecol. 2003 Aug;189:438-43.
3. Karmarkar R, Bhide A, Digesu A, Khullar V, Fernando R. Mode of delivery after obstetric anal sphincter injury. European Journal of Obstetrics and Reproductive Biology 2015; 194: 7-10.
4. Klajner S, Brandt RA, Lottenberg CL, Terra C. Grupos médicos assistenciais do Hospital Israelita Albert Einstein. Harvard Bussiness Review Brasil, ago 2015 Disponível em: <http://hbrbr.com.br/grupos-medicos-assistenciais-do-hospital-israelita-albert-einstein/>.
5. Luber KM, Boero S, Choe JY. The demographics of pelvic floor disorders: current observations and future projections. Am J Obstet Gynecol 2001; 184:1496-1501.

02 Anatomia do Assoalho Pélvico Correlacionada à Função e ao Tratamento

Victor Edmond Seid
Sergio Eduardo Alonso Araujo
Arceu Scanavini Neto
Sidney Klajner

Introdução

Embora os urologistas, ginecologistas e gastrenterologistas geralmente considerem o assoalho pélvico uma estrutura de contenção dos órgãos pélvicos, é necessário entender a sua grande importância para a manutenção da qualidade de vida e para a boa função de órgãos pélvicos. Além disso, o assoalho pélvico contribui para a postura e movimentos do corpo como a marcha.

O assoalho pélvico não pode ser analisado independentemente do arcabouço ósseo que, ao longo da evolução da espécie humana, diferenciou-se para suportar a posição vertical e a marcha bípede por meio do encurtamento das asas ilíacas, do aumento da sua largura, da verticalização da pelve e da posição do sacro mais posterior, com consequente lordose lombar, e também da lateralização da cavidade do quadril para acomodar o fêmur.

Na posição vertical, o púbis e a espinha ilíaca anterior superior estão no mesmo plano coronal, a abertura pélvica na posição anterior, com os ramos isquiopubianos paralelos ao chão, bem como o hiato urinário, ginecológico e intestinal. Desse modo, a pressão das vísceras abdominais e pélvicas sobre a musculatura do assoalho é minimizada pela estrutura óssea. A pelve óssea tem forma de funil, com a parte superior (plano passando pelas cristas ilíacas) e a parte inferior, mais estreita (plano passando pelas tuberosidades isquiáticas e ápice do cóccix). As fossas e asas ilíacas topograficamente fazem parte do abdome, e nelas repousam órgãos abdominais.

A pelve é, em parte, fechada inferiormente por uma série de músculos, fáscias e ligamentos. Embriologicamente, em concomitância com os primeiros contornos da formação de órgãos pélvicos, dois grupos separados de músculos começam a surgir: músculo pubocaudal; e músculo cloacal ou de Gegenbauer. Os esfíncteres derivam das seguintes estruturas: músculo isquiococcigeus; músculo elevador do ânus; e ligamentos pubossacral e sacroespinhal. Cronologicamente, após o septo geniturinário separar o reto posteriormente e a uretra/vagina anteriormente, o músculo do Gegenbauer

se divide em dois esfíncteres, um para a uretra e outro para o reto; respectivamente músculo isquiocavernoso, músculo bulbocavernoso e os músculos transversos superficial e profundo do períneo. Os ligamentos sacrotuberosos e sacroespinhosos são uma espécie de transformação fibrosa dos músculos caudais.

No período fetal e, mais acentuadamente, na fase adulta, vários dos músculos ou grupos de músculos derivados dos músculos caudais e cloacais se embricam entre si, gerando um quebra-cabeça entre eles, de tal forma que, ao menos funcionalmente, é difícil separar uma estrutura da outra. Por exemplo, se considerarmos o embricamento das fibras do elevador do ânus com o músculo transverso profundo e com o esfíncter uretral, que circunda parcialmente a próstata, podemos perceber a razão da dificuldade em compreender a verdadeira função de cada um desses músculos pélvicos.

A estrutura óssea da pelve descrita, conforme as alterações morfológicas ao longo da evolução humana, contribuiu para o que chamamos de unidade funcional pélvica, na qual as estruturas musculofasciais da pelve desempenham uma função de apoio e, sinergicamente, participam da atividade dos órgãos pélvicos (bexiga, uretra, útero, vagina, reto, ânus), ou seja, os músculos dessa estrutura musculofascial relaxam, contraem e estabilizam de acordo com a atividade dos órgãos pélvicos (p. ex.: retenção miccional ou micção).

A composição tecidual dessa estrutura musculofascial é peculiar: as fibras respectivas são compostas por dois terços de fibras do tipo I, fibras de contração lenta; e um terço do tipo II de contração rápida. Desse modo, esses músculos não só auxiliam nas funções viscerais, mas também contribuem para a manutenção e estabilidade da estrutura pélvica na deambulação e na posição ereta, raramente entrando em processo de fadiga por um sofisticado processo neuronal ainda não totalmente compreendido.

O diafragma pélvico, em associação com outros grupos musculares menores, coloca-se como uma rede de contenção abdominal e pélvica. O músculo transverso do abdome é sinérgico com o pubococcígeo e isquiococcígeo; também mantendo relação de sinergismo e antagonismo com a musculatura glútea, muito ativa na manutenção da posição ereta e a postura.

Outros músculos contribuem sobremaneira com a estabilidade e movimentos do corpo. Os músculos adutores da coxa, por exemplo, apresentam inserções na tuberosidade isquiáticos e no ligamento sacrotuberoso; ajudando a manter a estabilidade da estrutura pélvico-trocantérica. Do mesmo modo, os músculos obturador interno, piriforme e rotadores de coxa também são muito importantes para assegurar a solidez da pelve.

Comum, mas erroneamente, os músculos do assoalho pélvico são considerados da mesma forma como a maioria dos músculos esqueléticos, os quais têm a função de mover ossos (um ou mais) em uma contração coordenada entre músculos agonistas e antagonistas. No entanto, entre os ossos da pelve, apenas o cóccix é parcialmente móvel. Assim, a atividade muscular predominante na pelve é isotônica ou isométrica, ou seja, não cria nenhum deslocamento.

Músculos do diafragma pélvico, exceto o puborretal (porção visceral), inserem-se em segmentos ósseos fixos, tais como o púbis, ílio, ísquio e sacro. O cóccix, apesar de móvel, geralmente é mantido fixo pelo tônus da musculatura glútea. Mesmo levando-se em conta as características de unidade funcional da pelve, para conveniência descritiva, consideramos as seguintes estruturas anatômicas funcionais: diafragma pélvico (estreito superior da pelve); diafragma urogenital; e períneo. Tal distinção é completamente artificial e apenas em parte responde às exigências de anatomia sistemática.

Diafragma Pélvico

O "fechamento" da pelve em forma de funil é garantido pela estrutura muscular inserida na estrutura óssea em forma de espiral. A maior parte dessa estrutura é representada pelos músculos elevadores do ânus, os quais são compostos pelos músculos puborretal, pubococcígeo e ileococcígeo. Os músculos isquiococcígeo ou coccígeo também fazem parte dessa composição.

O músculo puborretal é a única porção dos elevadores do ânus que efetivamente eleva o ânus, por meio da inserção de algumas de suas fibras na musculatura longitudinal do canal anal e na submucosa anal. No entanto, esse músculo faz parte da anatomia e da função da uretra e da vagina, de tal forma que alguns autores propõem que seja renomeado como pubovisceral.

De todo modo, toda essa estrutura muscular circunda a próstata, uretra, vagina e reto, os quais se prendem a esses músculos por uma intrincada rede de tecidos conectivos chamada por alguns autores de ligamento hiatal. Todo esse suporte muscular se insere diretamente ou por meio de fáscias no centro tendíneo perineal, no corpo perineal, no qual as fáscias perineais convergem, formando, assim, uma unidade funcional.

Para um bom entendimento funcional da pelve, é fundamental considerarmos as linhas de força e a direção de contração muscular dos componentes do diafragma pélvico. Grosseiramente, o vetor de contração é sagital, mas a ação de cada músculo depende do local de inserção ou fusão com fáscias, ligamentos ou tendões

Diferentemente das dissecções anatômicas convencionais, os estudos com ressonância nuclear magnética (RNM) *in vivo* demonstram que a disposição das porções musculares da pelve ocorre em planos, como se fossem pratos empilhados, e não em forma de funil espiralado. Tal divergência pode ser explicada pela ausência de contração muscular nos cadáveres dissecados e pela presença constante dessas contrações musculares no ser vivo, as quais só cessam no momento da micção ou defecação.

Os estudos tridimensionais dos elevadores do ânus mostram que uma porção do pubo visceral (pubo retal) se direciona obliquamente e se insere no centro tendíneo do corpo perineal. Ao se contrair, esse músculo causa uma angulação posterior no reto, vagina e na uretra e também estreita o diafragma urogenital, tracionando-o em direção ao púbis.

O sinergismo e antagonismo da musculatura pélvica também são observados nas suas relações com a musculatura pélvico-trocatérica (obturadores e piriforme) e com outros músculos, tais como o grácil e o pectíneo. Essas relações são importantes não só nos movimentos de marcha, mas também auxiliando a continência fecal e urinária durante a movimentação ou em maiores esforços.

A fascia endopélvica é representada por um tecido conectivo subperitoneal que, de acordo com a disposição de vasos e órgão na sua topografia, separa-se em lojas. Assim, da artéria hipogástrica e seus prolongamentos anteriores (vasos obturatórios) e posteriores (vasos sacrais laterais), forma-se a loja hipogástrica, que conecta o púbis e o sacro no mesmo plano coronal. O plano umbélico-pré-vesical localiza-se entre as duas artérias umbilicais; o plano retovesical, entre as duas artérias vesiculodeferenciais; e o plano de Denonvilliers, entre as duas artérias retais médias. Assim, também são delimitados o espaço retropúbico, a loja vesicoprostática, a loja útero-ovárica, a loja retal e o espaço pré-sacral.

A fáscia hipogástrica se espessa junto aos ligamentos pubossacrais e recobre toda cúpula da musculatura pélvica, em particular os obturadores internos e os elevadores do ânus. Entre os músculos obturadores internos e elevadores do ânus, há um espessamento da fascia pélvica denominado arco tendíneo dos elevadores do ânus, que une o púbis às espinhas isquiáticas, e onde algumas fibras dos elevadores do ânus se inserem.

Sabe-se que os órgãos pélvicos não são cobertos por peritôneo, apresentando uma camada externa adventícia que se continua com estruturas de fixação ou ligamentos. Desse modo, uretra, próstata, colo vesical, paredes laterais da vagina e reto se aderem sagitalmente ao ligamento pubossacral por meio de bandas melhores reconhecidas ao nível da uretra e vagina. Do mesmo modo, as conexões dos órgãos pélvicos com o músculo puborretal ocorrem por meio de tecido conectivo similar à adventícia e ao perimísio.

A adesão entre órgãos, fáscias, ligamentos e músculos é mais ou menos densa e elástica conforme o órgão em questão, o sexo e a idade do indivíduo. Isso é importante para os mecanismos de continência e também na relação dessas estruturas com a musculatura abdominal e dos membros inferiores.

As fáscias da pelve são formadas por tecido conectivo e músculos lisos e apresentam proprioceptores ativados pelo estiramento, os quais induzem a contração muscular necessária para abolir a tensão sobre esses tecidos. Assim, temos um sistema complexo neuromuscular que promove estabilidade local por meio do correto grau de contração de cada uma das unidades musculares.

Diafragma Urogenital

Abaixo do diafragma pélvico, encontramos o diafragma urogenital formado pela membrana perineal ou fascia de Carcassonne e músculo transverso profundo do períneo. Esse diafragma, cuja denominação para alguns autores é errônea, efetivamente conecta o diafragma pélvico ao períneo propriamente dito. O diafragma urogenital ou trígono urogenital se posiciona de forma clara entre os dois braços isquiopúbicos, tendo um de seus ângulos apontando para a sínfise púbica. Esse triângulo mantém íntima relação anatômica com uretra e vagina e preenche o espaço perineal que, na sua porção anterior, não é recoberto pelos elevadores do ânus, sustentando a uretra e a vagina anterior e posteriormente.

O ligamento transverso perineal, que é a porção pré-uretral dessa estrutura, se insere fortemente nos braços isquiopúbicos e na fáscia obturadora. A parte retrouretral se divide em dois folhetos: um inferior mais espessado e outro superior mais fino. Entre eles, encontramos o músculo perineal profundo. Esses dois folhetos da membrana perineal se prolongam da seguinte forma:

- A parte inferior como fáscia perineal inferior, que recobre o músculo transverso superficial do períneo;
- A parte superior, como fáscia de Dennonvillier, na qual o trígono urogenital se compacta e se liga ao diafragma pélvico e aos músculos isquio e bulbo cavernosos.

O hiato geniturinário é obviamente maior nas mulheres por conta da presença da vagina entre a uretra e o reto. O músculo perineal profundo e fibras pubouretrais do elevador do ânus ajudam a comprimir a vagina. Além dos músculos perineais profundo e superficial, o períneo aloja os esfíncteres uretral e anal, e os músculos bulbo e isquio cavernosos em ambos os sexos.

Fibras dos elevadores do ânus se juntam com a musculatura longitudinal do canal anal e com o esfíncter externo do ânus (participando, assim, da continência anal), e também mais superficialmente na submucosa anal.

Continência Urinária e Micção

A micção representa a inibição da continência e eliminação de urina. Esse mecanismo é bem conhecido: inibição da contração cervicouretral, contração do músculo detrusor e contração da musculatura abdominal anterior. No entanto, além da inibição esfincteriana, o diafragma pélvico necessita relaxar, e isso ocorre em uma complexa sequência neuronal. Mecanismos encefálicos e medulares levam à inibição ortossimpática coordenada do trígono cervical, associada à ação parassimpática de contração detrusora. Os elevadores do ânus também têm relaxamento coordenado nesse mecanismo logo antes da contração vesical, podendo, no entanto, agir de forma contrária, de acordo com a vontade do indivíduo.

Outros reflexos em centros neuronais superiores agem no tônus da musculatura pélvica adaptando as variações de movimentos corpóreos à possibilidade de micção, ou seja, à medida que existam situações em que possa ocorrer perda urinária, o tônus muscular se modifica para impedir que isso ocorra de forma involuntária.

Outro aspecto importante da micção se relaciona ao enchimento vesical. À medida que a bexiga vai sendo preenchida, as suas paredes se distendem de forma a manter a pressão intravesical baixa e constante. Quando a bexiga está repleta, a pressão intravesical aumenta e, por mecanismo reflexo, a musculatura tende a expulsar a urina desde que ocorra o relaxamento cervicouretral, o qual é facilitado pelo fato de que uretra se encurta com o preenchimento da bexiga, diminuindo a resistência à exoneração da urina.

A continência é garantida pelo gradiente de pressão mais elevado ao nível cervicouretral em comparação ao restante da bexiga. Isso acontece em virtude das propriedades de contração e tônus da musculatura uretral, da turgescência vascular local e das características elásticas da uretra.

O esfíncter uretral isoladamente consegue manter a continência para esforços abdominais menores. Porém, para grandes esforços, fatores extrauretrais são necessários para manter o gradiente de pressão uretral. Quando a pressão abdominal causa o deslocamento fisiológico do complexo vesicouretral, a fáscia endopélvica, a qual apresenta diferentes resistências e elasticidades nas suas diferentes porções, exerce efeito compressivo nos órgãos pélvicos. A região logo abaixo da uretra proximal é a menos elástica e mais resistente, necessitando de um suporte maior no mecanismo de continência. Sendo assim, nessa região existe um tecido conectivo mais robusto representado pelo ligamento pubogeniturinário e fáscia pubocervical (suburetral), que conecta a cérvix e a vagina ao púbis, arco tendíneo e corpo perineal.

A conexão da continência urinária com a postura e com as funções corporais é bastante interessante. Estudos mostram que, ao tossir, o diafragma pélvico se contrai e estabiliza o assoalho pélvico previamente à ação da musculatura intercostal, demonstrando o quanto esse sistema é complexo e ainda não totalmente entendido.

Defecação

O processo de defecção é parcialmente voluntário e involuntário, envolvendo musculatura lisa e estriada dos esfíncteres anais e relaxamento do puborretal, que abre o ângulo retoanal e permite a saída das fezes, desde que tenha ocorrido concomitante o reflexo inibitório retoanal (reflexo autonômico estimulado pela distensão da parede retal, relaxando o esfíncter interno do ânus) e também o relaxamento do esfíncter externo do ânus (musculatura estriada com parte de suas fibras de controle autonômico).

O controle voluntário da evacuação ocorre no giro cíngulo e na zona pré-frontal, e é interessante notarmos que, nesse processo, ocorrem outros reflexos, tais como o reflexo retodetrusor e o aumento reflexo do enchimento vesical, que explicam o fato de não ser possível evacuar e urinar ao mesmo tempo.

Coito

Especialmente no homem, o assoalho pélvico é importante nesta função. O músculo bulbocavernoso, que envelopa as veias dorsais profundas do pênis, se contrai interrompendo o esvaziamento sanguíneo local e mantendo a ereção. O músculo isquicavernoso parece participar do processo, e os elevadores do ânus contribuem elevando a próstata e a uretra e mantendo o linhamento do pênis ereto. Além disso, as fibras do puborretal, que abraçam a próstata e vesículas seminais, se contraem no momento do orgasmo e promovem a ejaculação.

Durante o coito, ainda temos reflexos que garantem a contração dos esfíncteres da uretra e retal, evitando diurese ou evacuação. O relaxamento do esfíncter uretral durante a ejaculação parece causa tanto uma aspiração de líquido seminal para uretra prostática como em acúmulo de secreção a ser ejetada graças à atividade da musculatura intrínseca da uretra e do bulbo cavernoso.

Na mulher, a musculatura pélvica age no sentido de manter a vagina aberta (pubovaginal, parte do pubococcígeo) e, especialmente, a contração do puborretal, adapta a cavidade vaginal a receber o volume peniano.

Deambulação

A musculatura pélvica age na deambulação basicamente estabilizando o anel pélvico sobrecarregado pela ação dos movimentos. Os movimentos dos pés no chão exercem carga nos fêmures e osso ilíaco do lado do membro que será erguido. Ao mesmo tempo, o membro suspenso sobrecarrega o púbis e o osso ilíaco no movimento em direção ao chão. Evidentemente, a musculatura pélvica, sinergicamente com a musculatura extrapélvica e do tronco, deve agir se opondo às forças exercidas na pelve para estabilizar sua estrutura.

Referências Bibliográficas

1. Ashton-Miller J, DeLancey JOL. Functional anatomy of the female pelvic floor Ann. NY Acad Sci. 2007; 1101:266-296.
2. Bharucha AE. Pelvic floor: anatomy and function. Neurogastroenterol Motil. 2006; 18:507-519.
3. Fritsch H, Lienemann A, Brenner E, Ludwikowski B. linical anatomy of the pelvic floor. Adv Anat Embryol Cell Biol. 2004; 175:III-IX, 1-64.

03 A Pélvis como Unidade Funcional

Paulo Roberto Teixeira Rodrigues
André Felipi Miranda

Entender a região pélvica como uma unidade funcional única, e não subdividida de acordo com a conveniência didática ou a competência do profissional assistente (proctologista, urologista ou ginecologista), foi um passo significativo para a compreensão integrada dos sintomas subjetivos que afetam a região e que, frequentemente, deixavam os médicos constrangidos na explicação e no manejo das queixas clínicas.

Com o avanço da ciência, os autores mais envolvidos com o assunto começaram a descobrir que a separação das afecções da pélvis por especialidade (ginecologia, proctologia e urologia) é risível, pois a pélvis e suas afecções não se dividem arrumadamente; ao contrário, interagem de maneira próxima e intricada, e suas fronteiras sobrepõem-se sem limite claro, formando uma unidade funcional complexa.

Não sem motivo, varias das queixas clínicas ou síndromes pélvicas receberam nomes diversos (p. ex.: procatalgia fugaz, prostatodinia, síndrome uretral, colo irritado, cistite bacteriana etc.) de difícil definição clínica, muitas com nomenclaturas vazias que não representam as queixas correlacionadas, criando desconforto entre a nomenclatura e os sintomas, muitas vezes sendo usados de maneira genérica.

A pelve humana é uma estrutura com formato de uma vasilha, cujas paredes laterais são limitadas por ossos e que servem de aparato para que a musculatura e o tecido conectivo se unam para formar a base do vasilhame. Essa base, formada pelos músculos iliococcígeo, pubococcígeo (estes dois últimos, em conjunto chamados de músculo levantador do ânus), coccígeo e puboretal, forma o assoalho pélvico.

Cada um desses músculos está intimamente ligado à face interna da cavidade óssea e aos músculos contíguos do mesmo lado por meio de uma trama de tecido conectivo que determina diferentes níveis anatômicos e funcionais, para dar suporte às vísceras pélvicas (p. ex.: bexiga, reto, uretra, vagina, próstata, útero).

Os diferentes níveis funcionais do assoalho pélvico determinam um caminho integrado para o meio externo, representando a via final para a expulsão dos conteúdos da cavidade pélvica.

Nesse pormenor, as vísceras servem de câmaras dedicadas de armazenamento (bexiga: urina; reto: fezes), enquanto os orifícios de expulsão são circundados por um aparato muscular em espelho – formado por uma metade idêntica de cada lado que se encontra na linha mediana do períneo para formar um denso tecido fibroso –, rafe do períneo ou centro tendíneo do períneo; onde as metades de cada lado da pelve se encontram (Figura 3.1).

No seu nível mais externo, antes de se atingir o meio externo propriamente dito, os três últimos e mais sofisticados conjuntos musculares especializados, constituídos de musculaturas estriadas, formam os esfíncteres anal, uretral e vaginal que, quando tonicamente contraídos, diminuem a luz de seus respectivos canais de condução – a saber: reto; bexiga; e vagina.

Enquanto a musculatura do músculo levantador do ânus origina-se do mesoderma, os esfíncteres e a musculatura perineal externa (compressor da musculatura uretral, isquiocavernoso e bulboesponjoso) desenvolvem-se a partir da cloaca e estão separados dos músculos do levantador do ânus por fina camada de tecido conectivo, embora intimamente aderidos aos músculos citados por bandas de tecido fibroso, para formar a última transição para o meio externo.

As funções complexas da pelve envolvem:

- Função eliminatória:
  - Eliminação de urina;
  - Eliminação de fezes.
- Função de armazenamento:
  - Acúmulo de urina;
  - Acúmulo de fezes;
  - Armazenamento do feto.
- Função de relacionamento intraespécie (reprodução sexual):
  - Centro de estimulação genital;
  - Troca de material genético intraespécie.
- Função de locomoção (marcha bípede).

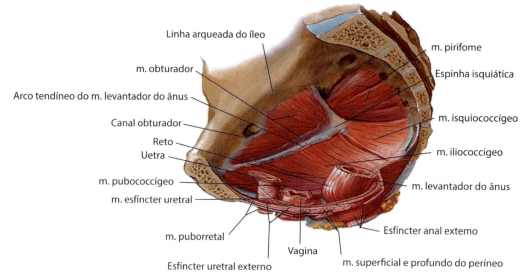

Figura 3.1. Desenho esquemático da pélvis com as vísceras retiradas.

Seus distintos componentes podem ser analisados separadamente sob distintas ópticas: mecânica; funcional; neuronal; e morfológica.

Analisaremos a literatura recente no tangente ao armazenamento; à evacuação do conteúdo; e às alterações decorrentes da gravidez.

O processo de armazenamento de urina e fezes em suas respectivas cavidades – bexiga e retocolo – é parte essencial das atividades diárias que integram a vida humana.

Nesse pormenor, a pelve humana é permeada por nervos do sistema somático (voluntário), simpático (cadeia ganglionar simpática) e parassimpática (nervos medulares sacrais e lombares; e ramos terminais do vago).

Ressalte-se que esses nervos transitam pela pelve confluindo-se em incontáveis *relays* (estações neurológicas), chamados gânglios, onde se rearranjam antes de seguirem diferentes trajetos que carregam fibras neuronais mistas, em um exemplo único de fibras simpáticas convivendo em um mesmo nervo com fibras parassimpáticas ou mesmo somáticas, destruindo o conceito intuitivo de que os nervos carregam somente fibras desta ou daquela finalidade.

Na pelve, diferentemente de outros segmentos do corpo, há uma mistura de funções em que o nível inconsciente e involuntário passa gradativamente a ser substituído pelo nível voluntário e consciente, o que se observa quando a bexiga está enchendo.

Durante grande período de tempo, o enchimento vesical ou o trânsito intestinal não atingem o nível consciente, mas o enchimento progressivo faz com que diferentes níveis de percepção neurológica acumulem-se e se sobreponham ao nível inconsciente, passando por uma escala progressiva, de conforto para o desconforto, tornando a eliminação de urina ou fezes uma necessidade.

Essa coordenação neuronal está estabelecida com diferentes níveis de convergência neuronal em que informações de várias localidades do corpo confluem e convergem para formar portões de transição para o nível seguinte, à semelhança de comportas.

Muitos desses sistemas convergentes envolvem interações heterotópicas, isto é, com aferências de diferentes locais, com componentes somáticos e viscerais que disputam, por prioridade, a atenção consciente do indivíduo.

Esse complexo desenho neuronal, marcado pelo cruzamento, conexão ou modulação neurológica, recebe o nome de rede ou plexo neuronal pélvico (Figura 3.2).

Essa organização neuronal por níveis, em que diferentes níveis neuronais controlam as funções autônomas – batimento cardíaco, ajuste automático da pressão ao exercício, controle da temperatura corporal com sudorese, e equilíbrio osmótico com sede etc. –, já era conhecido. Entretanto, a descoberta de que esse mesmo formato de convergência equilibra-se na pelve com os sistemas autônomos e somáticos é recente.

Essa função convergente tem papel relevante no funcionamento e homeostase funcional da pelve, determinando prioridades. É esse fino e instável equilíbrio que possibilita o súbito aparecimento de sintomas, que podem se resolver rápida e espontaneamente. Igualmente instável, as vias aferentes podem tomar caminhos que levam a percepções errôneas dos sintomas, confundindo a sintomatologia e a origem do problema clínico.

Esse complexo e dinâmico desenho da trama neuronal pélvica pode influenciar o funcionamento de um órgão pélvico vizinho, muitas vezes de maneira inconsciente, possibilitando que alguns eventos tenham prioridade sobre outros, a exemplo da relação sexual, em que a ereção causa inibição do reto e da bexiga, evitando perdas destas duas câmaras, durante o ato sexual, em um claro exemplo de modulação neuronal e priorização de funções.[1,2]

Adicionalmente, essa intricada rede neuronal divide-se ainda em nervos aferentes e eferentes.

Os nervos aferentes, identificados em laboratório pela marcação imuno-histoquímica com neuropeptídeos que marcam o peptídeo relacionado ao gene da calcitonina (*calcitonin-gene-related peptide* [CGRP]) ou marcados pela substância P, trazem informações da distensão da mucosa e da submucosa

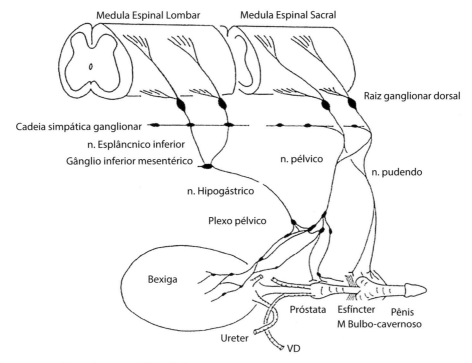

Figura 3.2. Desenho esquemático da inervação pélvica.

vesicais, com terminações neuronais que se estendem até a mucosa, densamente inervando o fundo vesical e o trígono, enquanto se conectam à região lombar da medula. Enquanto isso, as aferências vesicais do detrusor (camada muscular) conectam-se mais abundantemente à região sacral.

As inervações aferentes, sobretudo aquelas com terminações axonais contendo taquicininas e CGRP, também se distribuem densamente ao redor dos vasos sanguíneos das camadas submucosa e muscular, permitindo rápidos reajustes locais e regionais da irrigação sanguínea na espessura da bexiga, a depender da necessidade metabólica das células, ditadas pela distensão da bexiga – o que é controlada pelo volume de urina contido na bexiga.[3]

Estudos com traçadores neuronais revelam que neurônios do gânglio da raiz dorsal de diferentes níveis sacrais e lombares inervam a bexiga, uretra e esfíncter uretral e anal. Quando diferentes marcadores neuronais são injetados na bexiga, esfíncter uretral ou anal, ou no colo, 5 a 17% dos neurônios da raiz dorsal coram-se duplamente, revelando que um mesmo nervo aferente sensorial inerva mais de um órgão pélvico, em uma distribuição neuronal denominada conversa cruzada (*cross-talk*); que significa que um mesmo neurônio pode receber informações de mais de um órgão, possibilitando que uma aferência interfira e module a outra sensação, em um espetacular exemplo de convergência sensorial, ao mesmo tempo que contradiz o conceito anterior de níveis sensoriais específicos e estanques (Figura 3.3).[4]

Os nervos viscerais que inervam a bexiga, reto e pênis podem ainda ser de dois tipos básicos: mielinizados (fibras A-δ) – transmitem informações agudas com alta velocidade; ou não mielinizados (fibras C) – transmitem informações em baixa velocidade e de maneira repetitiva (crônica).

Um terceiro sistema – não colinérgico e não adrenérgico ou peptidérgico – ainda não totalmente compreendido, forma um outro sistema, em que suas terminações são ricas em neuropeptídeos CGRP, polipeptídeo cíclico ativado pelo adenilato pituitário [PACAP], encefalina leucina, fator liberador de corticotrofina [CRF], substância intestinal ativa [VIP] e proteína do crescimento-43 (GAP-43), ácido glutâmico, receptor transitório para o receptor vaniloide [TRPV-1], fator neurotrófico [NGF], ácido aspártico e óxido nítrico, distribuindo-se na mucosa, submucosa e região perivascular da musculatura, controlando a irrigação da musculatura de vários órgãos pélvicos, a fim de ajustar a oferta de O_2 às demandas da musculatura que precisa se contrair para acomodar ou expelir os conteúdos dos pélvicos (bexiga, útero, reto), permitindo e otimizando as contrações tônicas da musculatura do órgão.

Esses nervos peptidérgicos confluem para o interior da medula formando o trato de Lissauer, para formar a lâmina I intramedular no corno dorsal da medula espinal. Quando alguns desses nervos aferentes são seccionados, as conexões sinápticas neuronais intramedulares se rearranjam, reestabelecendo os circuitos interrompidos.

Essas novas conexões, no entanto, normalmente se fazem de maneira desordenada, e diferente da formação anterior; com projeções sinápticas mais extensas, que atingem a lâmina VII, contendo neurônios vesicais pré-ganglionares – anteriormente não conectados ou ativados por essas vias; em uma tentativa de melhor rearranjar e manter funcionalmente ativa aquela função pélvica específica ligada às fibras lesadas ou seccionadas.

Esse rearranjo se faz por proximidade anatômica com os neurônios mais próximos, causando "curto-circuitos" neuronais inapropriados, que levam a disfunções urinária, esfincteriana, retal e sexual (Figura 3.4).

Já as vias eferentes pélvicas iniciam-se a partir do corno ventral da medula espinhal.

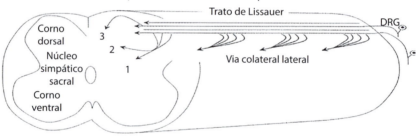

Figura 3.3. Desenho esquemático e fotomicrografia da medula espinhal correspondentes aos corpos neuronais aferentes.

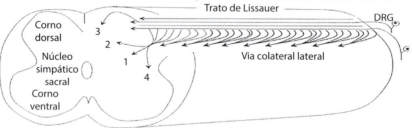

Figura 3.4. Desenho esquemático das aferências da medula espinhal e sua suposta reorganização após lesão medular.

Na região sacral, os neurônios parassimpáticos pré-ganglionares emitem projeções dendríticas para as regiões intermediolateral da substância cinzenta, no interior da medula espinhal.

Esses neurônios se dividem entre os que têm função tônica ou aqueles com função fásica (contrátil) no assoalho pélvico. Em sua maioria, são colinérgicos e liberam acetilcolina na fenda sináptica neuromuscular, quando ativados. Alguns neurônios eferentes, no entanto, podem conter opioides ou produzirem óxido nítrico nas sinapses, causando relaxamento muscular ou aumentando o diâmetro dos vasos sanguíneos no interior da musculatura, de maneira a aumentar a oferta de sangue para a musculatura em questão.

Já o sistema simpático pélvico origina-se nos níveis lombares (L1-L2) por meio da comissura dorsal cinzenta cujos corpos neuronais simpáticos projetam-se para os gânglios pélvicos para formar a cadeia ganglionar simpática paravertebral.

Enquanto isso, os neurônios motores somáticos deixam o corno medular na sua face anterior (ventral) fazendo conexões com os neurônios intermedulares, mas projetam dendritos até três níveis acima ou abaixo do nível de saída da medula, explicando por que uma determinada função pode ser parcialmente preservada, mesmo que o nervo diretamente relacionado àquela função seja seccionado no seu nível.

Referências Bibliográficas

1. Gabella G, Davis C. Distribuition of afferent axons in the bladder of rats. J Neurocytol 1998; 27:1141-1155.
2. Janig W, McLachlan EM. Organization of lumbar spinal outflow to distal colon and pelvic organs. Physiol Rev 67:1332-1404, 1987.
3. Pezzone MA, Liang R, Fraser MO. A model of neural cross-talk and irritation in the pelvis: Implication for the overlap of chronic pelvic pain disorders. Gastroenterology 2005; 128:1953-1964.
4. Shafik A, Shafik I, El-Sibai O. Effect of vaginal distension on anorectal function: identification of the vagino-anorectal reflex. Acta Obstet Gynecol Scand 84: 225-229, 2005.

Seção II

Métodos de Imagem das Disfunções do Assoalho Pélvico

04 Investigação por Ressonância Nuclear Magnética das Disfunções do Assoalho Pélvico

Victor Martins Tonso
Marcelo de Castro Jorge Racy
Ronaldo Hueb Baroni

Introdução

Fraqueza do assoalho pélvico refere-se a um espectro de alterações funcionais causadas por insuficiência das estruturas anatômicas que dão suporte aos órgãos pélvicos: ligamentos; fáscias; e músculos. Tais distúrbios incluem incontinência/retenção urinária e fecal e prolapso de órgãos pélvicos. É uma condição prevalente e com alta morbidade, debilitando substancialmente a qualidade de vida dos pacientes acometidos. Afeta aproximadamente 50% das mulheres com idade superior a 50 anos em todo o mundo, com um custo anual direto estimado em US$ 12 bilhões. Nos Estados Unidos, as disfunções do assoalho pélvico afetam 23,7% das mulheres, e prolapso é uma das indicações mais comuns para cirurgia ginecológica. Nos países em desenvolvimento, a prevalência de prolapso de órgãos pélvicos é de 19,7%, de incontinência urinária de 28,7% e de incontinência fecal de 7%.

O relaxamento do assoalho pélvico e o prolapso de órgãos pélvicos estão intimamente relacionados e frequentemente compartilham componentes de fraqueza do assoalho pélvico coexistentes, que devem ser diferenciados de modo apropriado. Prolapso de órgão pélvico é o descenso anormal de um órgão pélvico por meio e além do hiato elevatório. O relaxamento do assoalho pélvico ocorre secundariamente ao enfraquecimento e disfunção das estruturas responsáveis por fornecer suporte ativo e passivo ao assoalho, com consequente descenso excessivo e alargamento de todo o assoalho pélvico durante o repouso e/ou evacuação, independentemente da existência de prolapso.

Muitas causas de enfraquecimento do assoalho pélvico têm sido descritas, incluindo multiparidade, idade avançada, gravidez, obesidade, menopausa, desordens do tecido conjuntivo, tabagismo, doença pulmonar obstrutiva crônica e condições que resultam em aumento crônico da pressão intra-abdominal, sendo os principais fatores de risco envelhecimento e sexo femino (Quadro 4.1).

O enfraquecimento do assoalho pélvico pode manifestar-se por meio de uma grande variedade de sintomas, incluindo

Quadro 4.1. Fatores de risco para fraqueza do assoalho pélvico

Sexo feminino
Envelhecimento
Gravidez/multiparidade
Obesidade
Tabagismo
Desordens do tecido conjuntivo
DPOC/aumento crônico da pressão intra-abdominal

dor, incontinência urinária e fecal, obstipação, dificuldade de micção/evacuação, sensação de pressão e disfunção sexual (Quadro 4.2).

Entre 10 e 20% das mulheres com prolapso pélvico apresentam sintomas, na dependência do compartimento envolvido. Tais sintomas podem ocorrer em várias combinações, uma vez que frequentemente vários compartimentos são envolvidos simultaneamente.

Existe um sistema padronizado que, por meio do exame físico, avalia e documenta prolapso genital, o *POP-Q* (*pelvic organ prolapse quantification*), proposto pela Sociedade Internacional de Continência em 1996. Nesse sistema, o descenso de cada compartimento é medido usando o hímen vaginal como linha de referência, enquanto o paciente, em posição de litotomia, executa manobra de Valsalva. Embora

Quadro 4.2. Principais sintomas da fraqueza do assoalho pélvico

Dor/desconforto
Sensação de pressão
Incontinência urinária/fecal
Dificuldade urinária/defecatória
Disfunção sexual

tenha grande aceitação clínica, esse sistema frequentemente subestima o número de compartimentos afetados, levando a intervenções sem planejamento adequado que, em última análise, culminam em um elevado número de falhas terapêuticas. Várias técnicas de imagem podem ser utilizadas como adjuvantes ao exame físico, entre elas estudo urodinâmico, uretrocistografia miccional e cistocolpodefecografia fluoroscópica. No entanto, durante a última década, a ressonância nuclear magnética (RNM) com sequências dinâmicas destacou-se como um método de excelência, em virtude de sua natureza não invasiva, boa resolução anatômica e excelente resolução de contraste e possibilidade de avaliação simultânea e dinâmica dos diversos compartimentos pélvicos.

Anatomia do assoalho pélvico feminino

O assoalho pélvico é classicamente dividido em três compartimentos: anterior, contendo a bexiga e uretra; médio, contendo a vagina e o útero; e posterior, contendo o reto (Figura 4.1).

Uma complexa interligação entre fáscia, ligamentos/condensações fasciais e músculos ligados ao arcabouço ósseo pélvico compõe as estruturas de suporte da pelve feminina. Essas estruturas formam três camadas contíguas de superior para inferior: a fáscia endopélvica; o diafragma pélvico; e o diafragma urogenital.

Fáscia endopélvica

A fáscia endopélvica é a camada mais superior do assoalho pélvico, composta por uma membrana contínua que recobre os músculos elevadores do ânus e os órgãos pélvicos. No compartimento anterior, as reflexões da fáscia endopélvica dão origem a ligamentos que, juntamente com a parede vaginal anterior, funcionam como uma rede, fornecendo suporte e desempenhando importante papel na manutenção da continência

urinária em mulheres. Por conseguinte, uma ruptura na fáscia pubocervical ou ligamento periuretral pode levar à cistocele, hipermobilidade uretral ou incontinência urinária.

No compartimento médio, condensações elásticas da fáscia endopélvica conhecidas como paracolpo e paramétrio fornecem suporte à vagina, ao colo do útero e ao útero, impedindo prolapso genital.

No compartimento posterior, há uma importante estrutura de ancoragem para os músculos e ligamentos chamada corpo perineal ou tendão central do períneo, que se situa dentro do septo anovaginal e impede a expansão do hiato urogenital. A fáscia retovaginal é uma porção da fáscia endopélvica que se estende a partir da parede posterior da vagina à parede anterior do reto e se liga ao corpo perineal, impedindo o prolapso posterior. Uma ruptura na fáscia retovaginal pode ser inferida a partir da presença de retocele anterior ou enterocele.

Diafragma pélvico

O diafragma pélvico situa-se profundamente à fáscia endopélvica e é formado pelos músculos isquiococcígeo e elevador do ânus, o qual, por sua vez, é composto pelos músculos iliococcígeo, puborretal e pubococcígeo. Em pessoas saudáveis, esses músculos contraem de forma contínua, provendo tônus ao assoalho pélvico e mantendo os órgãos pélvicos em posição. Os dois componentes mais importantes do elevador do ânus são os músculos iliococcígeo e o puborretal (Figura 4.2).

Diafragma urogenital

Situa-se inferiormente ao diafragma pélvico e anteriormente ao ânus e reto. É composto por tecido conjuntivo e pelo músculo transverso profundo do períneo, que se origina na superfície interna do ramo isquiático e tem várias inserções em estruturas adjacentes, incluindo a vagina, corpo perineal, esfíncter anal externo e músculo bulbocavernoso.

Papel do Estudo por Imagem do Assoalho Pélvico no Manejo/Planejamento Cirúrgico

A avaliação e tratamento de mulheres com fraqueza do assoalho pélvico exige uma equipe multidisciplinar composta por urologistas, ginecologistas, proctologistas, radiologistas, psicólogos, fisioterapeutas e enfermeiros. Da mesma forma, para o correto diagnóstico devem ser considerados os achados do exame físico, dos testes funcionais e dos exames de imagem. Quando os sintomas decorrentes da fraqueza do assoalho pélvico são suaves, os resultados do exame físico e de exames de imagem convencionais, tais como urodinâmica, uretrocistografia miccional, proctografia evacuatória ou cistocolpodefecografia podem ser suficientes para o diagnóstico. No entanto, confiar apenas no exame clínico de rotina em pacientes com sintomas moderados a graves, muitas vezes, leva à subestimação do número de compartimentos envolvidos e identificação inacurada do local do prolapso, incorrendo em um planejamento inadequado do tratamento e, em última instância, em falha terapêutica. A recorrência dos sintomas em 10 a 30% dos

Figura 4.1. Imagem sagital da pelve ponderada em T2 mostrando os compartimentos pélvicos.

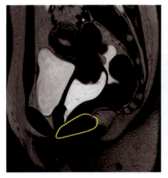 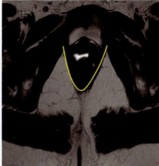 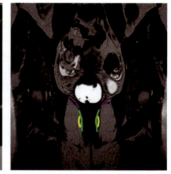

Figura 4.2. Anatomia do assoalho pélvico, imagens de RNM ponderadas em T2 nos planos sagital, axial e coronal identificando os músculos elevadores do ânus: puborretal (linha amarela); ileococcígeo (linha roxa); e pubococcígeo (linha verde).

pacientes após a cirurgia está intimamente relacionada aos casos de envolvimento multicompartimental, que não foram adequadamente identificados no momento do diagnóstico inicial de fraqueza do assoalho pélvico. Em casos nos quais envolvimento multicompartimental é suspeitado, a RNM é um método fundamental e extremamente útil por permitir a avaliação simultânea de todos os compartimentos, possibilitando um adequado planejamento pré-operatório.

A RNM dinâmica do assoalho pélvico é o exame de escolha para avaliação anatômica e funcional das pacientes, de forma minimamente invasiva. A paciente realiza um preparo intestinal com laxativos e limpeza (enema) retal e, logo antes do início do estudo, aplica-se gel ultrassonográfico na vagina e no reto para melhor distensão e identificação dessas estruturas, o que também permite a aquisição de imagens durante a fase defecatória. A paciente utiliza uma fralda geriátrica para coleta do material evacuado. No início do exame, são realizadas sequências estáticas ponderadas em T2 nos três planos anatômicos (axial, sagital e coronal), para avaliação morfológica da pelve óssea, órgãos pélvicos e estruturas de suporte musculoligamentares. Em seguida, são realizadas sequências dinâmicas (cine-RNM) em repouso, durante contração esfincteriana e manobra de Valsalva. Por fim, a paciente é orientada e evacuar o conteúdo (gel) retal, para avaliação dinâmica da fase defecatória. Não é necessária a injeção de contraste endovenoso paramagnético (gadolínio) para a realização do exame. É muito importante que, no pedido médico, conste a solicitação de RNM dinâmica do assoalho pélvico com estudo da evacuação (ou defeco-RNM); caso contrário, o exame completo pode não ser realizado adequadamente.

A concordância entre os achados na avaliação clínica e os achados nas sequências dinâmicas de RNM para estadiamento da doença foi confirmada por vários estudos, mostrando boa correlação de modo geral. Além disso, a defeco-RNM mostrou-se capaz de detectar e melhor avaliar anormalidades mais extensas do que o exame físico sozinho.

De acordo com vários estudos, a defeco-RNM pode levar a uma mudança no planejamento terapêutico em até 67% dos casos. Além disso, a detecção incidental de condições patológicas, como divertículos de uretra, miomas e lesões expansivas incidentais nos órgãos pélvicos, também é de grande valia para o planejamento terapêutico, e tais condições são mais bem avaliadas por RNM do que por outras modalidades como cistoproctografia ou ultrassonografia.

Interpretando os Achados da RNM

De maneira análoga aos outros métodos de imagem e ao exame físico, pontos de referência anatômicos são usados para as medições, de modo a avaliar a presença ou ausência e graduar o prolapso de órgãos pélvicos. Vários pontos e linhas têm sido propostos para a medição e graduação do prolapso na RNM. A mais utilizada é a linha pubococcígea (LPC), traçada a partir da borda inferior da sínfise púbica até a última articulação coccígea (Figura 4.3).

A LPC representa a linha aproximada de inserção dos músculos do assoalho pélvico e, portanto, o nível do assoalho pélvico. É a linha de referência mais utilizada nos relatórios radiológicos para medir e graduar o prolapso de órgãos pélvicos. As distâncias perpendiculares entre os pontos de referência e a LPC devem ser medidas tanto em repouso quanto em esforço máximo, geralmente durante a fase de defecação. No compartimento anterior, o ponto de referência é a porção mais posterior e inferior da base da bexiga. No

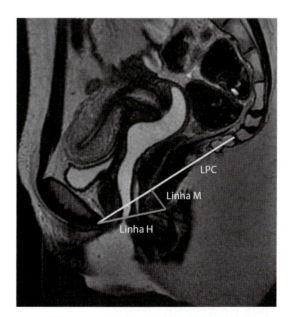

Figura 4.3. Linha pubococcígea (LPC): traçada entre a borda inferior da sínfise púbica e a última articulação coccígea; Linha M: linha perpendicular da LPC até a junção anorretal; Linha H: traçada entre a borda inferior da sínfise púbica e a junção anorretal.

compartimento médio, o ponto de referência é a porção mais anterior e inferior do colo do útero (ou porção posterossuperior/ápice vaginal em pacientes histerectomizadas). No compartimento posterior, a porção anterior da junção anorretal é o ponto de referência. Em indivíduos saudáveis, um mínimo descenso dos órgãos pélvicos é observado durante a defecação. A gravidade do prolapso pode ser facilmente graduada de acordo com a "regra do três": descida de um órgão 3 cm ou menos abaixo da LPC é considerada leve; descida de 3 a 6 cm é considerada moderada; e descida maior que 6 cm é considerada acentuada (Tabela 4.1).

No intuito de orientar a terapêutica, alguns sistemas de graduação são utilizados para determinar os pacientes candidatos à cirurgia. Os casos de cistocele leve geralmente não requerem tratamento cirúrgico. As cistoceles caracterizadas como moderadas e acentuadas usando a LPC são usualmente sintomáticas e requerem tratamento cirúrgico. Essas medidas de graduação das lesões são dadas pelas linhas H e M. A linha H (hiato elevatório) é traçada no plano sagital médio, da borda inferior da sínfise púbica à parede posterior do reto, na altura da junção anorretal definida como uma angulação focal entre a porção inferior da placa elevatória e a porção superior do músculo puborretal. A linha M é traçada perpendicularmente à LPC até a extremidade posterior da linha H. A linha H representa a largura anteroposterior do hiato elevatório, e a linha M represente a distância da sua descida. A medição das linhas H e M, que normalmente não são maiores do que 5 cm e 2 cm respectivamente, é usada para graduar a severidade do relaxamento do assoalho pélvico nas imagens de RM obtidas durante máximo esforço evacuatório (Tabela 4.2).

Tabela 4.1. Graduação da cistocele e prolapso uterino baseada na LPC

Grau	Distância da LPC
Leve	1–3 cm
Moderado	3–6 cm
Acentuado	> 6 cm

Tabela 4.2. Graduação da severidade da fraqueza do assoalho pélvico pelas linhas H e M

Grau	Linha H	Linha M
Normal	< 6 cm	< 2 cm
Leve	6–8 cm	2–4 cm
Moderado	8–10 cm	4–6 cm
Acentuado	> 10 cm	> 6 cm

Condições Patológicas Resultantes da Fraqueza do Assoalho Pélvico

Prolapso de órgãos pélvicos e relaxamento do assoalho pélvico estão relacionados e muitas vezes compartilham componentes de fraqueza do assoalho pélvico coexistentes, que devem ser diferenciados. No relaxamento do assoalho pélvico, estruturas de suporte ativo e passivo se tornam enfraquecidas e ineficazes, permitindo a descida excessiva e o alargamento de todo o assoalho em repouso e/ou durante a evacuação. O relaxamento do assoalho pélvico pode ocorrer acompanhado ou não de prolapso de órgãos. Prolapso é a descida anormal de um órgão pélvico por meio de seu respectivo hiato. Pode ocorrer com a bexiga (cistocele), vagina (prolapso vaginal), útero (prolapso uterino), gordura mesentérica (peritoneocele), intestino delgado (enterocele) e colo sigmoide (sigmoidocele).

Relaxamento (lacidez) do assoalho pélvico

Síndrome do descenso perineal, ou relaxamento do assoalho pélvico, é uma condição complexa causada pela perda do tônus muscular pélvico com resultante descida excessiva de todo o assoalho pélvico em repouso e/ou durante esforço, principalmente durante a evacuação. O nível da junção anorretal em repouso é um indicador global do tônus e da elasticidade muscular do assoalho pélvico. A presença da junção anorretal baixa em repouso indica fraqueza muscular e estiramento da fáscia. Abaulamento difuso dos músculos elevadores do ânus resulta em aumento da área do hiato pélvico (a área delimitada pelos músculos elevadores do ânus no plano da sínfise púbica). Tal condição pode afetar apenas o compartimento posterior, mas frequentemente também envolve os compartimentos anterior e médio, com prolapso genital associado. A RNM pode quantificar a síndrome do descenso perineal medindo-se a descida do aspecto posterior da junção anorretal até a LPC, ou seja, a linha M, com um valor maior que 2,5 cm considerado positivo. A descida do aspecto anterior da junção anorretal da LPC também pode ser medida. Outras características da síndrome de descenso perineal incluem o alongamento da linha H, que representa alargamento do hiato elevatório, e angulação caudal da placa elevatória. É comum que junção anorretal não se eleve acima da LPC durante o ato de prensar/contrair em uma paciente com síndrome do descenso perineal (Figura 4.4).

Prolapso de Órgãos Pélvicos

Compartimento anterior

Cistocele é a descida anormal da bexiga em repouso ou ao esforço e resulta de lesão/ruptura da fáscia pubocervical ou do músculo elevador do ânus. À RNM, a cistocele é diagnosticada quando a bexiga desce mais de 1 cm abaixo da LPC. As cistoceles podem ser graduadas em leve, moderada ou acentuada, dependendo do quanto a base da bexiga encontra-se abaixo da LPC, como já demonstrado na Tabela 4.1. Elas são geralmente maiores após a evacuação retal, deslocando posteriormente os compartimentos médios e posterior e, por conseguinte, alongando as linhas H e M.

Um aspecto "em bico" (*beaking*) do colo da bexiga, visto nos cortes sagitais obtidos seja em repouso, seja durante esforço, é comum, não sendo indicativo de incontinência. Na presença de uma cistocele grave, a dobradura da junção uretrovesical pode obstruir o esvaziamento (Figura 4.5).

Seção II – Métodos de Imagem das Disfunções do Assoalho Pélvico

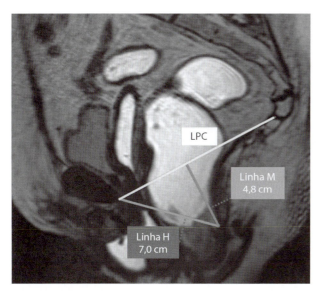

Figura 4.4. Paciente com síndrome do descenso perineal, caracterizada por Linha M > 2,5 cm. Imagem sagital de cine-RNM durante manobra de Valsalva demonstrando rebaixamento da junção anorretal e alongamento das linhas H e M.

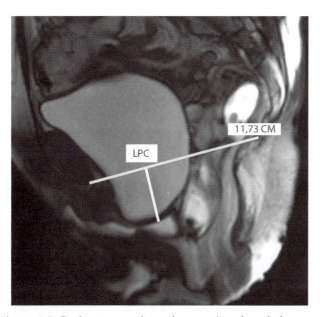

Figura 4.5. Paciente com cistocele conceituada pela base da bexiga mais de 1 cm abaixo da LPC. Imagem sagital de cine-RNM durante manobra de Valsalva demonstrando rebaixamento da base da bexiga 4,2 cm abaixo da LPC (linha branca), caracterizando cistocele moderada.

Hipermobilidade uretral é uma condição funcional envolvendo rotação do eixo uretral no plano horizontal, secundário a aumento da pressão intra-abdominal. Essa condição, uma consequência da perda do esfíncter uretral e do suporte fascial, ocorre principalmente devido à distorção dos ligamentos periuretrais e parauretrais. O correto diagnóstico dessa condição é importante, pois o reparo adequado requer um procedimento de *sling* pubocervical.

Compartimento médio

Prolapso uterino e da cúpula vaginal podem ocorrer em decorrência da fraqueza das estruturas de sustentação do compartimento médio, como a fáscia pubocervical, fáscia retovaginal, paracolpo e paramétrio. A medida deste tipo de prolapso é normalmente feita perpendicularmente a partir da LPC até a porção mais anteroinferior do colo do útero (ou até o vértice vaginal posterior, em pacientes histerectomizadas) nas imagens sagitais de RM (Figura 4.6), sendo classificada usando-se os mesmos critérios de graduação do prolapso vesical (Tabela 4.1). Em casos de prolapso uterino completo, ou procidência, as paredes vaginais estão evertidas e o útero é visível como uma massa abaulada para fora da genitália externa. Na fraqueza do compartimento médio, as linhas H e M estão alongadas, e a vagina adquire uma disposição mais horizontal nas imagens sagitais, podendo aparecer encurtada por causa da eversão parcial da cúpula.

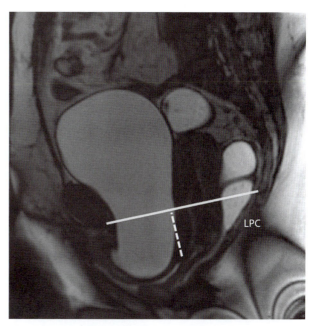

Figura 4.6. Imagem sagital de cine-RNM obtida durante esforço, demonstrando o descenso da porção anteroinferior do colo uterino até um plano bem abaixo da linha pubococcígea. Merece destaque a coexistência de cistocele e de retocele.

Em mulheres submetidas à histerectomia, o ápice vaginal deve permanecer pelo menos 1 cm acima da LPC. Dano ao paracolpo pode resultar em prolapso do ápice vaginal (prolapso apical). Um volumoso mioma uterino pode evitar a descida do útero, levando à subestimação da verdadeira extensão da disfunção do assoalho pélvico.

Fundo de Saco

Enterocele é caracterizada por herniação de um segmento do intestino delgado por meio do espaço retovaginal, abaixo do terço proximal/apical da vagina. É chamada de peritoneocele se contiver apenas gordura, ou sigmoidocele se contiver uma porção do colo sigmoide. Devido ao espaço ocupado pelo reto distendido durante a defecação, geralmente a hérnia torna-se evidente apenas ao final da evacuação. A RNM é mais útil do que a defecografia convencional para identificação de uma enterocele por ser capaz de evidenciar o conteúdo peritoneal (Figura 4.7).

Enteroceles podem resultar de defeitos nos ligamentos de suporte, fáscia retovaginal e músculo iliococcígeo que levam à ampliação do espaço retovaginal. Histerectomia prévia é um fator de risco, pois pode estar relacionada à lesão/rotura da fáscia retovaginal, aumentando a probabilidade de formação de uma enterocele.

Grandes enteroceles que protuem no intróito podem comprimir a parte distal do anorreto, causando evacuação incompleta e/ou obstrução da defecação.

Estiramento ou cisalhamento do mesentério também podem causar dor no abdome inferior ou nas costas. Uma enterocele que não se reduz espontaneamente também é chamada de hérnia perineal.

Compartimento Posterior

Retocele anterior é caracterizada por abaulamento anormal da parede anterior do reto sobre a parede posterior da vagina, secundária à lesão da fáscia retovaginal. Essa condição pode levar à defecação obstruída ou incompleta. As retoceles anteriores são medidas pela profundidade do abaulamento além do esperado para a margem normal da parede anorretal anterior nos cortes sagitais e são graduadas em pequena (< 2 cm), média (2 a 4 cm) ou grande (> 4 cm) (Figura 4.8).

A adequada valorização de retoceles anteriores de até 3 cm deve ser cautelosa, uma vez que retoceles desse tamanho são frequentemente vistas em mulheres assintomáticas e não devem ser consideradas clinicamente significativas, a menos que haja sintomas. Retoceles posteriores são menos comuns. A defeco-RNM é capaz de trazer informações sobre o tamanho, dinâmica do esvaziamento das retoceles e eventuais anormalidades coexistentes.

Outras possíveis alterações encontradas no compartimento posterior são prolapso isolado da mucosa retal ou intussuscepção retal com invaginação/dobradura de toda a parede retal (mucosa e camada muscular) na luz do reto (intrarretal) para o canal anal (intra-anal) ou para além do ânus (prolapso retal completo verdadeiro).

Quando nos referimos aos compartimentos pélvicos anterior e médio, o termo "prolapso" é utilizado para descrever qualquer grau de movimentação caudal do órgão pélvico. No compartimento posterior, no entanto, o termo "prolapso" é usado apenas para descrever o grau mais severo de intussuscepção retal, em que há invaginação de toda a parede e eversão do reto; essa condição deve ser diferenciada da descida da junção anorretal, sem eversão, secundária ao relaxamento do assoalho pélvico. Intussuscepção retal geralmente provoca obstrução mecânica à passagem das fezes.

A defeco-RNM tem a potencial vantagem de permitir uma clara distinção entre intussuscepção da mucosa (não obstrutiva) e intussuscepção retal de espessura total, dado crucial para o planejamento do tratamento cirúrgico. Prolapsos simples da mucosa podem ser tratados com excisão transanal da mucosa prolapsada, enquanto as invaginações retais de espessura total requerem retopexia.

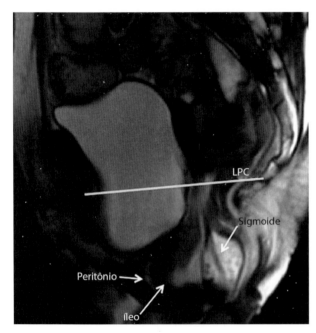

Figura 4.7. Imagem sagital de cine-RNM obtida durante esforço, demonstrando o descenso de alças ileais (enterocele) e parte do sigmoide (sigmoidocele) no espaço entre o reto e vagina, abaixo do terço proximal/apical da vagina. Merece destaque a coexistência de cistocele, prolapso vaginal (paciente histerectomizada) e de retocele.

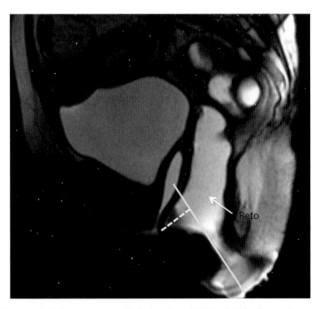

Figura 4.8. Imagem sagital de cine-RNM obtida durante evacuação demonstrando o abaulamento da parede anterior do reto sobre a parede posterior da vagina, configurando retocele anterior.

Contrações Paradoxais do Músculo Puborretal

A defeco-RNM também permite a avaliação de distúrbios funcionais, tais como contração inapropriada ou paradoxal do músculo puborretal, também chamado de defecação dissinérgica (dissinergia) ou anismo. Nessa condição, a contração involuntária de músculos estriados do assoalho pélvico impede a evacuação normal das fezes. Os achados na defecografia convencional e na defeco-RNM são ausência de descida do assoalho pélvico durante a defecação, impressão puborretal proeminente e falha na abertura do ângulo anorretal, com consequente evacuação prolongada e incompleta. Os achados que auxiliam no diagnóstico apropriado de anismo são evacuação prolongada e incompleta e um longo intervalo entre a abertura do canal anal e o início da defecação.

Achados à RNM Dinâmica em Mulheres Assintomáticas

Ausência de sintomas não é necessariamente indicativo de ausência de defeitos estruturais pélvicos ou de descida anormal de órgãos pélvicos. Estudos com voluntários sem queixas mostraram a presença de prolapsos de baixo grau de órgãos pélvicos mesmo em pacientes assintomáticos, embora tais resultados tenham sido pouco frequentes. Da mesma forma, defeitos fasciais e roturas musculares podem ser assintomáticos e nem sempre são acompanhados de prolapso genital. No compartimento posterior, a presença de uma pequena retocele anterior ou intussuscepção de baixo grau (ou seja, uma dobra da mucosa retal que não entra no canal anal) é um achado frequente, mesmo na população assintomática. Em contraste, nenhuma enterocele foi detectada em voluntários assintomáticos. Algum grau de descenso do assoalho pélvico durante a defecação é esperado, mas o estabelecido como normal foi superado em um quarto dos pacientes assintomáticos.

Resumo

Fraqueza do assoalho pélvico é uma condição prevalente, e seu adequado manejo requer atenção multidisciplinar. Pode ocorrer com ou sem prolapso, mas frequentemente envolve vários compartimentos e pode exigir tratamento cirúrgico. Nesse contexto, a RNM dinâmica do assoalho pélvico (incluindo defeco-RNM) permite uma avaliação completa e funcional da pelve, sendo especialmente indicada nas disfunções complexas e multicompartimentais.

Referências Bibliográficas

1. Abolella A, Hassan S, Imam M, Badran Y. Dynamic magnetic resonance imaging in evulation of female pelvic organ prolapse. European Urology Supplements. 2008;7(3):287.
2. Boyadzhyan L, Raman S, Raz S. Role of static and dynamic MR imaging in surgical pelvic floor dysfunction. RadioGraphics. 2008;28(4):949-967.
3. Broekhuis S, Kluivers K, Hendriks J, Fütterer J, Barentsz J, Vierhout M. POP-Q, dynamic MR imaging, and perineal ultrasonography: do they agree in the quantification of female pelvic organ prolapse?. International Urogynecology Journal. 2009;20(5):541-549.
4. Cimsit C, Yoldemir T, Akpinar I. Prevalence of dynamic magnetic resonance imaging-identified pelvic organ prolapse in pre- and postmenopausal women without clinically evident pelvic organ descent. Acta Radiologica. 2015.
5. El Sayed R, El Mashed S, Farag A, Morsy M, Abdel Azim M. Pelvic floor dysfunction: assessment with combined analysis of static and dynamic MR imaging findings. Radiology. 2008;248(2):518-530.
6. Fielding J. Practical MR imaging of female pelvic floor weakness. RadioGraphics. 2002;22(2):295-304.
7. Flusberg M, Sahni V, Erturk S, Mortele K. Dynamic MR defecography: assessment of the usefulness of the defecation phase. American Journal of Roentgenology. 2011;196(4):W394-W399.
8. García del Salto L, de Miguel Criado J, Aguilera del Hoyo L, Gutiérrez Velasco L, Fraga Rivas P, Manzano Paradela M, et al. mr imaging–based assessment of the female pelvic floor. RadioGraphics. 2014;34(5):1417-1439.
9. Law YFielding J. MRI of pelvic floor dysfunction: review. American Journal of Roentgenology. 2008;191(6_supplement):S45-S53.
10. Nikjooy A. MR defecography, a diagnostic test to evaluate the pelvic floor motion in patients with dyssynergic defecation after biofeedback therapy. Journal of Pain & Relief. 2016;05(02).
11. Nikjooy NA. Accurate differentiation of dyssynergic defecation patients from normal subjects based on abnormal anorectal angle in MR defecography. Journal of Yoga & Physical Therapy. 2016;6(3).
12. Pannu H, Kaufman H, Cundiff G, Genadry R, Bluemke D, Fishman E. Dynamic MR imaging of pelvic organ prolapse: spectrum of abnormalities. RadioGraphics. 2000;20(6):1567-1582.
13. Sheha A, Nouh O, Azab I, Nassef M, Ibrahim A. Role of dynamic magnetic resonance imaging in assessment of female pelvic floor dysfunction. EJHM. 2013;51:216-225.
14. Thapar R, Patankar R, Kamat R, Thapar R, Chemburkar V. MR defecography for obstructed defecation syndrome. Indian Journal of Radiology and Imaging. 2015;25(1):25.
15. Tibaek S, Dehlendorff C. Pelvic floor muscle function in women with pelvic floor dysfunction. International Urogynecology Journal. 2013;25(5):663-669.

05 Investigação pela Ultrassonografia Endoanal e Endorretal das Disfunções do Assoalho Pélvico

Arceu Scanavini Neto
Sergio Eduardo Alonso Araujo
Victor Edmund Seid

A ultrassonografia é ferramenta muito importante na avaliação das disfunções do assoalho pélvico. O profissional que incorpora a avaliação ultrassonográfica à sua rotina de investigação tem ampla vantagem no melhor entendimento do diagnóstico e melhor proposta de abordagem terapêutica neste cenário, especialmente quando se entende que as vias transperineal, transvaginal e transanal são complementares e podem, seletivamente, ser utilizadas em determinadas pacientes.

Ao associar os achados de exame físico aos da ultrassonografia, conseguimos confirmar ou adicionar informações valiosas que impactam a decisão quanto à indicação e estratégia de tratamentos.

Analisaremos especificamente as vias endoanal e endorretal que têm como principal indicação a(o) paciente que apresente como queixa as disfunções evacuatórias.

Na obstrução de saída ou síndrome de defecação obstruída, os diagnósticos de prolapso retal, intussuscepção retoanal, enterocele, retocele e contração paradoxal do músculo puborretal podem ser caracterizados com a ultrassonografia endorretal,[1-4] conforme podemos apontar na Tabela 5.1, a seguir, lembrando que a complementação com as demais vias permite o melhor entendimento das disfunções do assoalho pélvico.

Com esse intuito, recomendam-se alguns cuidados que podem facilitar a padronização do exame para aumentar sua acurácia:

- Preparo retal com *fleet enema*, bexiga parcialmente cheia;
- Primeira fase do exame sem gel – fase de repouso e de contração evacuatória;
- Segunda fase do exame com gel – fase de repouso e de contração evacuatória;
- Aferição do ângulo puborretal em repouso e durante a fase evacuatória;
- Aferição da espessura do prolapso mucoso em repouso e durante a fase evacuatória;
- Avaliação de simetria dos ramos dos músculos puborretais e caso haja suspeita de lesão, considerar avaliação por via vaginal;
- Avaliação durante as fases evacuatórias de prolapsos: enterocele, retocele, cistocele;
- Caso se constate retocele, aferir sua altura de modo a classificá-la em graus 1, 2 ou 3.

Tabela 5.1. Vias de acesso para investigação das disfunções do assoalho pélvico

	USG Transperineal	USG Transvaginal	USG Endorretal
Prolapso Ginecológico	X	X	X
Prolapso Retal	X		X
Incontinência Fecal		X	X
Incontinência Urinária	X	X	
Defecação Obstruída	X	X	X

USG: ultrassonografia.

Referências Bibliográficas

1. Murad-Regadas SM, Regadas Filho FS, Regadas FS, Rodrigues LV, de J R Pereira J, da S Fernandes GO, Dealcanfreitas ID, Mendonça Filho JJ. Use of dynamic 3-dimensional transvaginal and transrectal ultrasonography to assess posterior pelvic floor dysfunction related to obstructed defecation. Dis Colon Rectum. 2014 Feb;57(2):228-36.
2. Van Outryve SM, Van Outryve MJ, De Winter BY, Pelckmans PA. Is anorectal endosonography valuable in dyschesia? Gut. 2002 Nov;51(5):695-700.
3. Vierhout ME, van der Plas-de Koning YW. Diagnosis of posterior enterocele: comparison of rectal ultrasonography with intraoperative diagnosis. J Ultrasound Med. 2002 Apr;21(4):383-7.
4. Vitton V, Vignally P, Barthet M, Cohen V, Durieux O, Bouvier M, Grimaud JC. Dynamic anal endosonography and MRI defecography in diagnosis of pelvic floor disorders: comparison with conventional defecography. Dis Colon Rectum. 2011 Nov;54(11):1398-404.

06 Investigação pela Ultrassonografia Transperineal das Disfunções do Assoalho Pélvico

Lilian Renata Fiorelli Arazawa

Introdução

Diferentes tipos de ultrassonografias (USG) podem ser utilizadas para avaliar disfunções do assoalho pélvico. A USG transvaginal (transdutor transvaginal de 4-8 MHz) é utilizada para avaliar a morfologia da bexiga, útero e anexos. Já a ultrassonografia transperineal (transdutor abdominal de 5-7,5 MHz) é útil na avaliação da morfologia, e na dinâmica do assoalho pélvico. A USG transuretral é menos utilizada pela baixa disponibilidade do aparelho e falta de padronização dos achados. A USG transretal é utilizada na avaliação coloproctológica no diagnóstico de incontinência fecal e outras disfunções, contudo o transdutor endoanal de 360° ainda é pouco disponível.

Em razão da grande disponibilidade do aparelho de USG com transdutor abdominal 2D, associada ao fato de ser um método não invasivo, de alta reprodutibilidade, livre de radiação, baixa complexidade, possibilidade de avaliação dinâmica e *feedback* visual, a USG transperineal tem ganhado espaço no diagnóstico e acompanhamento das disfunções do assoalho pélvico. Possibilita identificar etiologias de incontinência urinária, divertículos de uretra, massas periuretrais, afunilamento da uretra, prolapsos de bexiga e de útero, bem como determinar a reatividade dos músculos do assoalho pélvico.

Técnica do Exame de Ultrassonografia Transperineal[1]

O exame deve ser realizado com a paciente em posição ginecológica, levemente em proclive, com a bexiga confortavelmente cheia (aproximadamente 300 mL) e comparado-se os resultados após o esvaziamento vesical.

É utilizado o transdutor abdominal de 5-7,5 MHz coberto por preservativo ou luva sem talco, colocado sobre o orifício externo da uretra com o eixo do transdutor que corresponde ao eixo do corpo, ângulo de emissão de pelo menos 90°, sem compressão para não alterar a posição do colo vesical (Figura 6.1a).[1]

A avaliação da bexiga e da uretra começa no plano sagital médio. A partir dessa posição, o transdutor pode ser movido para a esquerda ou para a direita para a avaliação adicional do tecido periuretral. A altura H (distância entre o colo vesical e a linha por meio da borda inferior da sínfise púbica Figura 6.1b) e o ângulo β-uretrovesical posterior (ângulo entre o eixo uretral e trígono vesical, Figura 6.1C) são determinados em repouso e durante a contração da musculatura do assoalho pélvico e durante a Valsalva ou tosse. A avaliação visual ultrassonográfica em tempo real serve para avaliar a reatividade dos músculos do assoalho pélvico e a adequação dos tecidos dos órgãos urogenitais.[2]

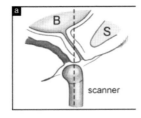 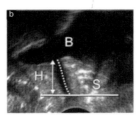 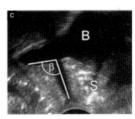

Figura 6.1. Parâmetros normais de avaliação. B: bexiga, S: Sínfise púbica, H: distância entre o colo vesical e a linha por meio da borda inferior da sínfise púbica, β: ângulo uretrovesical posterior. (Adaptado de Tunn R, Petri E. 2003. Review.)[5]

Recomenda-se que as estruturas sejam mostradas na tela da seguinte forma: estruturas superiores acima; estruturas inferiores abaixo; estruturas anteriores à direita; e estruturas posteriores à esquerda.[2] A apresentação de cabeça para baixo (p. ex.: Dietz et al.[3]) deve ser evitada para minimizar confusões, mas fica a critério do examinador.

Achados Normais[4]

Em mulheres sem incontinência urinária de esforço e prolapso, o ângulo uretrovesical posterior é 96,8 graus em repouso e 108,1 graus durante a valsalva, com uma distância H entre o colo da bexiga e da borda inferior da sínfise púbica de 20,6 mm e 14 mm, respectivamente. Afunilamento da uretra proximal não está presente e não há mudanças significativas relacionadas com a idade. As paredes uretrais anterior e posterior são delineadas como uma linha ininterrupta de baixa ecogenicidade. As camadas morfológicas da uretra não podem ser distinguidas no plano sagital mediano em razão de artefatos. Na maioria dos casos, a mucosa e submucosa são uniformemente descritas como uma estrutura hipoecoica e podem imitar um lúmen aberto.

Possíveis Achados Ultrassonográficos em Doenças Uroginecológicas (Tabela 6.1)[5]

- Afunilamento de uretra proximal (Figura 6.2a): durante a tosse ou Valsalva é um achado típico na incontinência urinária de esforço, e poderá também contribuir para incontinência urinária mista.

- Divertículo de uretra (Figura 6.2b): pode estar associado a disfunção miccional, infecções recorrentes do trato urinário e dispareunia. Muitas vezes, o exame ginecológico e a uretrocistoscopia não conseguem avaliar. Nos casos em que a USG não demonstra o pedículo do divertículo, pode-se complementar a avaliação com uretrocistografia com duplo balão com alta sensibilidade e especificidade.[16]

- Supercorreção em cirurgia de incontinência urinária (Figura 6.2c): pode levar ao esvaziamento vesical incompleto com alto volume residual pós-miccional e incontinência por transbordamento. Verifica-se diminuição do ângulo β na Valsalva.

- Massa periuretral: a maioria dos tumores periuretrais é diagnosticada como cistos anecoicos (Figura 6.3a; p. ex.: cistos de Gartner, de Skene, de inclusão) ou massas ecodensas sólidas (Figura 6.3b; p. ex.: miomas). Tais tumores são detectados durante o exame ginecológico de rotina, mesmo antes de causar sintomas. A sensação de corpo estranho e problemas durante a relação, muitas vezes, precedem sintomas do trato urinário inferior.

- Massa preuretral (Figura 6.3c): de difícil detecção clínica e por investigações convencionais.

- Espessamento da parede vesical: aumento do espessamento (Figura 6.4a) pode estar associado a diagnóstico clínico de uma bexiga hiperativa.

Tabela 6.1. Possíveis achados ultrassonográficos em doenças uroginecológicas

Doença uroginecológica	Possíveis achados ultrassonográficos
Infecção urinária baixa recorrente	Divertículo de uretra e bexiga, resíduo pós-miccional por supercorreção da incontinência urinária ou cistocele, corpo estranho intravesical (faixa, materiais de sutura, cálculos, tumor).
Urgência e frequência urinária	Divertículo de uretra e bexiga, massa periuretral ou de parede da bexiga, corpo estranho intravesical, mioma uterino de parede anterior, afunilamento de uretra proximal.
Disúria e dispareunia	Divertículo de uretra, massa periuretral.
Incontinência urinária por urgência	Aumento da espessura da parede vesical.
Distúrbios de esvaziamento vesical	Resíduo pós-miccional por supercorreção da incontinência urinária, prolapsos genitais.
Incontinência urinária de esforço	Afunilamento de uretra proximal, hipermobilidade da uretra, cistocele, uretra rígida, pouca reatividade da musculatura do assoalho pélvico.
Prolapso genitourinário	Cistocele, prolapso de útero, retocele, enterocele, pouca reatividade da musculatura do assoalho pélvico.

- Leiomioma uterino: quando localizado em parede anterior do útero com componente subseroso, pode haver compressão da bexiga com consequentes sintomas de urgência miccional (Figura 6.4b).

- Corpo estranho intravesical: em paciente com urgência miccional ou infecção urinária de repetição, eventualmente pode estar associado a corpo estranho na bexiga como material de sutura em pacientes que foram submetidas à colposuspensão, pacientes com cálculos na bexiga, ou com faixas sling (Figura 6.4c). Pode ser confirmado por cistoscopia.

- Contração do assoalho pélvico: avaliada pela altura H no repouso (Figura 6.5a) e durante a contração máxima dos músculos do assoalho pélvico (Figura 6.5b). O aumento da altura H, resultante do deslocamento do cranial anterior, indica boa contração do assoalho pélvico. Esta avaliação também permite o *feedback* visual para a paciente.[3]

- Incontinência urinária de esforço: o abaixamento da uretra e da bexiga (Figura 6.5c) durante a manobra de Valsalva resulta da elasticidade da fáscia endopélvica e do relaxamento do músculo do pavimento pélvico. Em mulheres com incontinência urinária de esforço, a ultrassonografia durante a tosse, com frequência, mostra hipermobilidade da uretra (Figura 6.6c)

Seção II – Métodos de Imagem das Disfunções do Assoalho Pélvico

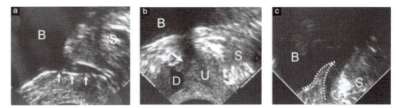

Figura 6.2. a: afunilamento da uretra proximal durante a Valsalva; b: divertículo suburetral; c: supercorreção de incontinência urinária resultando em ângulo agudo uretrovesical. B: bexiga, S: Sínfise púbica, U: uretra, D: divertículo. (Adaptado de Tunn R, Petri E. 2003. Review.)[5]

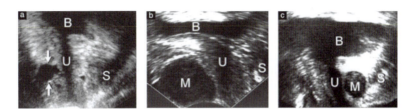

Figura 6.3. a: cisto suburetral; b: massa suburetral; massa preuretral. B: bexiga, S: Sínfise púbica, U: uretra, M: massa. (Adaptado de Tunn R, Petri E. 2003. Review.)[5]

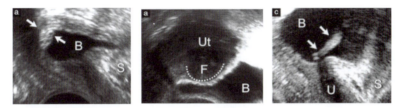

Figura 6.4. a: espessura da parede da bexiga; b: leiomioma uterino de parede anterior comprimindo a bexiga; c: extrusão de tela na bexiga. B: bexiga, S: Sínfise púbica, U: uretra, Ut: útero, F: leiomioma. (Adaptado de Tunn R, Petri E. 2003. Review.)[5]

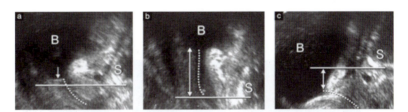

Figura 6.5. a: no repouso, mostra o colo vesical logo acima da linha da sínfise púbica; b: na contração do assoalho pélvico com elevação do colo vesical; c: na Valsalva, com cistocele e hipermobilidade do colo vesical abaixo da linha da sínfise púbica. B: bexiga, S: Sínfise púbica. (Adaptado de Tunn R, Petri E. 2003. Review.)[5]

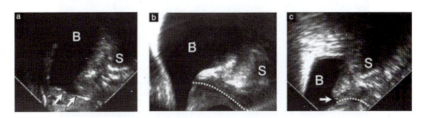

Figura 6.6. a: interrupção da fáscia endopélvica, afunilamento e ângulo β de 180°; b: cistocele com defeito de fáscia central; c: cistocele e uretrocele combinados com afunilamento. B: bexiga, S: Sínfise púbica. (Adaptado de Tunn R, Petri E. 2003. Review.)[5]

ou afunilamento da uretra proximal[6] (Figuras 6.2a e 6.6a) como expressão da flacidez do tecido conjuntivo. Nenhum desses dados correlaciona-se com a gravidade da incontinência urinária de esforço. A incontinência urinária com imobilidade da uretra durante a Valsalva (uretra fixa) é vista em pacientes com incontinência recidivada após cirurgias de *sling*, ou de prolapso, ou braquiterapia. A confirmação do diagnóstico da incontinência urinária e realizada pelo estudo urodinâmico.[7]

- Prolapso geniturinário: com ou sem incontinência urinária de esforço, a USG transperineal pode mostrar defeitos da fáscia endopélvica lateral (Figura 6.6a) ou central (Figura 6.6b). Prolapso mais acentuados frequentemente associam defeitos fasciais laterais e centrais combinados e prolapso combinado da uretra e da bexiga (Figura 6.6c).

- Resíduo pós-miccional: a determinação ultrassonográfica de urina residual após esvaziamento (urina residual entre 50 e 100 mL, *borderline*; ≥ 100 mL, patológica) tornou-se parte indispensável de acompanhamento pós-operatório de cirurgias de incontinência urinária.

- Controle pós-operatório: além do resíduo pós-miccional, depois da cicatrização pós-operatória também é possível avaliar o teste dinâmico e mostrar estabilização e restituição da topografia do colo vesical e a ausência de afunilamento uretral. É possível, também, determinar a integridade morfológica da faixa de Prolene (Figura 6.7a) livre de tensão sob a uretra médiabem como a extrusão da faixa, seja para o colo vesical (Figura 6.7b) ou para bexiga (Figura 6.7c).

Ultrassonografia 3D e Transdutor 360°

Quando disponíveis, a USG 3D e o transdutor 360° são de grande utilidade na complementação diagnóstica nas disfunções do assoalho pélvico.[8] Permitem avaliação com mais detalhes das alterações já descritas e melhor avaliação do assoalho pélvico conforme as Figuras 6.8 e 6.9. O hiato do levantador, por exemplo, pode ser um dos preditores de aparecimento de prolapso genital, e seu aumento durante a manobra de Valsalva prediz defeito dos músculos levantadores do ânus.[9]

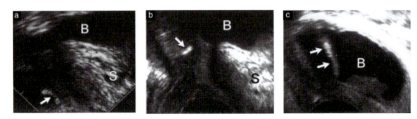

Figura 6.7. a: faixa de prolene na posição habitual (suburetra média); b: faixa de prolene no colo vesical; c: extrusão da faixa de prolene para bexiga. B: bexiga, S: Sínfise púbica. (Adaptado de Tunn R, Petri E. 2003. Review.)[5]

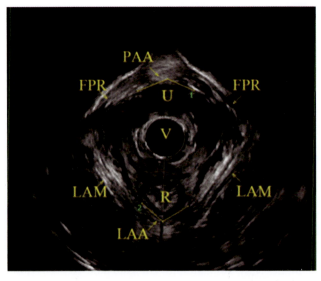

Figura 6.8. Hiato do levantador na ultrassonografia com transdutor 360°. PAA: ângulo do arco púbico; FPR: ramo púbico livre; U: uretra; V: vagina; LAM: músculo levantador do ânus; R: reto: LAA: ângulo do levantador do ânus.[9]

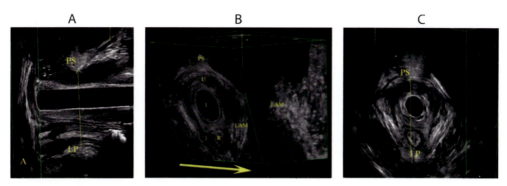

Figura 6.9. Hiato do levantador pela ultrassonografia 3D. A) Visão sagital média, determinada menor distância entre a sínfise púbica e o platô do levantador. B) visão axial e sagital média pela manipulação do volume (direção da manipulação indicada pela seta). C) Visão axial da menor distância entre a sínfise púbica e o platô do levantador. PS: sínfise púbica; LP: platô do levantador; U: uretra; T: transdutor; R: reto: LAM: músculo levantador do ânus.[9]

Referências Bibliográficas

1. Stone DE, Quiroz LH. Ultrasound Imaging of the Pelvic Floor. Obstet Gynecol Clin North Am. 2016 Mar;43(1):141-53.
2. Schaer G, Koelbl H, Voigt R, Merz E, Anthuber Ch, Niemeyer R, Ralph G, Bader W, Fink D, Grischke E. Recom- mendations of the German Association of Urogynecology on functional sonography of the lower female urinary tract. Int Urogynecol J 1996; 7: 105–108.
3. Dietz HP, Wilson PD, Clarke B. The use of perineal ultrasound to quantify levator activity and teach pelvic floor muscle exercises. Int Urogynecol J Pelvic Floor Dysfunct 2001; 12: 166-168.
4. Dietz HP. Pelvic floor ultrasound: a review. Am J Obstet Gynecol 2010;202(4): 321-34.
5. Tunn R, Petri E. Introital and transvaginal ultrasound as the main tool in the assessment of urogenital and pelvic floor dysfunction: an imaging panel and practical approach. Ultrasound Obstet Gynecol. Aug 2003;22(2):205-13. Review.
6. Schaer GN, Perucchini D, Munz E, Peschers U, Koechli OR, DeLancey JO. Sonographic evaluation of the bladder neck in continent and stress-incontinent women. Obstet Gynecol 1999; 93: 412-416.
7. Khullar V, Cardozo LD, Salvatore S, Hill S. Ultrasound: a noninvasive screening test for instability. Br J Obstet Gynaecol 1996; 103: 904-908.
8. Rostaminia G, Manonai J, Leclaire E, Omoumi F, Marchiorlatti M, Quiroz LH, Shobeiri SA. Interrater reliability of assessing levator ani deficiency with 360° 3D endovaginal ultrasound. Int Urogynecol J. 2014 Jun;25(6):761-6.
9. Rostaminia G, Machiorlatti M, Shobeiri SA, Quiroz LH. Variability of the pubic arch architecture and its influence on the minimal levator hiatus area. Int J Gynaecol Obstet. Aug 2016;134(2):21.

Seção III

Incontinência Urinária e Distúrbios da Micção

07 Indicações da Urodinâmica

Miriam Waligora

Não há como negar a evolução tecnológica que atinge todas as áreas do conhecimento humano de modo exponencial nos últimos 50 anos. Nesse contexto, todos os setores da medicina são submetidos à contínua reavaliação quanto à propriedade das indicações dos métodos propedêuticos e condutas. Como exemplo, na década de 1970, uma paciente que se apresentasse com queixa de perda urinária era examinada clinicamente e, caso tivesse história de partos normais, era simplesmente submetida a uma correção cirúrgico-anatômica de acordo com critério próprio do cirurgião.

Para tentar normatizar e sistematizar as indicações e condutas na área da incontinência, foram sendo descritas inúmeras classificações e técnicas.

O mundo cresceu. A uroginecologia como especialidade cresceu, aprofundou-se e expandiu-se. Percebemos, hoje, aspectos anatômicos e clínicos que antes não percebíamos tão claramente, tais como a diferença entre corrigir prolapso e corrigir incontinência e o significado das urgências.

Ainda nos anos 1960-1970, os estudos urodinâmicos foram introduzidos no arsenal diagnóstico das alterações urinárias.

Entende-se por estudos urodinâmicos quaisquer testes que forneçam informação objetiva sobre a função do trato urinário inferior com o objetivo de avaliar as funções vesical e uretral.[1]

No âmbito da neurologia, tiveram e têm até hoje indicação na avaliação e seguimento das bexigas neurogênicas.

Na uroginecologia, havia muitas evidências a favor da introdução da urodinâmica na prática clínica na época: os péssimos resultados globais em torno de 75% de "cura" na cirurgia da incontinência.[2,3,4,5,6,7,8]

Professores de renome publicaram por vários anos casuísticas comparativas do "mundo pré e pós-urodinâmica", de tal maneira que era "proibido" falar de incontinência/prolapso sem falar de urodinâmica. Hoje, deparamo-nos com ferrenhos defensores da "inutilidade do estudo urodinâmico no pré-operatório dos prolapsos e incontinências".

Será que a análise dos dados urodinâmicos incluída na nossa prática não trouxe nenhuma contribuição? Não teria ajudado a atingir o nível de raciocínio clínico que hoje temos ao avaliar um caso?

É função do trato urinário inferior armazenar a urina à baixa pressão para proteger os rins e assegurar a continência, assim como promover a eliminação voluntária da urina.

Essa função depende, para seu desempenho adequado, da integridade do sistema neuromuscular autônomo e voluntário desde o córtex até os últimos eferentes na mucosa vesicouretral.

Assim, patologias que afetem a integridade neuromuscular como traumas e doenças degenerativas ou metabólicas (p. ex.: esclerose múltipla ou diabetes) podem comprometer a função miccional.

Nesses casos, é muito frequente o uso de estudos urodinâmicos, uma vez que a micção dissinérgica com contração vesical de alta pressão representa risco de refluxo vesicoureteral com potencial dano renal.

A urodinâmica, aqui, ajuda na decisão da oportunidade de eventuais intervenções.

Nas diversas especialidades, não se pode minimizar a utilidade da urodinâmica na estratificação do risco e prognóstico em várias patologias, permitindo ao médico aconselhar adequadamente o paciente a respeito de suas expectativas quanto à intervenção planejada.

Na urologia e principalmente no capítulo das hipertrofias prostáticas, a urodinâmica pode ajudar a determinar a oportunidade de cirurgia e a prever eventual incontinência pós-prostatectomia, preparando o médico e o paciente para a possibilidade de complementação terapêutica.

No campo da incontinência urinária feminina, área complexa, com infinidade de opções terapêuticas complementares, muito se tem discutido a respeito da real indicação e utilidade da realização de testes urodinâmicos no pré-operatório da incontinência não complicada.

Em nosso meio, representa uma prática usual, que por motivo de proteção médico-legal, seja por exigência das seguradoras que veem na urodinâmica uma forma de comprovar a autenticidade da indicação cirúrgica.

Considerações éticas também têm sido alvo de debates nos encontros importantes da uroginecologia mundial.[13] No congresso anual da International Continence Society de 2015, Victor Nitti e Xavier Freitel dedicaram uma sessão iterativa a considerações sobre o eventual interesse financeiro dos profissionais e laboratórios envolvidos na realização de estudos urodinâmicos. No entender de médicos dedicados à urodinâmica, a consideração já é oposta: muitos consideram um sacrifício de tempo que seria dedicado a atendimentos ou cirurgia, em nome de exame demorado e trabalhoso, mas que valeria a pena ser realizado em virtude das informações e esclarecimentos que agrega ao caso em avaliação.

Considera-se incontinência urinária não complicada toda perda involuntária de urina aos esforços por meio da uretra que possam ser objetivamente demonstrados; e segundo critério da International Continence Society, é uma "condição em que a perda involuntária de urina é problema social ou higiênico e é objetivamente demonstrável".

Há evidências de que a realização de estudo urodinâmico no pré-operatório da incontinência não complicada não afeta os resultados do tratamento cirúrgico, entretanto os estudos urodinâmicos e outros testes pré-operatórios podem beneficiar mulheres com Incontinência Urinária de Esforço (IUE) complicada.[14]

Assim, o protocolo de investigação básico para a incontinência de esforço não complicada, baseado no *guideline* de 2014 do American College of Obstetricians and Gynecologists, assim como aquele das diversas sociedades de uroginecologia e na experiência de nosso serviço, seria:

- História dirigida: obter história, incluindo antecedentes urológicos, médicos, neurológicos e medicamentosos, inclusive fitoterápicos e suplementos. Aqui podem ser aplicados questionários dirigidos e validados assim como diário miccional.

Christopher Chapple[17] questiona se haveria correlação entre os sintomas e a patologia subjacente. Segundo o autor, não há consenso sobre os critérios diagnósticos de sintomas apropriados na avaliação da disfunção miccional na mulher. Ele enfatiza que o exame físico e a história cuidadosa formam a base do diagnóstico da disfunção do trato urinário inferior e são adequados para orientar o início de tratamentos conservadores ou terapêutica minimamente invasiva. O *dictum* de que a "a bexiga é uma testemunha não confiável" deve permanecer na mente do examinador. Cabe a este fazer a integração entre todos os dados recolhidos, estudo urodinâmico inclusive. Existem diversas técnicas urodinâmicas disponíveis, porém sua utilidade na prática clínica é frequentemente limitada por falta de padronização, disponibilidade de equipamento completo, experiência do examinador e custo; lembrando que seu julgamento clínico deve ser soberano.

Talvez, na dívida, devamos nos estender um pouco mais na avaliação para não correr o risco de "lamentar a minimização," parafraseando Victor Nitti, que enfatiza que sua paciente ideal é aquela que está francamente incomodada pela incontinência, deseja a cirurgia, tem expectativa razoável e está esclarecida sobre as limitações da intervenção.

- Excluir infecção urinária e doenças sexualmente transmissíveis (DST) (urinálise + urocultura e bacteriológico vaginal);
- Demonstrar incontinência aos esforços usando o teste da tosse ou de esforço e fluxo livre ou urofluxometria (registro do fluxo livre por transdutor externo de peso/ volume).

Urofluxometria

- Teste de rastreamento não invasivo na avaliação da disfunção miccional cujo resultado, muitas vezes, auxilia a evitar exames desnecessários;
- Nomogramas diferentes para homens e mulheres;
- Volume medido deve ser superior a 100 mL;
- Considerar a forma da curva, assim como o fluxo máximo e médio, sendo que: superfluxo geralmente é indicativo de incontinência urinária de esforço;
- Fluxo com platô geralmente sugere obstrução esfincteriana ou hipoatividade do detrusor ou ambas; e fluxo interrompido ou oscilante sugere micção por Valsalva.

Avaliar a mobilidade uretral por visualização, palpação e teste do cotonete[12] para determinar o grau de mobilidade do colo vesical e rastrear a permeabilidade ou estenose uretral. A ultrassonografia também pode ser utilizada.

A cirurgia para incontinência tem mais sucesso nas mulheres com hipermobilidade uretral, o que sugere IUE não complicada e é definida como deslocamento de pelo menos 30 graus em relação à posição horizontal quando a paciente está em posição de litotomia e fazendo esforço.

Medida do volume residual pós-miccional.

- Em mulheres com IUE não complicada, o volume deve ser menor que 150 mL. Volumes superiores podem indicar alteração do esvaziamento vesical ou incontinência associada à retenção urinária crônica (transbordamento).
- Pode ser avaliado por ultrassonografia ou cateterização vesical;
- Avalia apenas a capacidade de esvaziar a bexiga;
- Resíduo pós-miccional normal (até 20% do volume urinado ou 150 mL) não exclui patologia significativa;
- Resíduo anormal não confirma patologia;
- Não há um número absoluto que defina resíduo pós--miccional normal, porém o significado do resíduo elevado é obstrução esfincteriana ou hipoatividade do detrusor ou ambas.

Exame pélvico cuidadoso, com pesquisa dos reflexos perineais (exame neurológico). Excluir fatores contribuintes ou associados: divertículos e fístulas, tumores e infecções vaginais, incontinência extrauretral.

O prolapso de órgãos pélvicos configura forma de incontinência complicada, pois o prolapso pode provocar obstrução relativa da uretra, prejudicando o esvaziamento vesical.

Seção III – Incontinência Urinária e Distúrbios da Micção

A avaliação do suporte pélvico ou a exclusão de prolapso pode ser feita pelo POPQ (quantificação do prolapso de órgãos pélvicos)[10] ou pelo sistema de Baden-Walker.[11]

Embora a utilidade dos testes urodinâmicos prévios a procedimentos uroginecológicos venha sendo discutida na literatura, a utilização de testes urodinâmicos no pré-operatório de mulheres com disfunção miccional complexa ou com condições associadas, tais como prolapso ou divertículos, ela ainda é considerada importante para o planejamento cirúrgico e aconselhamento da paciente.[14]

Estando a paciente adequadamente avaliada, a indicação de estudo urodinâmico estaria reservada para casos de incontinência urinária complicada.

Neste contexto, classificam-se como incontinência urinária complicada ou complexa[9] (Gill) os casos de incontinência urinária com:

- Radioterapia pélvica pregressa;
- Doença neurológica suspeita ou conhecida associada;
- Diabetes grave;
- Uretra fixa;
- Falha em cirurgia prévia para incontinência;
- Discrepância entre a queixa e os achados clínicos ou história médica complexa;
- Prolapso muito extenso;
- Suspeita de defeito esfincteriano intrínseco (perdas pós-miccionais ou insensíveis ou em situações diversas daquelas que ocorrem aos esforços);
- Incontinência de esforço com elevação mínima da pressão intra-abdominal, com bexiga vazia, ou teste de esforço supino positivo;
- Sintomas irritativos miccionais + fluxo alterado;
- Incontinência de urgência como sintoma predominante;
- História de retenção urinaria;
- Enurese noturna;
- Resíduo pós-miccional elevado;
- Dor pélvica;
- Idade avançada (> 65 anos) com múltiplas possibilidades diagnósticas em que o impacto de uma cirurgia deve ser muito bem pesado e se deve lançar mão de todos os meios diagnósticos pré-operatórios;
- Mulher nulípara com incontinência de esforço.

Esses casos têm indicação de testes mais complexos, quais sejam: ultrassonografia perineal, estudos urodinâmicos completos, ressonância dinâmica, potenciais evocados do nervo pudendo.

É importante lembrar que, apesar dos vários consensos a respeito, ainda pairam controvérsias.[16,17]

Urodinâmica se refere ao estudo dinâmico do transporte, armazenamento e eliminação da urina e pode ser composta por vários testes que, isolados ou em conjunto, podem ser utilizados para agregar informação sobre o armazenamento e eliminação da urina.[18]

Estudos urodinâmicos podem ser desde testes simples, tais como medida do resíduo pós-imiccional, até videourodinâmica realizada com registro concomitante de imagem radiologia ou ultrassonografia.

Estudos urodinâmicos permitem a identificação de disfunções vesicais e esfincterianas por meio do registro de alterações de armazenamento e esvaziamento vesicais. Na incontinência urinária feminina, tem sua indicação nos casos em que, uma vez adequadamente realizadas as etapas descritas, ainda haja dúvidas sobre o diagnóstico preciso e/ou a indicação da terapêutica mais adequada.

Deve-se lembrar que estão disponíveis técnicas pouco invasivas que permitem o controle ou mesmo remissão de quadros de incontinência leve ou moderada; entre elas, a fisioterapia perineal em suas diversas modalidades como exercícios de fortalecimento da musculatura perineal, cinesioterapia, biofeedback, eletroestimulação.

Alguns serviços estudam a aplicação de tipos de laser com o objetivo de estimular o colágeno local, uma vez que a perda de trofismo vaginal é reconhecidamente um dos fatores envolvidos na incontinência de esforço feminina.

Nos casos de incontinência urinária complexa ou complicada, conforme já descrito, testes urodinâmicos completos podem ser indicados. Apesar de toda a controvérsia, estudos urodinâmicos são exames ambulatoriais, relativamente pouco invasivos, sem risco de reações adversas, com baixo índice de complicações e podem fornecer informações para reorientar ou direcionar o tratamento. Informações obtidas do estudo urodinâmico também podem auxiliar na orientação pós-operatória, como no caso de uma bexiga de capacidade elevada com frequência miccional baixa, embora não configure obstrução ajuda na orientação pós-operatória quanto à Valsava terminal e micção em horários pré-determinados. Assim, também a coexistência de grau leve de hiperatividade do detrusor orienta quanto a teste terapêutico pré-operatório e prepara a paciente para eventual uso de anticolinérgicos no pós-operatório da correção da IUE, minimizando o estresse quanto ao resultado da cirurgia.

Os estudos urodinâmicos simples se referem à urofluxometria com registro do volume urinado, análise do tipo de curva e medida do resíduo pós-miccional.

Estudos considerados avançados com necessidade de cateterismo vesical, registro de pressão abdominal por meio de balão retal e registro eletromiográfico são a cistometria, o estudo miccional ou fluxo-pressão, a videourodinâmica e a eletromiografia.

Cistometria

Refere ao registro da resposta da bexiga à repleção, informando dados como pressão de enchimento; sensibilidade; ocorrência de contrações involuntárias; complacência; e capacidade vesical;

Uma vez que na cistometria se avalia apenas a resposta vesical ao enchimento e que muitas alterações de repleção ou armazenamento são secundárias a alterações de esvaziamento, quando se realiza apenas a cistometria alterações subjacentes podem passar desapercebidas.

A cistometria permite ou confirma o diagnóstico de:

- Hiperatividade do detrusor: observação durante a fase de enchimento da urodinâmica de contrações involuntárias do detrusor que podem ser espontâneas ou provocadas. A hiperatividade pode ser idioipática ou neurogênica;

- Hipoatividade ou acontratilidade (na fase de esvaziamento não há contração demonstrável) do detrusor também são diagnosticáveis na cistometria;

- Pressão vesical elevada durante a repleção (acima de 40 cm H_2O) sugere risco de refluxo vesico ureteral e risco para trato urinário superior;

- Pressão vesical baixa mantida durante toda a repleção sugere hipoatividade do detrusor ou aumento de capacidade e complacência vesicais. Estas podem ser confirmadas por ausência de contração vesical no estudo fluxo-pressão.

Complacência

Medida em mL/cm H_2O (a pressão absoluta é provavelmente mais importante).

Complacência alterada geralmente é resultante de obstrução esfincteriana (anatômica ou funcional) ou alterações estruturais como mielodisplasias, sequela de irradiação, bexiga neurogênica, hiperplasia prostática.

Nos casos de pressão de enchimento elevada, a urodinâmica é essencial na orientação do tratamento.

Estudo Miccional ou Fluxo/Pressão

Fase de esvaziamento ou estudo miccional, realizada com registro de fluxo, pressão do detrusor, pressão abdominal (por meio de cateter com balão anal) e eletromiografia de esfíncter uretral ou assoalho pélvico. O estudo miccional permite o diagnóstico diferencial com esvaziamento por Valsava, hiper ou hipoatividade do detrusor, dissinergia vesicoesfincteriana ou a presença de obstrução ao fluxo.

No estudo fluxo-pressão, são analisados os seguintes parâmetros urodinâmicos: obstrução uretral; contratilidade do detrusor; esvaziamento vesical; coordenação esfincteriana; colo vesical/esfíncter interno; e esfíncter estriado (dissinergia detrusor-esfincteriana, micção disfuncional).

Videourodinâmica

Realizada com o registro simultâneo de imagem seja por ultrassonografia, seja por radiologia.

Eletromiografia

Pode ser realizada durante cistometria e estudo miccional, fornecendo informações sobre a contratilidade voluntária ou reflexa da musculatura estriada. Importante na avaliação das alterações neurológicas.

Perfil Pressórico Uretral

Alvo de controvérsias, tem a proposta de registrar as pressões em cada ponto da uretra por meio de cateter extraído lentamente. E realizado o registro simultâneo de pressão vesical, pressão uretral e eletromiografia.

Deve-se levar em consideração que os estudos urodinâmicos compõem apenas parte da avaliação e devem ser interpretados em relação a história e sintomas do paciente; idealmente deveriam reproduzir os sintomas do paciente e que estudos urodinâmicos não são sempre necessários na avaliação de sintomas miccionais.[15]

O estudo urodinâmico pode ser customizado para trazer respostas a questões previamente formuladas ou dúvidas que se pretendam esclarecer.

De acordo com as recomendações da Cleveland Clinic,[9] devem ser respeitadas as seguintes normas quanto ao estudo urodinâmico:

- Um estudo que não reproduz os sintomas quando registra uma alteração não pode ser considerado diagnóstico;

- A ausência de registro de uma alteração ou anormalidade não descarta sua existência.[26]

Urodinâmica

Qual teste?

Deve ser realizado o mais simples, menos oneroso, menos invasivo e que tenha a maior probabilidade de esclarecer a dúvida clínica.

Indicações gerais

- Quando a história, exame físico e testes simples são inconclusivos quanto à causa dos sintomas;

- Quando os sintomas persistem a despeito do que parece ser o tratamento empírico adequado;

- Quando o tratamento empírico está associado a um risco significativo;

- Quando se planeja um tratamento irreversível ou com morbidade potencial.

Indicações de urodinâmica em relação ao prognóstico

Estudos urodinâmicos podem ser utilizados para se determinar o impacto potencial de uma doença ou alteração que possa afetar o trato urinário.

Várias condições patológicas têm o risco potencial de causar dano sério e irreversível ao trato urinário inferior e superior (radioterapia, bexiga neurogênica etc.).

Os sintomas associados a essas condições não refletem ou predizem a alteração subjacente do trato urinário (p. ex.: esclerose múltipla).

Sequelas podem ocorrer na ausência de sintomas.

Seção III – Incontinência Urinária e Distúrbios da Micção

Indicações de urodinâmica na bexiga hiperativa[19]

- Bexiga hiperativa é um complexo sintomático e frequentemente é apropriado tratar os sintomas de maneira empírica;
- Urodinâmica está indicada em casos nos quais a informação obtida pode alterar ou direcionar o tratamento;
- Pode também ser indicada em casos nos quais há preocupação a respeito de dano potencial ao trato urinário inferior ou superior;
- Quando há falha no tratamento empírico;
- Quando há doença neurológica associada;
- Antecedente de irradiação pélvica;
- Antecedente de cirurgia pélvica pregressa;
- Planejamento de tratamento irreversível ou com morbidade potencial;
- Quando há sintomas miccionais importantes inexplicáveis;
- Em casos de "diagnóstico duvidoso";
- Em casos de "perdas insensíveis";
- Incontinência mista sem um sintoma predominante;
- Mulheres jovens nulíparas com incontinência por urgência;
- Resíduo pós-miccional elevado;
- Urofluxometria anormal;
- Hidronefrose possivelmente secundária à disfunção miccional.

Indicações de urodinâmica na incontinência urinária de esforço

A definição urodinâmica de incontinência: "a incontinência urinária de esforço urodinâmica é notada na fase de enchimento da cistometria e definida como perdas involuntárias de urina durante elevação da pressão abdominal, na ausência de contração detrusora" (Abrams P).[20]

- *Guidelines* da American Urological Association (AUA), de 1977, nas recomendavam que, para o manejo da IUE seria essencial um diagnóstico acurado;

que o paciente tinha de ser avaliado quanto à presença de duas condições básicas – hipemobilidade uretral e deficiência esfincteriana intrínseca –; que a avaliação deveria ser capaz de delinear as contribuições relativas da hipermobilidade uretral, deficiência esfincteriana intrínseca e disfunção do detrusor e que esta pode incluir avaliação urodinâmica. A despeito dessas recomendações, hoje se questiona se o estudo urodinâmico seria realmente necessário para o diagnóstico da IUE não complicada uma vez que a história, os questionários dirigidos e o exame físico teriam alta sensibilidade e especificidade na avaliação da IUE.[21]

Como já afirmado, a IUE não complicada pode ser tratada sem a necessidade de estudo urodinâmico e a complicada pode indicar estudo urodinâmico.

Um estudo randomizado, em 2012, de van Leisen e colaboradores,[59] pacientes com interesse por correção cirúrgica e nas quais tentativas de tratamento clínico haviam falhado foram distribuídas em dois grupos: urodinâmica pré e sem urodinâmica pré-operatória.

Os autores concluíram que, considerada a economia nos custos da atenção a saúde um assunto de interesse mundial, minimizar o uso de testes urodinâmicos parece ser apropriado em certas pacientes com IUE e é certamente uma forma de cortar custos para pacientes que frequentemente terminarão se beneficiando do tratamento cirúrgico.

Também publicados em 2012, os resultados do estudo ValUE[22] parecem corroborar esse achado. Esse estudo envolveu 11 centros e 53 cirurgiões. Foram recrutadas 630 mulheres com idade mínima de 21 anos e IUE predominante por no mínimo 3 meses. As mulheres foram randomizadas para receber avaliação de consultório apenas e avaliação de consultório mais estudo urodinâmico prévios à cirurgia para IUE. Entre as pacientes, 93% em ambos os grupos foram submetidas a *sling* de uretra media. Incontinência de esforço não complicada foi definida com escore (ou pontuação) de sintomas maior relativa à incontinência de esforço em relação a incontinência ou sintomas de urgência no questionário validado, resíduo pós-miccional menor que 150 mL, incontinência de esforço e mobilidade uretral demonstráveis na avaliação de consultório e urinálise ou urocultura negativas.

Os resultados do tratamento após 1 ano foram similares em ambos os grupos: 77,2% no grupo de avaliação de consultório apenas e 76,9% no grupo com estudo urodinâmico pré-operatório.

Os autores concluíram que, em mulheres com incontinência urinária de esforço predominante não complicada, a avaliação de consultório isolada não foi inferior à avaliação de consultório mais urodinâmica para resultado em 1 ano. Os autores também concluíram que esses resultados depõem contra a realização de urodinâmica rotineiramente nas pacientes com incontinência urinária de esforço predominante não complicada.

Esse estudo deixou claro que é importante excluir patologia associada e que haja incontinência não complicada. Então, em casos nos quais não há dúvidas sobre a presença de IUE pura ou genuína, podemos abrir mão do estudo urodinâmico pré-operatório.

A posição da American Urogynecological Society, em seu consenso aprovado em 2012 relativa aos resultados publicados pelo estudo ValUE (Valor dos Estudos Urodinâmicos), estabelece as seguintes recomendações baseadas em nível de evidência A:

Cirurgia para incontinência urinária de esforço pode ser realizada sem estudo urodinâmico pré-operatório em mulheres com incontinência de esforço predominante não complicada e que tenham um teste de esforço positivo realizado em consultório, resíduo pós-miccional normal e urinálise normal.

E importante lembrar que esse consenso não se refere ao papel da urodinâmica em pacientes com cirurgia prévia, prolapso concomitante, componente de urgência predominante ou doença neurológica. Essas recomendações podem não se aplicar a mulheres que optam por outras técnicas cirúrgicas que não os *slings* de uretra média. Não foi possível tirar conclusões a respeito de casos mais complicados.

Finalmente, com base em extensa revisão da literatura pertinente e em nossa própria experiência e após análise das recomendações das principais sociedades de especialistas, podemos fazer as seguintes considerações com o objetivo de orientação clínica:[23,24]

- A seleção de pacientes para estudo urodinâmico pode ser difícil;
- Não existem critérios universalmente aceitos quanto à seleção e indicação de pacientes para estudos urodinâmicos complexos.

Os critérios de que dispomos são mais baseados em opiniões de *experts* do que em achados científicos baseados em evidências.

De modo geral, os estudos urodinâmicos são realizados para responder uma dúvida diagnóstica específica ou, às vezes, para se obter uma medida básica da função vesical em casos de disfunção neurogênica do trato urinário inferior.

Nem sempre a patologia neurogênica pode estar manifesta, como ocorre, por vezes, na esclerose múltipla cujo sintoma inicial pode ser uma disfunção esfincteriana simulando IUE. Nesses casos, as altas pressões vesicais podem levar à deterioração do trato urinário alto.

A utilidade dos testes urodinâmicos se baseia no fato de que os resultados terapêuticos são relacionados ao entendimento da fisiopatologia de determinado caso e, assim, a realização do diagnóstico correto é completa.

A cirurgia para incontinência quando não diagnosticada corretamente pode resultar em altas taxas de insucesso e complicações.

Estudos urodinâmicos são caros, requerem equipamento especializado e expertise, o que pode limitar sua disponibilidade. Assim, é importante que a urodinâmica seja corretamente utilizada realizando-se os testes para responder a uma dúvida diagnóstica clara.

Os estudos urodinâmicos são, por sua natureza, não fisiológicos.

Estudos demonstraram que os limites de referência na urofluxometria e na cistometria são amplos.

Achados urodinâmicos significativos devem estar associados à reprodução dos sintomas do paciente. Estudos que não reproduzem os sintomas do paciente são inconclusivos.

Da mesma forma, estudos que resultam em alterações não associadas aos sintomas, ou sintomas que diferem das queixas do paciente tampouco são conclusivos.

Entretanto, esses são os melhores testes de que dispomos para avaliar a função do trato urinário inferior.

Os estudos urodinâmicos, quando adequadamente indicados, orientam quanto à eventual indicação de tratamento complementar à cirurgia ou no entendimento de um resultado não satisfatório e orientação quanto ao próximo passo.

Não podemos esquecer os aspectos profissional e médico-legal. A multiplicidade de opções terapêuticas complementares, o grande número de técnicas cirúrgicas descritas e ainda a grande porcentagem de resultados subótimos

e recidivas a médio e longo prazo são demonstrativos da complexidade envolvida no tratamento da IUE na mulher. Casos bem avaliados, bem estudados e esclarecidos em que a paciente e toda a equipe estão adequadamente orientados sobre o que esperar do tratamento facilitarão a adesão da paciente a orientações subsequentes.

Esclarecer a paciente de maneira adequada, explicando-lhe, inclusive, os parâmetros de sucesso almejados (p. ex.: que sucesso pode também ser "ter menos episódios de perda", e não apenas aspirar ao que se entende por "cura total e definitiva") são de suma importância nessa área.

Explicar à paciente que a realização do estudo urodinâmico pode adicionar informações importantes em um caso de IUE recidivada ou complicada pode ajudá-la a aceitar bem um exame nem sempre confortável.

Referências Bibliográficas

1. Adelowo et al. The role of preoperative urodynamics in urogynecologic procedures. The Journal of Minimally Invasive Gynecology.(2014) 21,217-222).
2. McGuire EJ, et al. The values of urodynamic testing in stress urinary incontinence. J Urol.V.124, p.256,1980.
3. Beisland HO, et al. Urodinamic studies before and after rethropubic urethropexy for stress urinary incontinence in females. Surg Gynec Obstet. V.155, p.333-6.Sept1982.
4. Krane RJ, Siroky MB.Clinical neuro-urology. Little, Brown and Company. Boston 1979.
5. Ostergard DR, et al. Practical guide for triage of patients with lower urinary tract symptoms in Ostergard DR. Gynecologic urology and urodynamics. Theory and Practice. 2 ed. Williams & Wilkins. Baltimore,1985, p.51.
6. Mundy AR, Stephenson TP, Wein AJ. Urodynamics - principles, practice and application. Churchill Livingstone,1984.
7. Waligora M ,Zecchi de Souza A, Maluli AM. Estudo urodinâmico: contribuição para o diagnóstico da patologia miccional. J B Urol.V.14, n1, p.21. Jan-Mar 1988.
8. WeiL A, et al. Modification of the urethral rest and stress profile after diifferent types of surgery for stress incontinence. Br J Obste. Gynecol. V.91, p. 46-55,1984.
9. Cleveland Clinic Female Pelvic Floor Disorders Symposium, 2008.
10. Bump RC, et al.(1996). The standardization of terminology of female pelvic organ prolapse and pelvic floor dysfunction. Am J Obstet Gynecol 175: 10-17).
11. Baden W, Walker T. Fundamentals, symptoms, and classification. In: Surgical repair of vaginal defects, 9-24. Baden W, Walker T (ed.) .Philadelphia: Lippincott Williams & Wilkins, 1992.
12. Crystle CD, et al. Q-tip test in stress urinary incontinence. Obstet Gynecol 38: 313-315, 1971.
13. International Continence Society. 2015 Montreal - debate entre Dr. Victor Nitti e Dr. Xavier Freitel.
14. Barclay L. Stress urinary incontinence: new ACOG guidelines. Obstet Gynecol. 2014; 123: 1403-1407.
15. Adelowo A, Dessie S, Rosenblatt PL, The role of preoperative urodynamics in urogynecologic procedures. Journal of Minimally Invasive Gynecology (2014) 21,217-222.
16. Weber AM, et al.The cost-effectiveness of preoperative testing. Basic office assessment vs urodynamics for stress urinary incontinence in women. BJU Int 89: 356-363, 2002.
17. Chapple CR. Nat Clin Pract Urol 2005,2(11);555-564- Primer: questionnaires versus urodynamics in the evaluation of lower urinary tract dysfunction - one, both or none?.
18. 8th Annual Cleveland Clinic Female Pelvic Floor Disorders 2008. Rovner E, Urodynamics.
19. Rosenblum, et al. Int Urogynecol. J 2004;15:373-377.

20. Abrams, et al. The standardisation of terminology of lower urinary tract function: report from the Standardisation Sub-committee of the International Continence Society. Neurourol Urodyn, 2002.

21. van Lejsen SA, Kluivers KB, Mol BW, et al. Neurourol Urodyn. 2012; 31:1118-1123. Can preoperative urodynamic investigation be omitted in women with stress urinary incontinence? A non-inferiority randomized controlled trial.

22. Charles W Nager, et al. The VALUE trial: a randomized trial of urodynamic testing before stress incontinence surgery.. N Engl J Med 2012;366: 1967-1997 May 24, 2012.

23. Dillon BE, Zimmern PE. When are urodynamics indicated in patients with stress urinary incontinence? Curent Urol Rep 2012 Oct. 13(5);379-94.

24. Patel BN, Kobashi KC. Practical use of the new American Urological Association adult urodynamics guidelines. Current Urol. Rep. 2013 Jun 14(3); 240-6.

25. Bradley CG, Kim ED. Urodynamic studies for urinary incontinence. Apr 25, 2016, Medscape.

26. Wein AJ. The pitfalls of urodynamics in Urodynamics: Principles, Practice and Application. Churchill Livingstone, 1984, p. 150-55.

08 Incontinência Urinária Masculina

Edson Gurfinkel

Definiçao e Prevalência

Segundo a definição da Internacional Continence Society (ICS), incontinência urinaria é a perda involuntária de urina.[1] A prevalência desse sintoma na população masculina varia de 1 a 39%.[2] Tal variação tão grande se explica pela definição adotada nos trabalhos, tipos de questões e respostas utilizadas para a sua realização. Em um estudo, o número de pacientes que procuraram auxílio médico por incontinência urinária masculina entre 1992 e 1998 aumentou em 77%.[3]

Tipos de Incontinência Urinária

Incontinência urinária de esforço

É a queixa de perda urinária aos esforços, exercícios físicos, tosse e espirro.[1] Ocorre quando a pressão intra-abdominal se torna maior que a pressão intrauretral. É mais prevalente no sexo feminino. No homem ocorre principalmente naqueles submetidos à prostatectomia radical, em que algum grau de lesão ocorreu no esfíncter uretral externo. A incidência da incontinência urinaria pós-prostatectomia radical varia de 8 a 20%.[4] Em uma revisão de complicações pós-prostatectomia radical, 41% dos pacientes referiram gotejamento urinário diário, 31% necessitavam *pad*, fralda adulta ou *clamp* peniano e 6% necessitaram de cirurgia para a incontinência.[5]

Incontinência urinária de urgência

Existe a queixa de perda de urina associada à urgência.[1] Esse sintoma faz parte da síndrome da bexiga hiperativa e, quando o paciente a apresenta, classificamos como bexiga hiperativa úmida. Um estudo evidenciou que 75% dos homens com hiperplasia prostática benigna podem apresentar hiperatividade do detrusor e que isso pode ocorrer mesmo sem obstrução.[1] Na maioria das vezes, tratando a obstrução urinária melhora a hiperatividade do detrusor.

Incontinência urinária mista

Existe o sintoma de perda de urina involuntária associada à urgência e também associada aos esforços, exercícios físicos, tosse, espirro.[1] É uma situação mais evidenciada em homens submetidos à cirurgia de prostatectomia.

Enurese noturna

É a queixa de perda involuntária de urina durante o sono.[6] A cama fica molhada enquanto o indivíduo dorme e ele não tem consciência disso. Aproximadamente, 10% das crianças podem apresentar esse quadro até os 7 anos. Destas, 3% podem continuar com esse sintoma na vida adulta.[7] Outras vezes, esse sintoma pode ser uma manifestação de um quadro de retenção urinaria crônica. Devemos diferenciar esse conceito de noctúria, que é o fato de o indivíduo acordar à noite e sair da cama, intencionalmente, para urinar – ou seja, o indivíduo estava dormindo antes da micção e, após urinar, volta a dormir.

Incontinência urinária contínua

É o sintoma de perda involuntária de urina de maneira continua.[8] Em homens, é um sintoma muito sugestivo de fístula (p. ex.: fístula prostatoretal). A anamnese deve ser bem realizada para poder diferenciar essa queixa com outras como insuficiência urinária de esforço, incontinência urinária de urgência ou incontinência urinária mista.

Incontinência urinária insensível

O paciente tem queixa de incontinência urinária. pois sente que está molhado, mas não tem ideia de como isso está ocorrendo.[8]

Gotejamento pós-miccional

O paciente queixa-se de gotejamento de urina involuntária após a micção, geralmente após já ter se vestido ou após sair do banheiro.[1]

Avaliação

História

Características da incontinência

- Quando ocorre o episódio de incontinência (aos esforços como tosse/espirro, se acompanhada de urgência, ou se ocorre aos esforços e também acompanhada de urgência);
- Frequência da incontinência (durante o dia, durante a noite, todo os dias, contínua);
- Intensidade da incontinência (molha apenas a cueca, molha a calça, molha o assento etc.);
- Fatores de piora da incontinência (alimentos, o frio, a proximidade da porta de casa etc.);
- Necessidade de fraldas, *pads* (forros) (se sim: quantidade, tipo, tamanho) ou outros contensores (condom com bolsa coletora, *clamp* peniano);
- Impacto na incontinência urinária na vida do paciente;
- Cirurgias prévias: urológicas (próstata, uretra), abdominal ou pélvica, neurológicas;
- Radioterapia pélvica;
- Problemas neurológicos: doença de Parkinson, acidentes vasculares cerebrais, problemas na medula espinal, neuropatia diabética, lombalgia etc.;
- Função sexual (ereção, ejaculação, libido) e função digestiva.

Anamnese geral

Exame físico:
- Avaliação abdominal:
  - Tumores, globo vesical palpável (incontinência por transbordamento);
- Avaliação urológica:
  - Genital externo;
- Meato uretral, prepúcio (fimose):
  - Toque digital próstata via retal;
    - Se próstata presente: presença de nódulos, áreas endurecidas;
    - Se próstata ausente: presença de massas na área de anastomose vesicouretral ou no reto (fecaloma);
- Avaliação neurológica região perineal (segmento S2-S4):
  - Sensibilidade;
  - Avaliação do tônus do esfíncter externo e da força do esfíncter anal e do assoalho pélvico solicitando ao paciente que contraia o ânus;
  - Reflexo anal e bulbo cavernoso.
- Teste da tosse:
  - Paciente solicitado para tossir – observa-se ocorrência de perda urinária – primeiro deitado e depois em pé;

Laboratório

- Hemograma (anemia, infecção), creatinina e eletrólitos (função renal), glicemia (diabetes), urina I (infecção, hematúria);

- Outros exames laboratoriais podem ser necessários de acordo com a história e exame físico.

Imagens

- Ultrassonografia de trato urinário e pelve masculina ou próstata;
- Outros exames de imagem podem ser necessários de acordo com a história e exame físico.

Diário miccional (Figura 8.1)

Instrumento de investigação muito importante, pois fornece dados objetivos que ajudam na elaboração de um diagnóstico, como:

- O número de micções durante o dia, qual o volume de cada micção, se existe urgência ou urgeincontinência, o volume urinado durante o dia, a frequência de micções à noite, o volume de urina durante o período do sono, o tipo e quantidade de líquido ingerido, número de trocas de forros (se utilizar).

Questionário de qualidade de vida (Figura 8.2)

A incontinência urinária leva a um grande impacto na qualidade de vida. Para melhor avaliação da qualidade de vida do paciente, utilizamos um questionário validado, como o WHOQOL.

O diário miccional e o questionário de qualidade de vida, além de ajudarem na avaliação inicial do paciente, também ajudam na avaliação do resultado do tratamento instituído.

PAD Teste

Existem muitas controvérsias em relação ao PAD teste, inclusive tempo de realização até a interpretação dos resultados. Porém, é uma boa ferramenta para quantificar a perdas urinárias. Por uma questão subjetiva, seguimos a definição de Kumar,[9] que classifica a severidade da incontinência de acordo com o peso dos PADS: menos que 200 g/dia considerada leve; de 200 a 400 g/dia é moderada; e mais que 400 g/dia é severa.

Fluxo urinário e resíduo pós-miccional

O fluxo urinário evidencia o respectivo padrão (quantos mL por segundo, fluxo urinário máximo, tempo de micção, gráfico da curva de micção etc.). O resíduo pós-miccional pode ser avaliado por ultrassonografia. Essas avaliações têm custo acessível e não são invasivas. A interpretação das curvas pode sugerir bexiga hiperativa, obstrução infravesical ou bexiga hipoativa. Caso haja alteração da curva, o exame urodinâmico pode auxiliar no diagnóstico. É recomendável realizar, pelo menos, dois exames de fluxo para que sejam representativos do padrão de micção do paciente.[10]

Estudo urodinâmico

Este exame é composto de fluxometria, cistometria (comportamento da bexiga durante a infusão de soro

Diário miccional
Anote todos os eventos citados na tabela ocorridos durante o dia e à noite

	Horário	Quantidade e tipo de líquido ingerido	Volume urinado (ml)	Necessidade urgente de urinar + pequena ++ moderada +++ intensa	Perda involuntária de urina Quantidade + pequena (gotas) ++ moderada (colheres) +++ intensa (copos)	Atividade na ocasião (ex: tosse, espirro e exercícios físicos)
Exemplo	07h00	300 ml/água	280	+++	- - - - - -	- - - - - -
	07h40	- - - - - -	130	++	- - - - - -	- - - - - -
	08h30	300 ml/chá	180	+++	+	- - - - - -
Dia 01						
Dia 02						
Dia 03						

Pfizer
Saúde para uma vida melhor

Figura 8.1. Diário miccional (modelo da Pfizer).

fisiológico para seu enchimento) e estudo pressão/fluxo (avaliação do comportamento da bexiga durante o esvaziamento). Com isso, estuda-se a fisiologia do trato urinário inferior.

A cistometria, que é o estudo da fase de enchimento da bexiga, avalia como ela e a uretra se comportam durante a infusão de soro: sensibilidade vesical; complacência; presença de hiperatividade do detrusor; existência de incontinência

QUESTIONARIO QUALIDADE DE VIDA WHOQOL

Por favor, leia cada questão, veja o que você acha e circule no número e lhe parece a melhor resposta.

1	Como você avaliaria sua qualidade de vida?	muito ruim 1	ruim 2	nem ruim nem boa 3	boa 4	muito boa 5
2	Quão satisfeito(a) você está com a sua saúde?	muito insatisfeito 1	insatisfeito 2	nem satisfeito nem insatisfeito 3	satisfeito 4	muito satisfeito 5

As questões seguintes são sobre o quanto você tem sentido algumas coisas nas últimas duas semanas.

		nada	muito pouco	mais ou menos	bastante	extremamente
3	Em que medida você acha que sua dor (física) impede você de fazer o que você precisa?	1	2	3	4	5
4	O quanto você precisa de algum tratamento médico para levar sua vida diária?	1	2	3	4	5
5	O quanto você aproveita a vida?	1	2	3	4	5
6	Em que medida você acha que a sua vida tem sentido?	1	2	3	4	5
7	O quanto você consegue se concentrar?	1	2	3	4	5
8	Quão seguro(a) você se sente em sua vida diária?	1	2	3	4	5
9	Quão saudável é o seu ambiente físico (clima, barulho, poluição, atrativos)?	1	2	3	4	5

As questões seguintes perguntam sobre **quão completamente** você tem sentido ou é capaz de fazer certas coisas nestas últimas duas semanas.

		nada	Muito pouco	médio	muito	completamente
10	Você tem energia suficiente para seu dia-a-dia?	1	2	3	4	5
11	Você é capaz de aceitar sua aparência física?	1	2	3	4	5
12	Você tem dinheiro suficiente para satisfazer suas necessidades?	1	2	3	4	5
13	Quão disponíveis para você estão as informações que precisa no seu dia-a-dia?	1	2	3	4	5
14	Em que medida você tem oportunidades de atividade de lazer?	1	2	3	4	5

Figura 8.2. Questionário qualidade de vida (WHOQOL).

aos esforços; presença de urgência; entre outros. Essa fase também fornece uma ideia da competência da uretra (esfíncter uretral externo), de acordo com a perda aos esforços (manobra de Valsalva – esforço abdominal ou tosse).

O estudo urodinâmico (EUD), de acordo com as principais entidades (International Consultation on Incontinence [ICI], European Association of Urology [EAU] e American Urinology Association [AUA]), é recomendado apenas nas situações em que as informações do exame venham a mudar a conduta no paciente. Assim, nos casos de tratamento clínico, não seria necessário a realização do EUD. Mas, se esses tratamentos falharem e a estratégia cirúrgica for uma opção, o exame pode ajudar na decisão. Um estudo evidenciou que, nos casos de incontinência urinaria pós-prostatectomia, apenas 40% eram incontinência urinária de estresse e 60% tinham um maior componente de disfunção vesical.[11]

O estudo urodinâmico pode colaborar em várias situações:

- Identificar fatores que podem estar colaborando com a disfunção do trato inferior;
- Prever se a disfunção do trato urinário inferior pode levar a prejuízo do trato urinário superior;
- Sugerir as consequências de uma intervenção terapêutica;
- Confirmar os efeitos de uma intervenção terapêutica;
- Avaliar as causas de uma falha de tratamento.

Cistoscopia

Deve ser realizada para avaliar os casos suspeitos de lesão de esfíncter uretral, de estenose de uretra ou estreitamento do colo vesical.

Deve ser realizada nos casos de incontinência com a presença de hematúria, infecção de trato urinário (ITU) recorrente, disúria.

Tratamento

Incontinência urinária de urgência

Tratamento conservador e médico

- Mudanças comportamentais e estilo de vida:
  - Diminuição de ingestão de líquidos em torno de 1L/dia;[12]
  - Mudança de hábitos como cessar tabagismo, emagrecer;
  - Evitar café, álcool, bebidas gasosas (irritantes vesicais).
- Treinamento vesical e treinamento do assoalho pélvico;
- Anticolinérgicos (desde que não haja contraindicação clínica);
- Agonistas Beta-3 (mirabegron);
- Associação de agonistas Beta-3 e anticolinérgicos;[13]

Seção III – Incontinência Urinária e Distúrbios da Micção

Tratamento minimamente invasivo

Após 4 semanas de medicamentos e pelo menos 12 semanas de treinamento vesical e do assoalho pélvico, não obtendo os resultados desejados, deve-se realizar estudo urodinâmico. Confirmando a presença de hiperatividade do detrusor e/ou incontinência por atividade do detrusor, pode-se oferecer ao paciente:

- Injeção intradetrusora de toxina botulínica - A aplicação e toxina botulínica A (Botox®) é realizada por meio de cistoscopia e a dose recomendada para incontinência urinária de urgência idiopática é de 100 unidades e para incontinência urinária de urgência neurogênica é de 200 unidades. O paciente é avisado quanto à possibilidade de retenção urinária após o tratamento (temporário) e deve estar disposto e capacitado para realizar cateterismo intermitente limpo, se necessário. Também deve estar ciente de que o tratamento tem resultado temporário, sendo necessário repetir a aplicação do produto, em média, a cada 9 meses.

- Estimulação do nervo sacral (ENS) - Consiste na introdução de eletrodos nos orifícios do osso sacro, geralmente S3, com controle por radioscopia. Segue-se uma fase de teste com duração média de 7 dias, no qual um estimulador externo gera impulsos elétricos. Caso ocorra uma melhora de, pelo menos, 50% dos sintomas, então é realizado o implante do gerador definitivo. Não se conhece o mecanismo exato de ação desses impulsos no sistema nervoso, mas acredita-se que ocorra uma modulação na inervação vesical. A bateria do gerador definitivo tem duração média de 7 anos. A taxa de cura está em torno de 39% e a melhora maior que 50% é vista em mais de 67% dos pacientes.[14]

- Estimulação do nervo tibial posterior (ENSP) - Consiste na estimulação do nervo tibial posterior por meio de eletrodo ou agulha na região perto do maléolo externo. A taxa de resposta está em torno de 54 a 81%,[14] inferior aos resultados do ENS e da injeção de toxina botulínica. O tratamento consiste em sessões de 30 minutos (realizadas em clínicas ou ambulatório), uma vez por semana, por 12 semanas. Depois, realiza-se a manutenção com uma sessão mensal.

Cirurgias

Caso os tratamentos anteriores falhem, o paciente pode optar por:

- Sistemas de contenção, como pad, fralda, condom com coletor ou cateter suprapúbico (cistostomia);

- Cirurgias, como ampliação vesical (geralmente necessita-se de cateterismo intermitente limpo) ou conduto ileal (Bricker).

Incontinência urinária de esforço

A cirurgia de prostatectomia radical é a maior causa de incontinência urinário de estresse, no homem. Se essa condição surge, costuma-se aguardar de 6 a 12 meses antes de propor tratamento cirúrgico de correção, pois pode haver, nesse período, melhora do quadro de incontinência.[15] Durante esse período, pode-se adotar algumas medidas conservadoras.

Tratamento conservador

Treinamento dos músculos do assoalho pélvico

A fisioterapia do assoalho pélvico é realizada por uma fisioterapeuta durante, pelo menos, 3 meses.

Estudo evidenciou que a fisioterapia pode acelerar a continência naquele grupo de pacientes que realizaram o tratamento comparando com o grupo não tratado, mas a taxa de continência após 1 ano foi semelhante em ambos os grupos.[16]

Se o tratamento conservador falhar, consideram-se as opções cirúrgicas.

Enquanto aguarda-se o tempo adequado para a cirurgia, naqueles pacientes com menores graus de incontinência urinária ou para aqueles pacientes com grandes morbidades em que a cirurgia não é indicada, pode-se utilizar algum dos sistemas contensores:

- Clamp peniano (Cunningham) - Bastante eficiente, mas não reduz completamente a perda urinária quando aplicado confortavelmente. Não deve ser usado por mais de 4 horas por vez;[17]
  - Pad ou fralda adulta;
  - Condom com bolsa coletora;
  - Cateter uretral (cateterismo intermitente limpo ou continuo) ou cateter supra púbico (cistostomia);

Tratamento cirúrgico

Esfíncter uretral artificial

É o tratamento padrão-ouro para a incontinência urinária de esforço, no homem.[18]

O mais utilizado é o MAS 800 e consiste em um *cuff* oclusivo colocado em torno do colo vesical ou uretra bulbar, um mecanismo de bomba para insuflar o anel, implantado na bolsa testicular e um reservatório, geralmente implantado na região retropúbica. Para desativar o *cuff* e urinar, o paciente deve manipular a bomba localizada na bolsa testicular, o que exige certa destreza e cognição.

A taxa de satisfação com o EUA MAS 800 é de 90%[19] e o índice de continência alto, 80%.[20]

Os problemas relacionados com o EUA MAS 800 são: erosão do *cuff* (3%),[20] infecção (2 a 10%) com taxa de revisão em 15 anos de 9%,[21] recorrência da incontinência urinária (3 a 9%).[19]

Sling *uretral masculino*

O *sling* uretral, diferente do esfíncter urinário artificial, não precisa ser manipulado pelo paciente, permitindo urinar espontaneamente. Assim, pode ser implantado em pacientes com limitações quanto à destreza manual.

O *sling* comprime a parte ventral da uretra aumentado a resistência infravesical. A taxa de infecção e erosão são baixas.[22]

Existem vários tipos, alguns deles são:

- Proact (sistema com balão para uretral);

Cap. 8 Incontinência Urinária Masculina **47**

- InVance (tela de polipropileno ancorada no ramo púbico);
- AdVance (tela de polipropileno retrouretral que passa pelo forâmen obturador).

Em geral, a taxa de cura da incontinência é de 40% e de melhora 30% (Advance).[23] Apesar de a taxa de continência e satisfação ser menor em relação ao esfíncter artificial, os pacientes tendem a optar pelas telas nos casos de incontinência leve ou moderada, por ser menos invasivo e não precisar de manipulação para urinar.[24]

Incontinência urinária mista

O objetivo é tratar o sintoma que mais incomoda. Se for a incontinência urinária de urgência (mais frequente), podemos tratar inicialmente com anticolinérgicos. Caso não haja melhora, pode-se realizar um EUD e diagnosticar hiperatividade do detrusor e incontinência de esforço. Dependendo da situação, pode-se tratar com injeção intradetrusora de toxina botulínica. Se o paciente não ficar satisfeito, pode-se pensar no tratamento do componente da incontinência urinária de esforço, implantando um esfíncter urinário artificial ou *sling*.

Enurese

Pode ser devida a uma retenção urinária, causando incontinência urinária noturna. Nesse caso, deve-se realizar o cateterismo vesical para tratar a retenção, seguida do tratamento de sua causa. Se for por um aumento prostático benigno, pode-se realizar a ressecção, vaporização ou enucleação do adenoma prostático.

Se resultar de bexiga hiperativa, pode-se tratar conforme já descrito.

Se resultar de poliúria noturna, pode-se utilizar a desmopressina, com os seus devidos cuidados.

Gotejamento pós-miccional

Treinamento do assoalho pélvico para reforçar o tônus da musculatura.

Ordenha da uretra no final da micção: após urinar, o homem coloca seus dedos na região perineal e comprime a linha mediana em direção à base do pênis, abaixo do escroto, empurrando a urina residual na uretra em direção à glande. O processo é repetido duas ou três vezes.[25]

Referências Bibliográficas

1. Abrams P, Cardozo L, Fall M, et al. The standardisation of terminology of lower urinary tract function: report from the standardisation sub-committee of the International Continence Society. Neurourol Urodyn. 21 (2):167-178 2002.
2. Tikkinen KA, Agarwal A, Griebling TL. Epidemiology of male urinary incontinence. Curr Opin Urol. 23 (6):502-508 2013.
3. Strothers L, Thom D, Calhoun E. Urologic diseases in America project: urinary incontinence in males – demographics and economic burden. J Urol. 2005;173:1302–8.
4. Penson DF, McLerran D, Feng Z, Li L, Albertsen PC, Gilliland FD, et al. 5-Year urinary and sexual outcomes after radical prostatectomy: results from the prostate cancer outcomes study. J Urol. 2005;173:1701.
5. Fowler FJ, Jr Barry MJ, Lu-Yao G, Roman A, Wasson J, Wennberg JE. Patient-reported complications and follow-up treatment after radical prostatectomy: the National Medicare Experience: 1988-1990 (updated June 1993) Urology. 1993;42:622.
6. van Kerrebroeck P, Abrams P, Chaikin D, et al. The standardisation of terminology in nocturia: report from the standardisation sub-committee of the International Continence Society. Neurourol Urodyn. 21 (2):179-183 2002.
7. Vande Walle J, Rittig S, Bauer S, et al. Practical consensus guidelines for the management of enuresis. Eur J Pediatr. 171 (6):971-983 2012.
8. Toozs-Hobson P, Freeman R, Barber M, et al. An International Urogynecological Association (IUGA)/International Continence Society (ICS) joint report on the terminology for reporting outcomes of surgical procedures for pelvic organ prolapse. Neurourol Urodyn. 31 (4):415-421 2012.
9. Kumar A, Litt ER, Ballert KN, et al. Artificial urinary sphincter versus male sling for post-prostatectomy incontinence – what do patients choose? J Urol. 181 (3):1231-1235 2009.
10. Reynard JM, Peters TJ, Lim C, et al. The value of multiple free-flow studies in men with lower urinary tract symptoms. Br J Urol. 77 (6):813-818 1996.
11. Leach GE, Trockman B, Wong A, Hamilton J, Haab F, Zimmern PE. Post prostatectomy incontinence: urodynamic findings and treatment outcomes. J Urol. 1996;155:1256–9.
12. H Hashim, P Abrams. How should patients with an overactive bladder manipulate their fluid intake? BJU Int. 102 (1):62-66 2008.
13. Abrams P. Detrusor instability and bladder outlet obstruction. Neurourol Urodynam. 1985;4:317–28.
14. M Bettez, Tu LM, K Carlson, et al. 2012 update: guidelines for adult urinary incontinence collaborative consensus document for the Canadian Urological Association. Can Urol Assoc J. 6 (5):354-363 2012.
15. S Herschorn, H Bruschini, C Comiter, et al. Surgical treatment of stress incontinence in men. Neurourol Urodyn. 29 (1):179-190, 2010.
16. Parekh AR, Feng MI, Kirages D, Bremner H, Kaswick J, Aboseif S. The role of pelvic floor exercises on post-prostatectomy incontinence. J Urol. 2003;170:130-3.
17. Moore KN, Schieman S, Ackerman T, Dzus HY, Metcalfe JB, Voaklander DC. Assessing comfort, safety, and patient satisfaction with three commonly used penile compression devices. Urology. 2004;63:150-4.
18. Herschorn S, Thuroff J, Bruschini H, Grise P, Hanus T, Kakizaki H, et al. International Consultation on Incontinence. In: Abrams P, Cardozo L, Khoury S, Wein A (eds.). 3 ed., 2005.
19. Litwiller SE, Kim KB, Fone PD, Devere White RW, Stone AR. Post-prostatectomy incontinence and the artificial urinary sphincter: a long term study of patient satisfaction and criteria for success. J Urol. 1996;156:1975-80.
20. Elliott DS, Barrett DM. Mayo Clinic long term analysis of the functional durability of the AMS 800 artificial urinary sphincter: a review of 323 cases. J Urol. 1998;159:1206-8.
21. Tse V, Stone AR. Incontinence after prostatectomy: the artificial urinary sphincter. BJU Int. 2003;92:886-9.
22. Migliari R, Pistolesi D, Leone P, Viola D, Trovarelli S. Male bulbourethral sling after radical prostatectomy: intermediate outcomes at 2 to 4 year follow up. J Urol. 2006;176:2114-8.
23. Rehder P, Gozzi C. Transobturator sling suspension for male urinary incontinence including post radical prostatectomy incontinence. Eur Urol. 2007;52:860-7.
24. Kumar A, Rosenberg Litt E, Ballert KN, Nitti VW. Artificial urinary sphincter versus male sling for post-prostatectomy incontinence: what do patients choose? J Urol. 2009;181:1231-5.
25. J Paterson, CB Pinnock, VR Marshall. Pelvic floor exercises as a treatment for post-micturition dribble. Br J Urol. 79 (6):892-897 1997.

09 Incontinência Urinária de Esforço

Rodrigo de Aquino Castro
Raquel Martins Arruda
Rodrigo Cerqueira de Souza

Introdução e Importância

Segundo a Sociedade Internacional de Continência, incontinência urinária é toda perda involuntária de urina.[1] Tal afecção compromete de maneira importante a qualidade de vida, determinando limitações físicas, sociais e emocionais, inclusive com aumento significativo dos sintomas depressivos.[2]

A incontinência urinária de esforço, por sua vez, é definida como toda perda de urina decorrente de algum esforço físico.[1] É a forma mais comum na mulher. Sua prevalência depende da população estudada, mas, caracteristicamente, aumenta com o avançar da idade. Alguns estudos mostram prevalência variando de 20 a 30% na perimenopausa, chegando a até 55% na pós-menopausa.[3]

Entre os fatores associados ao aparecimento da incontinência urinária de esforço, destacam-se a idade, a raça, a paridade, o estado hormonal (pós-menopausa), o índice de massa corpórea, o tabagismo e cirurgias pélvicas pregressas.[4]

O impacto econômico da incontinência urinária de esforço é extremamente alto. Estima-se que cerca de 12 bilhões de dólares são gastos anualmente nos Estados Unidos com a afecção.[5]

Diagnóstico Clínico

O diagnóstico correto dos diferentes tipos de incontinência urinária é, por vezes, complexo e deve ser feito de maneira cuidadosa. Só assim é possível evitar tratamentos desnecessários ou incorretos, que podem piorar o quadro da paciente e comprometer a terapêutica adequada.

O diagnóstico inicia-se pela anamnese. Vale ressaltar que muitas mulheres não relatam a queixa de perda de urina espontaneamente, por vergonha ou por considerarem a condição normal e parte inevitável do processo de envelhecimento. Nesse sentido, estudos mostram que a queixa espontânea de incontinência urinária corresponde a aproximadamente 10 a 20% das consultas de um ambulatório geral de ginecologia. Entretanto, quando se indaga essa questão, o número sobe para cerca de 40%.[6]

Durante a anamnese, é importante questionar o tipo de perda de urina, fatores que pioram ou desencadeiam a perda, tempo de sintomatologia, tratamentos prévios (e qual foi a resposta a eles) e se há ou não necessidade de uso de absorventes.[7]

Deve-se, ainda, pesquisar afecções sistêmicas (p. ex.: doenças neurológicas e diabete) e uso de medicações que podem apresentar efeitos colaterais no trato urinário. Questionar também a respeito de sintomas relacionados aos prolapsos genitais e à incontinência a gases e fezes, visto que é comum sua associação com a incontinência urinária.[7]

Os objetivos do exame físico são reproduzir e caracterizar a perda de urina, descartar alterações neurológicas e identificar distopias e outras afecções pélvicas. É realizado com a paciente em posição ginecológica e ortostática, de preferência com a bexiga confortavelmente cheia. A paciente deve ser solicitada a tossir e/ou realizar manobra de Valssalva. Caso haja perda de urina, esta deve ser caracterizada.[7]

Na inspeção dos órgãos genitais externos, avaliar sinais de hipoestrogenismo e de dermatite amoniacal. Na presença de distopias acentuadas, deve-se realizar a redução do prolapso para pesquisa de incontinência urinária oculta.[7]

A integridade da musculatura do assoalho pélvico deve ser obrigatoriamente pesquisada. Importante também pesquisar alguns reflexos, como o bulbocavernoso, da tosse e anocutâneo. Tais reflexos, quando normais, indicam integridade do arco reflexo sacral e do componente motor do nervo pudendo.[7]

Investigação Complementar e Funcional

Os exames de urina tipo I e urocultura são indispensáveis para se afastar infecções do trato urinário. A avaliação do resíduo pós-miccional (utilizando-se preferencialmente a ultrassonografia) também faz parte da propedêutica básica da incontinência urinária.[7] O resíduo pós-miccional pode estar aumentado nas obstruções infravesicais e nos casos de hipocontratilidade do detrusor.

Para a avaliação da severidade e do impacto dos sintomas, os questionários de qualidade de vida constituem-se no método de escolha, visto que a anamnese, além da baixa acurácia, não é reprodutível. Desse modo, os questionários têm-se mostrado úteis para direcionar intervenções, avaliar e comparar tratamentos.[8] Para Rodriguez e colaboradores,[9] o impacto dos sintomas urinários é subestimado pelos médicos em 25 a 37% das vezes. No Brasil, existem diferentes questionários de qualidade de vida validados.

O teste do absorvente ou *pad test* é uma forma objetiva de avaliar a incontinência urinária. Serve para documentar e quantificar a perda de urina, além de ser útil na monitorização dos efeitos do tratamento. É especialmente recomendado nos casos de incontinência urinária cuja perda não foi detectada no exame clínico e no estudo urodinâmico.[7]

O *pad test* consiste na colocação de um absorvente previamente pesado junto ao meato uretral externo por um período determinado, durante o qual a paciente executa atividades normais do seu dia a dia (longa duração) ou exercícios que as simulem (curta duração). A seguir, o absorvente é retirado e seu peso comparado ao do início do teste. A diferença de peso maior que um grama caracteriza a perda involuntária de urina.[7]

A avaliação da mobilidade uretral não é indicada de rotina, mas apenas quando se cogita indicar as injeções periuretrais, visto que estas apresentam melhor resultado nos casos de uretra fixa.

Essa avaliação pode ser realizada por meio do teste do cotonete (Q-tip test) ou por ultrassonografia (método preferível, devido à baixa sensibilidade e especificidade do teste do cotonete, além de ser invasivo).[7]

Na propedêutica complementar da incontinência urinária, destaca-se o estudo urodinâmico. Esse exame permite identificar, entre outros distúrbios urinários, eventuais contrações involuntárias do detrusor e alterações no esvaziamento vesical, condições que podem comprometer o sucesso de qualquer proposta terapêutica.[10]

O estudo urodinâmico não está indicado na avaliação inicial da incontinência urinária, especialmente quando será indicado tratamento clínico. Com relação às indicações no pré-operatório de cirurgias para correção de incontinência urinária de esforço, não há consenso na literatura.[11-13]

Alguns estudiosos, bem como a Sociedade de Urodinâmica, indicam o exame como rotina no pré-operatório, visto que ele pode indicar o tratamento específico para pacientes com defeito esfincteriano uretral.[14,15]

Por outro lado, diferentes autores concordam que não há necessidade de se realizar o estudo urodinâmico no pré-operatório de pacientes com incontinência urinária de esforço não complicada (definida como resíduo pós-miccional < 150 mL; teste de esforço positivo; primeira cirurgia; ausência de prolapsos genitais que ultrapassem o introito vaginal; ausência de doença neurológica).[11,13]

Para esses autores, o exame deve ser indicado em casos de falha de tratamento, recidivas de cirurgias, presença de sintomas mistos e quando houver suspeita de dificuldades de esvaziamento vesical.[13,16]

Tratamento Conservador

A Sociedade Internacional de Continência (SIC) recomenda o tratamento conservador como a 1ª linha terapêutica da incontinência urinária.[17]

Fisioterapia

Segundo a revisão da Cochrane publicada por Dumoulin e colaboradores,[18] os exercícios supervisionados para os músculos do assoalho pélvicos devem ser oferecidos como 1ª linha de tratamento para os diferentes tipos de incontinência urinária feminina. As melhores evidências estão relacionadas ao manejo da incontinência urinária de esforço, com mais de 50 estudos randomizados controlados e vários consensos baseados em revisões sistemáticas que reportam efeitos clinicamente significativos dessa conduta de tratamento.[18-20]

Embora as evidências apontem os exercícios perineais como melhor opção para o tratamento da IUE, a fisioterapia dispõe de diversos recursos para a reabilitação do assoalho pélvico como o treinamento para os músculos do assoalho pélvico (TMAP) com *biofeedback* (BF), eletrestimulação (EE) e cones vaginais.[19,21]

Com base em estudos randomizados e controlados, os índices de cura e melhora subjetiva variam entre 56 e 70%, com a inclusão de grupos com IUE e IU mista. Embora a eficácia dos exercícios para o assoalho pélvico seja frequentemente associada à melhora dos sintomas da IUE, os índices de cura analisados isoladamente também são positivos em curto prazo e variam de 35 a 80%, e os resultados mais significativos são demonstrados em estudos de alta qualidade metodológica.[20] Os efeitos no longo prazo foram pouco estudados e muito difíceis de serem analisados em função da perda amostral. Lagro-Janssen e colaboradores[22] avaliaram 88 pacientes com IUE, incontinência urinária de urgência e IUM e observaram que 67% das pacientes estavam satisfeitas com a sua condição após 5 anos.

Em revisão sistemática e metanálise que incluiu 37 estudos randomizados avaliando diferentes tratamentos conservadores, Moroni e colaboradores[23] relataram que os exercícios perineais, bem como a eletrestimulação, foram mais eficazes que nenhum tratamento em promover melhora na qualidade de vida em pacientes com incontinência urinária de esforço. Exercícios domiciliares e supervisionados tiveram eficácia semelhante, bem como exercícios em grupo ou realizados individualmente.

Tratamento Farmacológico

Estrogênios

A presença de receptores hormonais no trato urinário baixo e na musculatura pélvica, em especial na musculatura

Seção III – Incontinência Urinária e Distúrbios da Micção

periuretral e bexiga, reforça a susceptibilidade urogenital aos hormônios sexuais.[24]

A manutenção da pressão uretral maior do que a vesical é fator importante para a continência urinária. Os principais determinantes da pressão intrauretral são a mucosa da uretra, a vascularização, a musculatura e o tecido conjuntivo periuretrais. Todos esses tecidos apresentam nítida influência dos estrogênios.[25]

A primeira revisão sistemática sobre o tema incluiu 15 trabalhos, 374 mulheres receberam estrogênio e 344, placebo. Os autores concluíram que os estrogênios eram efetivos no tratamento da incontinência urinária, em especial nas mulheres que apresentavam urgeincontinência.[26] Após a publicação dos estudos HERS e WHI, referentes aos sintomas urinários, a terapia estrogênica passou a ser extremamente questionada no tratamento dessa afecção.[27]

Análise secundária do estudo HERS (*Heart Estrogen/ Progestin Replacement Study*), avaliando 1.525, pacientes concluiu que a associação estroprogestativa aumentou a incidência de incontinência urinária sugerindo efeito inverso ao desejado.[27]

Em 2005, publicou-se estudo multicêntrico, prospectivo, duplo-cego e randomizado denominado WHI (Women Health Initiative). Acompanharam-se 27.347 mulheres na pós-menopausa com objetivo primário de avaliar os efeitos da terapia hormonal no aspecto cardiovascular em mulheres saudáveis. Nesse estudo, observou-se aumento na incidência de todos os tipos de incontinência urinária nas usuárias de terapia hormonal e, após 1 ano, em pacientes previamente continentes. O risco foi maior para incontinência urinária de esforço, seguido por incontinência urinária mista. Entre as mulheres previamente incontinentes, a terapia hormonal piorou os sintomas.[28]

Tais achados são conflitantes com os anteriores que reportam os estrogênios como benéficos, com seus efeitos sobre vários mecanismos da continência urinária. O estudo não deve ser menosprezado, uma vez que é controlado, randomizado e prospectivo. Contudo, algumas considerações devem ser feitas. O objetivo primário do estudo WHI não era avaliar a incontinência urinária. As pacientes foram apenas entrevistadas. Informações epidemiológicas e de causalidade da perda involuntária de urina não foram obtidas, tais como a paridade, e o início do aparecimento da afecção, antes ou após a menopausa, recente ou tardia. Além disso, a conclusão do estudo sobre a incontinência urinária não incluía a avaliação clínica com exame físico e/ ou estudo urodinâmico.

Acredita-se que, se a perda involuntária de urina inicia-se na menacma, dificilmente a terapia hormonal terá impacto sobre ela. Cerca de 70% das mulheres do estudo WHI tinham idade acima de 60 anos e mais de 10 anos de pós-menopausa e aproximadamente 75% nunca haviam recebido nenhuma terapia hormonal, portanto, as alterações atróficas deveriam ser mais pronunciadas. Possivelmente, estudo controlado envolvendo mulheres incontinentes mais jovens, com perda de urina iniciada na pós-menopausa, poderia ter outros resultados. A incidência de incontinência urinária na primeira entrevista foi de 64%, muito elevada em relação a outros

estudos epidemiológicos, corroborada, talvez, pela ausência de exame clínico.

Portanto, embora existam controvérsias a respeito dos benefícios da terapia hormonal no manejo da incontinência urinária, fica claro que essa terapia não beneficiará mulheres que já eram incontinentes na menacma, que apresentem distopias genitais importantes, ou incontinência grave. Por outro lado, mulheres com sintomas leves a moderados iniciados na pós-menopausa, sem distopia genital acentuada, comumente apresentam melhora da sintomatologia. Da mesma forma, a terapia hormonal pode ser ainda adjuvante nos tratamentos cirúrgicos e fisioterápicos pela melhora da vascularização e do trofismo das estruturas do assoalho pélvico.

Oxalato de duloxetina

Entre os representantes dos inibidores da recaptação da serotonina e da noradrenalina, a duloxetina foi utilizada principalmente para o tratamento de mulheres com incontinência urinária de esforço. O mecanismo de ação refere-se à maior disponibilidade desses neurotransmissores no núcleo de Onuf. Estudos demonstraram que o fármaco aumenta a pressão de resistência uretral, a pressão máxima de fechamento uretral e a espessura do esfíncter uretral estriado.[29]

Estudos clínicos randomizados e prospectivos, com uso de duloxetina na dosagem de 80 mg/dia por 12 semanas no tratamento de mulheres com IUE, demonstraram redução em torno de 50 a 60% dos episódios de perda urinária.[29]

Revisão sistemática seguida de metanálise da base Cochrane evidenciou melhora na frequência dos episódios de incontinência e na qualidade de vida das pacientes. Contudo, merece ressalva o alto índice de abandono da medicação chegando a 69% das pacientes; sendo que 45% delas referiam os efeitos colaterais (náuseas) como principal motivo, seguido de 24% por ineficácia. Ao final de 12 meses, apenas 4% pacientes ainda usavam o fármaco.[30,31] Tal fato coloca em discussão a utilização dessa medicação na prática clínica, quando comparamos com os bons resultados obtidos dos exercícios para o assoalho pélvico e dos procedimentos cirúrgicos.

Tratamento Cirúrgico

O tratamento da IUE continua sendo um desafio, existindo inúmeras técnicas para a sua correção ao longo dos tempos. Diferente de afecções que requerem técnicas que removem órgãos para sua resolução, o tratamento da IUE visa restabelecer uma função, reequilibrando os mecanismos de continência e evitando disfunções miccionais. Além disso, há de se considerar que muitos dos fatores de risco desencadeantes da IUE, como a obesidade, a tosse crônica e principalmente o envelhecimento tecidual continuam atuando após a intervenção cirúrgica.

As técnicas mais utilizadas no tratamento da IUE são as colpofixações retropúbica (Burch ou Marshall–Marchetti–Krantz) e os *slings*, em especial os *slings* de uretra média.[32,33] Apesar da alta da taxa de sucesso da colpofixação retropúbica, o *sling* de uretra média é atualmente a técnica que apresenta

Cap. 9 Incontinência Urinária de Esforço

as melhores e maiores evidências científicas no tratamento dessa afecção.[34-36]

A escolha da técnica a ser empregada não deve levar em conta apenas as taxas de sucesso, muito semelhantes segundo dados da literatura, mas também deve pesar os efeitos adversos de cada procedimento, considerando-se os riscos individuais de cada paciente e a experiência do cirurgião.[35,37]

Os novos tratamentos cirúrgicos para a IUE, além de buscarem melhores resultados em longo prazo, apresentam características importante tais como: menor tempo de duração; menor agressão tecidual; e recuperação mais rápida da paciente.[35]

Em 1996, Ulmsten e colaboradores[38] desenvolveram um novo procedimento para correção da incontinência urinária, o TVT (Tension-Free Vaginal Tape- Ethicon, Somerville, NJ, USA), que se trata de um *sling* de uretra média utilizando-se da via retropúbica para ancoragem, passível de realização ambulatorial. A base dessa cirurgia é a teoria integral da continência, segundo a qual a correção do inadequado suporte uretral, por meio do reparo dos ligamentos pubouretrais e da parede vaginal suburetral, é essencial para a resolução dos sintomas de perda urinária. Entre as características dessa cirurgia, estão o fato da necessidade de mínima dissecção de parede vaginal, a aplicação de uma faixa específica de polipropileno, a ausência de tensão ao redor da uretra média, a não fixação da faixa e a possibilidade de ser realizada sob anestesia local, permitindo em grande parte das vezes que a paciente deixe o hospital no mesmo dia da cirurgia.[39]

Desde a criação dessa cirurgia, desenvolveram-se inúmeros estudos, muitos deles multicêntricos, com o objetivo de avaliar suas taxas de cura e complicações. As taxas de cura variam de 74 e 95%, com seguimento de até 17 anos.[40-42] Cumpre ressaltar que esses trabalhos incluem pacientes com IU mista, com IUE recorrente e com deficiência intrínseca do esfíncter uretral.[42]

As complicações mais comumente encontradas no intraoperatório são perfuração vesical (0,7 a 24%), hemorragia (0,7 a 2,5%), mais raramente, lesão de nervo obturador, lesão de vasos epigástricos e lesão uretral. Retenção urinária (1,9 a 19,7%), infecção urinária (4,1 a 13%), formação de hematoma retropúbico (0,4 a 8%) e, menos comumente, infecção de incisão abdominal, erosão de parede vaginal, urgência miccional de novo, formação de fístula vesicovaginal são as complicações encontradas no pós-operatório.[43]

Em 2001, Delorme[44] desenvolveu os *slings* de uretra média pela via transobturatória (TOT). A técnica é baseada na teoria de DeLancey,[45] que descreve a existência de uma fáscia pelviperineal e a oclusão da uretra sobre essa fáscia suburetral, pela pressão gerada pelo esforço.

Além disso, contrariamente à faixa colocada em posição retropúbica, a localização transobturadora da faixa, também de polipropileno, possibilita redução de risco de traumatismo visceral ou vasculonervoso. Não há risco de formação de hematoma no espaço de Retzius, e a incidência de disúria é menor, pela menor compressão uretral.[46] Os resultados mostram taxas de cura que variam entre 80 e 90%, no período de 12 meses.[46,47]

A técnica proposta por Delorme,[44] pela via transobturatória, compreende a inserção da faixa por meio do forâmen obturador de fora para dentro, ou seja, da raiz da coxa até a região suburetral *(outside-in)*. Diante da ocorrência de lesões uretrais e vesicais com a aplicação dessa cirurgia, deLeval[48] descreveu uma nova variação da técnica que permite a passagem da faixa por meio do forâmen obturador de dentro para fora *(inside-out)*, com a utilização de instrumental específico. Essa técnica evitaria danos à uretra e bexiga, tornando desnecessária a cistoscopia.[48]

De maneira global, as taxas de cura dos *slings* de uretra média pela via transobturatória variam de 81 a 100% com seguimento de 6 a 90 meses.[49,50]

Em metanálise com comparação entre as técnicas transobturatórias foram demonstrados índices de cura equivalentes.[51]

As complicações intraoperatórias relacionadas aos *slings* de uretra média pela via transobturatória são: lesão uretral (0,02%); lesão vesical (0,04%); perfuração de parede vaginal (0,6%); lesão neurológica (0,04%); e hemorragia ou hematoma (0,3%). Já as complicações pós-operatórias incluem formação de abscesso (0,05%), erosão vaginal (0,4%), retenção urinária (7%), urgência miccional *de novo* (13,9%) e dor na coxa (16%).[52,53]

Uma terceira geração de *slings* de uretra média tem sido desenvolvida nos últimos anos, com a finalidade de reduzir as complicações e adicionar simplicidade à técnica. Seguindo a tendência mundial de adoção de procedimentos cada vez mais minimamente invasivos, surgiram os mini-*slings* ou *slings* de incisão única. Sua inovação consiste no uso de menor quantidade de material sintético e na ausência de orifícios cutâneos, com o intuito de reduzir o trajeto cego do procedimento para minimizar taxas de infecções e traumas viscerais.[54,55]

Diferentemente das técnicas já consagradas, os *slings* de incisão única disponíveis no mercado não são uniformes quanto a extensão da faixa, método de inserção bem como locais e formas de fixação. Acrescenta-se ainda a não uniformidade de técnicas cirúrgicas entre diferentes autores.[55]

Portanto, os dados disponíveis a respeito de suas taxas de sucesso são conflitantes. Em atualização de revisão sistemática seguida por metanálise, que avaliou 11 estudos comparativos entre os diferentes mini-*slings* e *slings* retropúbicos ou transobturadores (1.702 pacientes), não foram observadas diferenças significantes entre as taxas de cura subjetiva ou entre as taxas de cura objetiva com tempo médio de seguimento de 18,6 meses.[56]

As complicações associadas a esses *slings* são urgência miccional de novo ou piora da urgência pré-existente, lesões do trato urinário (vesicais e uretrais), disfunções miccionais e exposição de faixa.[55,56]

Assim, o *sling* retropúbico, o primeiro *sling* sintético de uretra média do qual se tem maior tempo de seguimento com altas taxas de cura e menos invasivo em relação às técnicas que o antecederam é uma boa opção para os casos mais graves de IUE, particularmente nas pacientes mais jovens. Por sua vez, o *sling* transobturador também está relacionado a altas taxas de cura, sendo o *sling* mais realizado em todo o mundo. Já em relação aos *slings* de incisão única ou mini-*slings*, faltam evidências quanto às taxas de cura e complicações em longo prazo para que tenham sua indicação definida. Porém, estão relacionados ao intraoperatório menos invasivo e ao pós-operatório imediato menos doloroso, podendo ser realizados apenas com anestesia local, sendo bem tolerados pela paciente.

Tratamento com Agentes de Preenchimento

A injeção dos chamados agentes de preenchimento na submucosa é um método minimamente invasivo disponível para tratar mulheres com IUE decorrente de defeito esfincteriano intrínseco e ausência de mobilidade uretral.[57]

Está especialmente indicada em situações em que houve falha do procedimento cirúrgico ou em mulheres que apresentem comorbidades que inviabiliza a realização da cirurgia.[57]

Apesar de seus mecanismos ainda não terem sido totalmente esclarecidos, sua eficácia pode ser resultante da expansão das paredes da uretra, o que permite a sua melhor aproximação ou coptação. Os agentes atualmente aprovados para uso e disponíveis no Brasil incluem colágeno bovino, gordura autóloga e vários agentes sintéticos como o carbono pirolítico, e as partículas polidimetilsiloxano.[57]

A revisão sistemática publicada por Ghoniem[58] e colaboradores avaliou 958 mulheres com IUE que receberam partículas de polidimetilsiloxano e observaram uma taxa de cura de 40% acompanhada por uma taxa de melhora de 70% em um seguimento de 18 meses.

Já a última revisão Cochrane, após comparar as injeções periuretrais com os tratamentos clínicos e cirúrgicos vigentes na literatura, concluiu que ainda não há evidência científica suficiente que suporte a sua utilização e, portanto, deve ser encarada como uma medida de exceção no tratamento de mulheres com IUE.[59]

O mini-*sling* é uma opção que ainda precisa passar pelo teste do tempo. Não deve ser utilizado em mulheres com defeito de esfíncter e nas recorrências cirúrgicas.

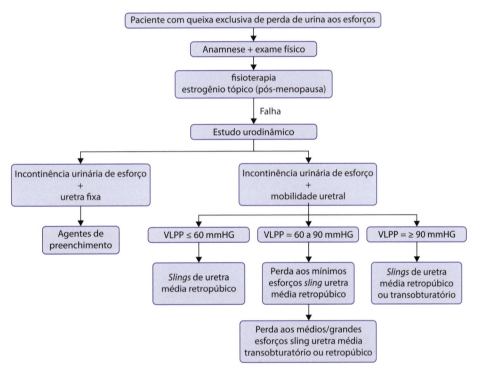

Figura 9.1. Algoritmo assistencial. Observação: na ausência dos *slings* de uretra média, pode-se utilizar a cirurgia de Burch ou *slings* tradicionais de aponeurose ou fascia lata. A cirurgia de Burch não deve ser utilizada em três situações específicas. Nas mulheres obesas, nas mulheres com prolapso genital e naquelas com defeito esfincteriano.

Referências Bibliográficas

1. Haylen BT, de Ridder D, Freeman RM, et al. An International Urogynecological Association (IUGA) International Continence Society (ICS) joint report on the terminogy for female pelvic floor dysfunction. Int Urogynecol J 2010; 21(1): 5-26.
2. Townsend MK, Minassian VA, Okereke OI, et al. Urinary incontinence and prevalence of high depressive symptoms in older black versus white women. Int Urogynecol J 2014; 25(6): 23–829.
3. Hannestad YS, Rortveit G, Sandvik H, et al. A community-based epidemiological survey of female urinary incontinence: the Norwegian EPINCONT study. J Clin Epidemiol. 2000; 53: 1150–57.
4. Parazzini F, Colli E, Origgi G, et al. Risk factors for urinary incontinence in women. Eur Urol. 2000; 37: 637–43.
5. Chong EC, Khan AA, Anger JT. The financial burden of stress urinary incontinence among women in the United States. Curr Urol Rep. 2011; 12: 358-62.
6. Roberts RO, Jacobsen SJ, Rhodes T, et al. Urinary incontinence in a community-based cohort: prevalence and healthcare-seeking. J Am Geriatr Soc 1998; 6: 467-72.
7. Girão MJBC, Oliveira LM, Castro RA, et al. Incontinência urinária de esforço. In Ginecologia.São Paulo: Manole, 2009.p. 253-276.
8. Basra R, Kelleher C. Disease burden of overactive bladder. Quality-of-life data assessed using ICI-recommended instruments. Pharmacoeconomics 2007; 25(2): 129-42.

9. Rodriguez LV, Blander DS, Dorey F, et al. Discrepancy in patient and physician perception of patient's quality of life related to urinary symptoms. Urology 2003; 62(1): 49-53.

10. Fantl JL, Newman DK, Colling J. Managing acute and chronic urinary incontinence. Clinical practice Guideline n 2, 1996 Update. Rockville, MD: US Department of Health and Human service, Agency for Health Care Policy and Research. AHCPR Pub n 96-0686. March; 1996.

11. Evaluation of uncomplicated stress urinary incontinence in women before surgical treatment. Committee Opinion No. 603. American College of Obstetricians and Gynecologists. Obstet Gynecol 2014; 123: 1403-7.

12. van Leijsen SA, Kluivers KB, Mol BW, Hout J, Milani AL, Roovers JP, et al. Value of urodynamics before stress urinary incontinence surgery: a randomized controlled trial. Dutch Urogynecology Consortium. Obstet Gynecol 2013; 121: 999-1008.

13. Urinary Incontinence. The clinical management of urinary incontinence in women. National Institute for Health and Clinical Excellence. [cited 2011 oct 6]. Available from:http://www.nice.org.uk/nicemedia/live/10996/30282/30282.pdf.

14. Lim YN, Dwyer PL. Effectiveness of midurethral slings in intrinsic sphincteric-related stress urinary incontinence. Curr Opin Obstet Gynecol. 2009; 21(5): 428-33.

15. Blaivas JG, Appell RA, Fantl JA, Leach G, McGuire EJ, Resnick NM, et al. Standards of efficacy for evaluation of treatment outcomes in urinary incontinence: recommendations of the Urodynamic Society. Neurourol Urodyn. 1997; 16(3): 145-7.

16. Urinary incontinence in women. Obstet Gynecol. 2005; 105(6): 1533-45.

17. Moore K, Dumoulin C, bradley C, et al. In Abrams P, Cardozo L, Khoury S, Wein A (eds.). Incontinence 5 ed. Paris: Health Publication Ltd, 2013: 1101-228.

18. Dumoulin C, Hay-Smith EJ, Mac Habée-Séguin G. Pelvic floor muscle training versus no treatment, or inactive control treatments, for urinary incontinence in women. Cochrane Database Syst Rev. 2014 May 14;5:CD005654.

19. Ayeleke RO, Hay-Smith EJ, Omar MI. Pelvic floor muscle training added to another active treatment versus the same active treatment alone for urinary incontinence in women. Cochrane Database Syst Rev. 2013; 11: CD010551.

20. Bø K. Pelvic floor muscle training in treatment of female stress urinary incontinence, pelvic organ prolapse and sexual dysfunction. World J Urol. 2012; 30(4): 437-43.

21. Holroyd-Leduc JM, Straus SE. Management of urinary incontinence in women: scientific review. JAMA. 2004; 291(8): 986-95.

22. Lagro-Janssen TL, Debruyne FM, Smits AJ, van Weel C. Controlled trial of pelvic floor exercises in the treatment of urinary stress incontinence in general practice. Br J Gen Pract. 1991; 41:445-9.

23. Moroni RM, Magnani PS, Haddad JM, et al. Conservative treatment of stress urinary incontinence: a systematic review with meta-analysis of randomized controlled trials. Rev Bras Ginec Obst 2016; 38: 97-111.

24. Wilson PD, Barker G, Barnard RJ, et al. Steroid hormone receptors in the female lower urinary tract. Urol Int. 1994; 39:5-8.

25. Sartori MG, Feldner PC, Jarmy-Di Bella ZI, et al. Sexual steroids in urogynecology. Climacteric. 2011; 14(1): 5-14.

26. Moehrer B, Hextall A, Jackson S. Oestrogens for urinary incontinence in women. Cochrane database of systematic reviews 2003. The Cochrane Library, Issue 2. Art. nº CD001405.

27. Grady D, Brown JS, Vittinghoff E, et al. HERS Research Group. Postmenopausal hormones and incontinence: the Heart and Estrogen/Progestin Replacement Study. Obstet Gynecol. 2001; 97(1): 116-20.

28. Hendrix SL, Cochrane BB, Nygaard IE, et al. Effects of estrogen with and without progestin on urinary incontinence. JAMA. 2005; 293(8): 935-48.

29. Thor KB, Katofiasc MA. Effects of duloxetine, a combined serotonin and norepineephrine reuptake inhibitor, on central neural control of lower urinary tract function in the chloralose-anesthetised female cat. Pharmacol Exp Ther. 1995; 74: 1014-24.

30. Millard R, Moore K, Yalcin I, et al. Duloxetine vs. placebo in the treatment of stress urinary incontinence: a global Phase III study. Neurourol Urodynam 2003; 22: 482-3.

31. Mariappan P, Ballantyne Z, N'Dow JM, et al. Serotonin and noradrenaline reuptake inhibitors (SNRI) for stress urinary incontinence in adults. Cochrane database of systematic reviews 2005. In: The Cochrane Library, Issue 3, Art. nº CD004742.

32. Ward K, Hilton P. Prospective multicentre randomised trial of tension-free vaginal tape and colposuspension as primary treatment for stress incontinence. BMJ. 2002; 325: 367-73.

33. Ward KL, Hilton P, UK and Ireland TVT Trial Group. Tension-free vaginal tape versus colposuspension for primary urodynamic stress incontinence: 5-year follow up.BJOG 2008;115(2): 226-33.

34. Ogah J, Cody JD, Rogerson L. Minimally invasive synthetic suburethral sling operations for stress urinary incontinence in women. Cochrane Database of Systematic Reviews 2009. In: The Cochrane Library, Issue 4. Art. nº CD006375.

35. Serati M, Salvatore S, Uccella S, et al. Surgical treatment for female stress urinary incontinence: what is the gold-standard procedure? Int Urogynecol J Pelvic Floor Dysfunct. 2009; 20(6): 619-21.

36. AUGS-SUFU Position Statement on Mesh Midurethral Slings for SUI. Disponível em: http://www.augs.org/d/do/2535 [accessed 25Jun14].

37. Novara G, Artibani W, Barber MD, et al. Updated systematic review and meta-analysis of the comparative data on colposuspensions, pubovaginal slings, and midurethral tapes in the surgical treatment of female stress urinary incontinence. Eur Urol. 2010; 58(2): 218-38.

38. Ulmsten U, Henriksson L, Johnson P, et al. An ambulatory surgical procedure under local anesthesia for treatment of female urinary incontinence. Int Urogynecol J. 1996; 7(2): 81-6.

39. Ulmsten U, Falconer C, Johnson P, et al. A multicenter study of tension-free vaginal tape (TVT) for surgical treatment of stress urinary incontinence. Int Urogynecol J. 1998; 9(4): 210-3.

40. Nilsson CG, Palva K, Rezapour M, et al. Eleven years prospective follow-up of the tension-free vaginal tape procedure for treatment of stress urinary incontinence. Int Urogynecol J. 2008; 19(8): 1043-7.

41. Nilsson CG, Palva K, Aarnio R, et al. Seventeen year's follow up of the tension free vaginal tape procedure for female stress urinary incontinence. Int Urogynecol J. 2013; 24(8): 1265-9.

42. Rezapour M, Ulmsten U. Tension-free vaginal tape (TVT) in women with recurrent stress urinary incontinence- a long-term follow-up. Int Urogynecol J. 2001a; (Suppl 2): S 9-11.

43. Daneshgari F, Kong W, Swartz M. Complications of mid urethral slings: important outcomes for future clinical trials. J Urol. 2008; 180: 1890-7.

44. Delorme E. La bandelette trans-obturatrice: um procédé mini-invasif pour traiter l'incontinence urinaire d'effort de la femme. Prog Urol. 2001; 11: 1306-13.

45. DeLancey JOL. Structural support of the urethra as it relates to stress urinaryincontinence: the hammock hypothesis. Am J Obstet Gynecol. 1994; 170: 1713-23.

46. deTayrac R, Deffieux X, Droupy S, et al. A prospective randomized trial comparing tension-free vaginal tape and transobturator suburethral tape for surgical treatment of stress urinary incontinence. Am J Obstet Gynecol. 2004; 190: 602-8.

47. Roumeguère T, Quackels T, Bollens R, et al. Trans-obturator vaginal tape (TOT) for female stress incontinence: one year follow-up in 120 patients. Eur Urol. 2005; 48: 805-9.

48. de Leval J. Novel surgical technique for the treatment of female stress urinary incontinence: transobturator vaginal tape inside-out. Eur Urol. 2003; 44: 724-30.

49. Waltregny D, Gaspar Y, Reul O. TVT-O for the treatment of female stress urinary incontinence: results of a prospective study after a 3-year minimum follow-up. Eur Urol. 2008; 53: 401-8.

50. Abdel-Fattah M, Mostafa A, Familusi A, et al. Prospective randomised controlled trial of transobturator tapes in management

of urodynamic stress incontinence in women: 3 year outcomes from the evaluation of transobturator tapes study. Eur Urol.2012; 62: 843-51.

51. Latthe PM, Singh P, Foon R, et al. Two routes of transobturator tape procedures in stress urinary incontinence: a meta-analysis with direct and indirect comparison of randomized trials. BJU Int. 2010; 106: 68-76

52. Deng DY, Rutman M, Raz S, et al. Presentation and management of major complications of midurethral slings: are complications under-reported? Neurourol Urodynam. 2007; 26: 46-52.

53. Waltregny D, de Leval J. The TVT-obturator surgical procedure for the treatment of female stress urinary incontinence: a clinical update. Int Urogynecol J. 2009; 20(3): 337-48.

54. Bianchi-Ferraro AM, Jarmy-Di Bella ZI, Castro R de A, et al. Single-incision sling compared with transobturator sling for treating stress urinary incontinence: a randomized controlled trial. Int Urogynecol J. 2013; 24(9): 1459-65.

55. Djehdian LM, Araujo MP, Takano CC, et al. Transobturator sling compared with single-incision mini-sling for the treatment of stress urinary incontinence: a randomized controlled trial. Obstet Gynecol. 2014; 123(3): 553-61.

56. Mostafa A, Lim CP, Hopper L, et al. Single-incision mini-slings versus standard midurethral slings in surgical management of female stress urinary incontinence: an updated systematic review and meta-analysis of effectiveness and complications. Eur Urol. 2014; 65(2): 402-27.

57. Reynolds WS, Dmochowski RR. Urethral bulking: a urology perspective Urol. Clin. North. Am. 2012; 39(3): 279-87.

58. Ghoniem GM, Miller CJ. A systematic review and meta-analysis of Macroplastique for treating female stress urinary incontinence. Int Urogynecol J 2013; 24: 27-36.

59. Kirchin V, Page T, Keegan PE, et al. Urethral injection therapy for urinary incontinence in women. Cochrane database of systematic reviews 2012. In: The Cochrane Library, Issue 7, Art. Nº CD003881.

10 Bexiga Hiperativa

Rodrigo de Aquino Castro
Raquel Martins Arruda
Rodrigo Cerqueira de Souza

Introdução e Importância

A bexiga hiperativa é uma síndrome que se caracteriza pela urgência miccional (não fisiológica), usualmente acompanhada de aumento da frequência urinária e de noctúria, na ausência de fatores infecciosos, metabólicos ou locais. A incontinência urinária (urgeincontinêcia) também pode estar presente e é referida por cerca de um terço a metade das pacientes.[1]

A bexiga hiperativa compromete sobremaneira a qualidade de vida, causando isolamento social, queda de produtividade, vergonha, frustração, ansiedade e baixa autoestima.[2] Davila e Neimark (2002)[3] concluíram que a qualidade de vida de pacientes com bexiga hiperativa é pior do que a das com incontinência urinária de esforço, qualquer que seja o questionário utilizado para a avaliação.

Estima-se a prevalência da síndrome ao redor de 10 a 15% em países como Japão, China, Europa e Canadá. Outros estudos mostram prevalência de 31% na Coreia e de até 45% na Ásia. É afecção mais comum em mulheres e sua prevalência, caracteristicamente, aumenta com o avançar da idade, em ambos os sexos.[4-6]

Um dos maiores estudos epidemiológicos brasileiros com base populacional avaliou 3 mil indivíduos acima de 30 anos (1.500 homens e 1.500 mulheres) e utilizou os conceitos atuais sugeridos pela Sociedade Internacional de Continência. Realizado em 2008, o estudo evidenciou prevalência da síndrome da bexiga hiperativa em 5,1% dos homens e 10% das mulheres, aumento de frequência urinária em 15,4% dos homens e 23,7% das mulheres. Mais de três quartos da população estudada relatou desconforto por apresentar os sintomas e houve grande associação com depressão e ansiedade.[7]

A bexiga hiperativa é afecção crônica e constitui grupo heterogêneo de pacientes que apresentam sintomas semelhantes e fisiopatologia diversa e não completamente conhecida. As pacientes devem ser informadas de que o objetivo do tratamento é promover alívio dos sintomas e melhorar a qualidade de vida, visto que, na grande maioria das vezes, não há cura.

Diagnóstico Clínico

O diagnóstico de bexiga hiperativa é eminentemente clínico e estabelecido a partir dos sintomas, como definido pela Sociedade Internacional de Continência, em 2002.[1]

Desse modo, uma anamnese cuidadosa é fundamental. A urgência miccional (não fisiológica) é o sintoma que define a síndrome, ou seja, é obrigatório, ainda que de difíceis caracterização e quantificação.[1] Alguns autores têm avaliado a urgência miccional por meio de escalas analógicas visuais.

A história deve incluir os antecedentes urinários desde a infância, cirurgias prévias (principalmente as que envolveram o trato urogenital), traumas e doenças neurológicas. É essencial ter a relação de medicamentos em uso, fator importante na avaliação de qualquer tipo de perda de urina.[8]

Os sintomas podem não se originar do trato urinário. Assim, deve-se pesquisar história de diabetes, insuficiência cardíaca, constipação intestinal, ingesta hídrica exagerada, hipotireoidismo, radioterapia prévia, cirurgias medulares etc.[9]

Após a anamnese, deve-se realizar o exame físico, incluindo o neurológico. Muitas vezes, a bexiga hiperativa é o primeiro sinal de doença neurológica, e o uroginecologista deve estar atento a esse fato.[8,9]

O exame abdominal pode detectar cicatrizes, hérnias ou a presença de bexiga distendida, possivelmente secundária à disfunção neurológica. Avaliam-se os órgãos genitais externos, no repouso e durante manobras de esforço, identificando-se, por exemplo, distopias urogenitais, atrofia de mucosa e divertículos, além da tentativa de observar e caracterizar a perda de urina.[10]

O exame dos órgãos genitais internos deve ser minucioso. Especial atenção deve ser dada aos casos em que houve cirurgia prévia para correção de incontinência urinária, avaliando mobilidade da uretra e dos tecidos parauretrais. A seguir, investiga-se a região lombossacral, pesquisando sinais de espinha bífida, cicatrizes ou deformidade da coluna vertebral. O exame neurológico inclui a análise da sensibilidade perineal e dos membros inferiores. Os reflexos bulbocavernoso e clitoridiano, bem como o tônus do esfíncter anal, refletem a integridade dos segmentos sacrais.[10]

O diário miccional é auxiliar importante no diagnóstico, além de ser útil para avaliar os efeitos do tratamento. Possibilita identificar o tipo e a quantidade de líquido ingerido, o volume urinado, a intensidade dos sintomas de urgência e das perdas urinárias. Pacientes com bexiga hiperativa costumam apresentar várias micções com pequeno volume, bem como diminuição do volume máximo urinado em relação às pacientes que não têm a afecção.[11]

Investigação Complementar e Funcional

Os exames de urina tipo I e urocultura são indispensáveis para se afastar infecções do trato urinário. A ultrassonografia, seja do trato urinário ou da pelve, exclui litíase, tumores e mede o resíduo miccional no caso de processos obstrutivos. A citologia urinária está particularmente indicada nos casos refratários aos tratamentos habituais e naqueles com hematúria.[11]

A cistoscopia deve ser realizada nas pacientes com sintomas de bexiga hiperativa caso haja suspeita de corpo estranho intravesical (fios de sutura), cálculos, tumores vesicais, hematúria ou divertículos. Também está indicada nos casos que não responderam ao tratamento.[11]

Nas pacientes com bexiga hiperativa neurogênica, é obrigatória a investigação do trato urinário alto, além dos exames específicos para cada afecção.[11]

O estudo urodinâmico permite o diagnóstico da hiperatividade do detrusor, que se caracteriza pela presença de contrações involuntárias durante a cistometria. A hiperatividade fásica é definida pelo surgimento de contrações não inibidas com amplitude crescente à medida que se aumenta o volume vesical. É o achado mais comum da hiperatividade vesical idiopática. Já o tipo terminal caracteriza-se por uma única contração não inibida que ocorre na capacidade cistométrica máxima.[1,11]

Ressalte-se que, na presença de queixa clínica típica, em alguns casos, o estudo urodinâmico pode ser dispensável para instituir terapêutica clínica. Por outro lado, quando existe queixa associada de perda aos esforços ou quando se cogita a realização de cirurgia para incontinência ou prolapso genital, o exame urodinâmico se impõe no pré-operatório. Outra indicação de estudo urodinâmico são os casos de bexiga hiperativa refratária.

Tratamento

Tratamento comportamental e fisioterapêutico

A Sociedade Internacional de Continência (SIC) recomenda o tratamento conservador como a 1ª linha terapêutica da incontinência urinária.[12] Aqui estão incluídos tratamento comportamental e fisioterapia.

O tratamento comportamental refere-se ao conjunto de técnicas que tem por objetivo promover mudanças nos hábitos da paciente e que influenciam os sintomas das disfunções do assoalho pélvico, a fim de minimizá-los ou eliminá-los.[13] Inclui orientações quanto à ingesta hídrica, o treinamento vesical, treinamento dos músculos do assoalho pélvico (exercícios perineais) e educação sobre o trato urinário inferior.[14]

Uma redução em torno de 25% na ingesta hídrica promove melhora significativa na frequência urinária, urgência miccional e noctúria.[15] Além disso, estudos prospectivos demonstraram que a redução da ingestão de líquidos nas horas que antecedem o sono reduz de forma significativa os episódios de noctúria e melhora a qualidade de vida.[16]

A ingestão excessiva de cafeína demonstrou ser um fator de risco independente para aumentar a hiperatividade do detrusor. Assim sendo, é importante que a paciente evite o consumo excessivo dessa substância, presente no café, chá preto, refrigerantes a base de cola e os chocolates.[17]

As bebidas carbonatadas também foram associadas a aumento da frequência e urgência urinárias, portanto a mulher deve ser orientada a diminuir o consumo de refrigerantes em especial os do tipo diet/light.[18] Preconiza-se também a diminuição do consumo de frutas cítricas, de vinagre e de bebidas alcoólicas em excesso.[19]

O treinamento vesical tem por objetivo fazer a paciente readquirir o controle sobre o reflexo da micção, deixando de experimentar episódios de urgência e de urgeincontinência.

O intervalo inicial entre as micções é fixo, de acordo com o diário miccional de cada paciente. Esse intervalo inicial é, então, gradualmente aumentado, de tal forma que a paciente alcance um intervalo confortável de 2 a 4 horas entre as micções.

As taxas de sucesso são de aproximadamente 80% em curto prazo. Consequentemente, o International Consultation on Incontinence recomenda o treinamento vesical como 1ª linha de tratamento em todas as pacientes com bexiga hiperativa.[20] Por sua vez, Wallace e colaboradores,[21] em revisão sistemática, concluíram que os estudos sugerem que o treinamento vesical seja eficaz no tratamento da incontinência urinária, mas as evidências não são definitivas.

Entre as modalidades de tratamento fisioterapêutico, merecem destaque os exercícios perineais (com ou sem associação com técnicas de *biofeedback*) e a eletroestimulação.

Os exercícios perineais têm sido indicados para tratar a bexiga hiperativa, mas sua real eficácia e mecanismo de ação ainda não estão bem estabelecidos. O objetivo principal é ensinar à paciente como e quando contrair a musculatura do assoalho pélvico, reduzindo a sensação de urgência e adquirindo a capacidade de alcançar o banheiro.[22]

A melhora sintomática pode demorar até cerca de 3 meses para ser percebida e o fator preditivo mais importante para o sucesso de tratamento é a motivação e a aderência da paciente. Apesar da ausência de complicações e de efeitos colaterais, a taxa de desistência é de até 37%. Os exercícios perineais são contraindicados em pacientes com comprometimento da cognição.[23]

Seção III – Incontinência Urinária e Distúrbios da Micção

Revisão Cochrane que incluiu pacientes com incontinência urinária de esforço, urgeincontinência e incontinência urinária mista concluiu que os exercícios perineais foram mais eficazes do que placebo e que nenhum tratamento.[24]

A eletrestimulação envolve a aplicação de estímulos elétricos no assoalho pélvico, seja por meio de eletrodos externos (vaginais, retais, tibiais etc.) ou internos (implantados por meio de cirurgia). A inibição vesical se faz à custa de dois reflexos medulares, ambos com fibras aferentes dos nervos pudendos. Há ativação de fibras eferentes dos nervos hipogástricos para o detrusor e para os gânglios pélvicos e, ao mesmo tempo, inibição de fibras eferentes dos nervos pélvicos no núcleo sacral da micção.[25]

Os resultados do tratamento são variáveis, com taxas de cura e de melhora de 50 a 90%. Os índices de sucesso após 1 ano do término do tratamento variam de 30 a 80%. Parâmetros elétricos heterogêneos, duração diferente do tratamento, pacientes com diagnósticos diversos, critérios diferentes de cura e de melhora contribuem para essa oscilação, dificultando a comparação de resultados.[26,27]

Três estudos prospectivos randomizados (nível 1 de evidência clínica) foram incluídos em recente revisão sistemática que avaliou a eficácia da eletrestimulação percutânea do nervo tibial posterior no tratamento de pacientes com bexiga hiperativa. Os autores observaram taxa de sucesso em 37 a 100% dos casos. Concluíram que a eletrestimulação do nervo tibial posterior é segura e eficaz para tratar a bexiga hiperativa.[28]

Tratamento farmacológico

O tratamento farmacológico é a 2ª linha de tratamento da bexiga hiperativa. Os anticolinérgicos são os medicamentos de escolha e, idealmente, devem ser indicados como adjuvantes ao tratamento comportamental e fisioterapêutico.[9,15]

Entretanto, apesar de serem os medicamentos de escolha, a eficácia dos anticolinérgicos deixa a desejar. Em revisão sistemática e metanálise que incluiu mais de 27 mil mulheres com bexiga hiperativa não neurogênica, os autores concluíram que os anticolinérgicos promovem melhora modesta dos sintomas e que raramente eles desaparecem completamente.[29]

Resultado semelhante já havia sido reportado anteriormente na Revisão Cochrane de 2009, na qual os autores concluíram que os anticolinérgicos promovem uma melhora significativa, porém pequena, dos sintomas da bexiga hiperativa, e melhora apenas modesta na qualidade de vida. Os autores referem ainda que os efeitos a longo prazo e após a parada dos medicamentos permaneçam desconhecidos.[30] Além disso, estudos mais recentes têm associado o uso crônico de anticolinérgicos em pacientes acima de 65 anos a um maior risco de desenvolvimento de certos tipos de demência, entre elas, a doença de Alzheimer.[31]

No Brasil, há quatro anticolinérgicos disponíveis, todos com nível 1 de evidência clínica e grau de recomendação A: oxibutinina; tolterodina; darifenacin; e solifenacin.

O cloridrato de oxibutinina é uma amina terciária, com ação anticolinérgica, antiespasmódica e anestésica local. É agente antimuscarínico não seletivo, com afinidade de 7 a 12 vezes maior por receptores M_1 e M_3 em relação aos demais receptores muscarínicos. Apresenta maior afinidade pelas parótidas do que pela bexiga. Os metabólitos ativos são responsáveis por mais de 90% da ação anticolinérgica após administração oral. O principal metabólito ativo é a N-desetil oxibutinina, principal responsável pelos efeitos colaterais da medicação.[8,15]

O tartarato de tolterodina é uma amina terciária, antagonista competitivo da acetilcolina, com a mesma afinidade pelos diferentes subtipos de receptores muscarínicos. Apresenta afinidade tecidual pela bexiga cerca de duas vezes maior do que a da oxibutinina. Além disso, sua afinidade pela bexiga é aproximadamente oito vezes maior do que pelas parótidas, o que reduz de forma importante a incidência de boca seca. Por ser pouco lipossolúvel, apresenta baixo potencial para atravessar a barreira hematoencefálica. O principal metabólito ativo, a 5-hidroximetil tolterodina, tem a mesma potência da tolterodina.[8,15]

O bromidrato de darifenacina é uma amina terciária, com afinidade 60 vezes maior pelo receptor M_3 em relação ao M_2, e muito pouca afinidade pelo subtipo M_1. Essas características reduzem efeitos colaterais relacionados à cognição (por ação em receptores M_1) e cardíacos (por ação em receptores M_2), sendo bem tolerada inclusive em pacientes com mais de 65 anos.[9,15]

O outro anticolinérgico disponível no Brasil é o succinato de solifenacin. Assim como a darifenacina, sua ação anticolinérgica se dá predominantemente sobre os receptores M_3. Apresenta ação 40 vezes menor sobre as glândulas salivares em comparação à oxibutinina e 79 vezes menor em relação à tolterodina, o que reduz consideravelmente a incidência de boca seca.[9,15]

A eficácia entre os diferentes antimuscarínicos é semelhante. Assim sendo, a escolha entre os mesmos é norteada, em grande parte, pela incidência e severidade dos efeitos colaterais de cada um.

Na Tabela 10.1, a seguir, estão detalhados as doses, posologia, formas de apresentação e os efeitos colaterais mais comuns dos anticolinérgicos disponíveis no Brasil.

Estrogênios

Diversos autores referem que os estrogênios tópicos (via vaginal) melhoram os sintomas de bexiga hiperativa e diminuem os episódios de infecção urinária em mulheres na pós-menopausa.

A última Revisão Cochrane a respeito do tema (2012) corrobora esses resultados. Os autores concluíram que os estrogênios via vaginal promovem melhora significativa dos diferentes tipos de incontinência urinária (esforço, urgeincontinência e incontinência urinária mista), da frequência e da urgência miccional. Entretanto, a dose ideal, os efeitos a longo prazo e após a parada destes permanecem desconhecidos.[32]

Agonistas beta-3 adrenérgicos

Mais recentemente, os agonistas beta-3 adrenérgicos têm se mostrado eficazes no tratamento da bexiga hiperativa e

Tabela 10.1.

Medicamento	Oxibutinina	Tolterodina	Darifenacin	Solifenacin
Apresentação (comprimido)	5 mg	4 mg	7,5mg 15 mg	5 mg 10 mg
Dose	5 mg a 20 mg/dia	4 mg/dia	7,5mg/dia ou 15mg/dia	5 mg/dia ou 10 mg/dia
Posologia	01 a 04 cp/dia	01 cp/dia	01 cp/dia	01 cp/dia
Efeitos colaterais comuns	Boca seca Obstipação	Boca seca Obstipaçao	Boca seca Obstipação	Boca seca Obstipação

cp: comprimido.

da hiperatividade do detrusor. Tais medicamentos agem favorecendo o relaxamento do músculo detrusor e aumentando a capacidade vesical, sem aumentar o volume residual. O mirabegron foi aprovado pela Food and Drug Administration (FDA) em junho 2012. Estudos demonstraram que mirabegron, em doses de 50 mg ou 100 mg durante 12 semanas, diminuiu significativamente o número médio de episódios de incontinência e episódios de micção em 24 horas.[33] Esse medicamento tem previsão de chegar ao mercado brasileiro ainda este ano, em comprimidos de 25 mg e de 50 mg, para uso uma vez ao dia.

Toxina botulínica

A toxina botulínica é uma neurotoxina produzida pela bactéria anaeróbia *Clostridium botulinum*. Somente as toxinas A e B são disponíveis para uso clínico e a maioria dos trabalhos publicados refere-se à *onabotulinum* toxina A. A aplicação é um procedimento minimamente invasivo, que pode ser realizado ambulatorialmente, com anestesia local. As aplicações são realizadas com cistoscópio rígido ou flexível.[34]

O Consenso Internacional de Incontinência Urinária de 2009 apresentou grau de recomendação A para o uso de toxina botulínica A em casos de síndrome da bexiga hiperativa e hiperatividade do detrusor.[35] A European Urological Association, o National Institute for Health and Clinical Excellence (NICE) e o 5th International Consultation on Incontinence recomendam o uso da toxina botulínica somente nos casos refratários.[36]

A eficácia da toxina botulínica no tratamento da bexiga hiperativa tem sido demonstrada por vários pesquisadores, conforme Revisão Cochrane publicada em 2011.[37] Essa revisão incluiu 19 estudos randomizados e todos apresentaram resultados favoráveis à utilização da toxina, tanto em casos neurogênicos como em idiopáticos. Entretanto, há poucos estudos comparando a toxina com outras modalidades de tratamento.

A toxina botulínica está associada à melhora significativa na qualidade de vida, com redução dos episódios de urgência miccional (70 a 75%), urgeincontinência (42 a 87%), noctúria e frequência urinária. Alguns autores também referem melhora importante dos parâmetros urodinâmicos como as capacidades cistométricas, o volume urinado, a complacência vesical bem como do volume de aparecimento de contrações involuntárias do detrusor.[36,37]

O início do efeito é em torno de 7 dias após a injeção, com pico após 30 dias da aplicação. Os efeitos do tratamento

duram, em média, de 6 a 9 meses e, portanto, existe necessidade de repetir as injeções. Estudos prospectivos observaram que o efeito se mantém após repetidas injeções,[38,39] o que está em acordo com as conclusões da revisão Cochrane de 2011.[37]

A dose ideal, o intervalo entre as injeções e o local de aplicação não estão bem estabelecidos. No caso da bexiga hiperativa idiopática, 100 e 200 unidades de onabotulinum toxina A têm a mesma eficácia, mas 100 unidades associam-se a uma menor incidência de efeitos colaterais.[40]

Os efeitos colaterais descritos são dor, infecção urinária (13 a 15%), retenção urinária (mais comum nos casos neurogênicos), hematúria, boca seca, obstipação, incontinência fecal. Raramente, podem aparecer fraqueza muscular generalizada e dificuldade respiratória. A incidência de efeitos colaterais e a duração da ação são dose-dependentes.[37-39]

Neuromodulação sacral

Consiste no implante cirúrgico de eletrodos na raiz nervosa sacral S_3 e de um gerador de impulsos elétricos que é implantado no subcutâneo.[41]

Trata-se de uma alternativa terapêutica reservada para casos graves refratários aos tratamentos convencionais. É menos invasiva do que o tratamento cirúrgico convencional e preserva a integridade anatômica do trato urinário.[34,41]

O mecanismo de ação não está completamente conhecido, mas acredita-se que os impulsos elétricos atuem tanto em fibras aferentes como em eferentes.[41]

A implantação do eletrodo é realizada em duas etapas. A primeira é a fase de teste e, já nessa fase, implanta-se o eletrodo permanente, o que contribuiu para diminuir as complicações e taxas de falso negativo de procedimento.[41]

O eletrodo é posicionado com auxílio de radioscopia. Às pacientes que apresentam resposta positiva após 1 a 4 semanas (melhora subjetiva e melhora > 50% no diário miccional), é oferecido o implante definitivo. As taxas de sucesso variam de 60 a 75%.[42]

As complicações mais comumente descritas são dor no local do implante (21 a 25%), dor no local de implantação do gerador (17%), migração do eletrodo (9 a 16%), infecção (7%), retenção urinária (2%).[42]

Tratamento cirúrgico

Opção de exceção, reservada aos casos intratáveis por outros métodos. Consiste basicamente nas ampliações vesicais e nas derivações urinárias.[43]

Seção III – Incontinência Urinária e Distúrbios da Micção

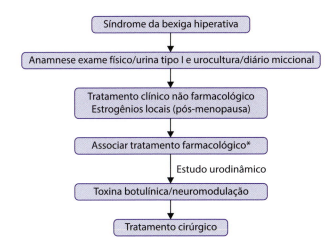

Figura 10.1. Algoritmo assistencial. *Anticolinérgicos (até dois diferentes) e/ou agonista beta-3, quando estiver disponível.

Referências Bibliográficas

1. Abrams P, Cardozo L, Fall M, et al. Standardisation of terminology of lower urinary tract function: report from the standardisation sub-committee of the International Continence Society. Am J Obstet Gynecol 2002; 187(1):116-26.
2. Sand PK, Appell RA. Disruptive effects of overactive bladder and urge urinary incontinence in younger women. Am J Med 2006; 119 (3A): 16S-23S.
3. Davila GW, Neimark M. The overactive bladder: prevalence and effects on quality of life. Clin Obstet and Gynecol 2002; 45 (01): 173-81.
4. Milsom I, Abrams P, Cardozo L, et al. How widespread are the symptoms of an overactivebladder and how are they managed? A population-based prevalence study. British Journal of Urology International 2001; 87(9):760–6.
5. Stewart WF, Corey R, Herzog AR, et al. On behalf of the NOBLE Program ResearchTeam. Prevalence of overactive bladder in women: results from the Noble Program. International Urogynecology Journal 2001; 12(3):S66.
6. The prevalence of overactive bladder in Korea. Proceedings of the International Continence Society (ICS), 31st Annual Meeting, Seoul, Korea. 2001.
7. Neves RCS. Prevalência e grau de desconforto de bexiga hiperativa numa área urbana no nordeste brasileiro. 2008. 97 f. Dissertação (Mestrado em Biotecnologia em Saúde e Medicina Investigativa) - Fundação Oswaldo Cruz (Centro de Pesquisas Gonçalo Moniz), Salvador, 2008.
8. Robinson D, Cardozo L. Overactive bladder: diagnosis and management. Maturitas 2012; 71(2):188-93.
9. Peyronnet B, Rigole H, Damphousse M, et al. Management of overactive bladder in women. Prog Urol 2015; 25(14): 877-83.
10. Rodrigues P, Hering F, Campagnari JC. Involuntary detrusor contraction is a frequent finding in patients with recurrent urinary tract infections. Urol Int. 2014; 93(1):67-73.
11. Norton P, Brubaker, L. Urinary incontinence in women. Lancet 2006; 367:57-7.
12. Abrams P, Andersson K, Brubaker L. Recommendations of the International Scientific Committee: evaluation and treatment of urinary incontinence, pelvic organ prolapsed and faecal incontinence. In: Abrams P, Cardozo L, Khoury S. Incontinence: 3rd International Consultation on Incontinence. Paris: Health Publication, 2005. P.1589-1630.
13. Cardozo L. Systematic review of overactive bladder therapy in females. Can Urol Assoc J. 2011;5(5Suppl2):S139-S142.
14. Wyman J. Bladder training for overactive bladder. In: Bo K, Berghmans B, Morkved S, Van Kampen M. In: Evidence-based physical therapy for the pelvic floor. Elsevier, 2007, pg 208-218.
15. Ouslander JG. Management of overactive bladder. N Engl J Med 2004; 350:786-99.
16. Cho SY, Lee SL, Kim IS, et al. Short-term effects of systematized behavioral modification program for nocturia: a prospective study. Neurourol Urodyn 2012; 31: 64-8.
17. Dalosso HM, McGrother CW, Matthews RJ, et al. The association of diet and other lifestyle factors with overactive bladder and stress incontinence: a longitudinal study in women. BJU, 2003; 92:69-77.
18. Cartwright R, Srikrishna S, Cardozo L, et al. Does diet coke cause overactive bladder? A 4-way crossover trial, investigating the effect of carbonated soft drinks on overactive bladder symptoms in normal volunteers [poster], 2007, Annual Meeting of the International Continence Society, Rotterdam.
19. Hannestad YS, Rortveit G, Daltveit AK, et al. Are smoking and other lifestyle factors associated with female urinary incontinence? The Norwegian EPINCONT Study. BJOG 2003; 110: 247-54.
20. Moore K, Dumoulin C, Bradley C, et al. Adult conservative management. In: Incontinence (5 ed.). Abrams P, Cardozo L, Khoury S, Wein A (eds). Health Publication Ltd, Paris, France, 1101-1228 (2013).
21. Wallace SA, Roe B, Williams K, et al. Bladder training for urinary incontinence in adults. Cochrane Database of Systematic Reviews 2004, Issue 1. Art. No.: CD001308. DOI: 10.1002/14651858.CD001308.pub2.
22. Payne CK. Behavioral therapy for overactive bladder. Urology. 2000; 55(5A Suppl):3-6.
23. Mouritsen L, Schiotz HA. Pro et contra pelvic floor exercises for female stress urinary incontinence. Acta Obstet Gynecol Scand, 2000; 79:1043-5.
24. Hay-Smith EJ, Bo K, Berghmans LC, et al. Pelvic floor muscle training for urinary incontinence in women. [Cochrane Review]. In: Cochrane Library, Issue 1. Chichester, England: John Wiley & Sons, 2003.
25. Fall M. Does electrostimulation cure urinary incontinence? J Urol 1984; 131:664-7.
26. Bourcier AP, Juras JC. Nonsurgical therapy for stress incontinence. Urol Clin North Am 1995; 22(3): 613-27.
27. Berghmans B, van Waalwijkvan Doorn E, Nieman F, et al. Conservative treatment of urge urinary incontinence in women: a systematic review of randomized clinical trials. BJU Int 2000; 85: 793-8.
28. Gaziev G, Topazio L, Iacovelli V, et al. Tibial Nerve Stimulation (PTNS) efficacy in the treatment of lower urinary tract dysfunctions: a systematic review. BMC Urol. 2013 Nov 25; 13:61. doi: 10.1186/1471-2490-13-61.
29. Reynolds WS, McPheeters M, Blume J, et al. Comparative effectiveness of anticholinergic therapy for overactive bladder in women: a systematic review and meta-analysis. Obstet Gynecol. 2015; 125(6): 1423-32.
30. Nabi G, Cody JD, Ellis G, et al. J. Anticholinergic drugs versus placebo for overactive bladder syndrome in adults. Cochrane Database Syst Rev. 2006 Oct 18; (4):CD003781.
31. Gray SL, Anderson ML, Dublin S, et al. Cumulative use of strong anticholinergics and incident dementia: a prospective cohort study. JAMA Intern Med. 2015; 175(3): 401-7.
32. Cody JD, Jacobs ML, Richardson K, et al. A. Oestrogen therapy for urinary incontinence in post-menopausal women. Cochrane Database of Systematic Reviews 2012, Issue 10. Art. No: CD001405.
33. Khullar V, Amarenco G, Angulo JC, et al. Efficacy and tolerability of mirabegron, a β3 adrenoceptor agonist, in patients with overactive bladder: results from a randomised European–Australian Phase III trial. Eur. Urol 2013; 63: 283–295.
34. Robinson D, Cardozo L. Urinary incontinence in the young woman: treatment plans and options available. Women's Health 2014; 10(2): 201–17.

35. Andersson K-E, Chapple CR, Cardozo L, et al. Pharmacological treatment of overactive bladder: report from the International Consultation on Incontinence Current Opinion in Urology. 2009, 19: 380-94.

36. Tincello DG, Rashid T, Revicky V. Emerging treatments for overactive bladder: clinical potential of botulinum toxins. Res Rep Urol. 2014; 6: 51-7.

37. Duthie JB, Vincent M, Herbison GP, et al. Botulinum toxin injections for adults with overactive bladder syndrome. Cochrane Database of Systematic Reviews 2011, Issue 12. Art. No.: CD005493. DOI: 10.1002/14651858.CD005493.pub3.

38. Kennelly M, Dmochowski R, Ethans K, et al. Long-term efficacy and safety of onabotulinumtoxin A in patients with urinary incontinence due to neurogenic detrusor overactivity: an interim analysis. Urology. 2013; 81(3): 491–7.

39. Gousse AE, Kanagarajah P, Ayyathurai R, et al. Repeat intradetrusor injections of onabotulinum toxin a for a refractory idiopathic overactive bladder patients: a single-center experience. Female Pelvic Med Reconstr Surg. 2011; 17(5): 253–7.

40. Cohen BL, Barboglio P, Rodriguez D, et al. Preliminary results of a dose-finding study for botulinum toxin-A in patients with idiopathic overactive bladder: 100 versus 150 units. Neurourol Urodyn. 2009; 28(3): 205-8.

41. Leng WW, Chancellor MB. How sacral nerve stimulation neuromodulation works. Urol. Clin. North Am 2005; 32, 11-18.

42. Laviana A, Jellison F, Kim JH. Sacral neuromodulation for refractory overactive bladder, interstitial cystitis, and painful bladder syndrome. Neurosurg Clin N Am. 2014; 25(1): 33-46.

43. Sajadi KP, Goldman HB. Bladder augmentation and urinary diversion for neurogenic LUTS: current indications. Curr Urol Rep 2012; 13: 389-93.

Incontinência Urinária Mista

Rodrigo de Aquino Castro
Raquel Martins Arruda
Rodrigo Cerqueira de Souza

Introdução e Importância

A Sociedade Internacional de Continência define a incontinência urinária mista quando existe a queixa de perda involuntária de urina aos esforços e também associada à urgência miccional.[1] Entretanto, esse conceito (assim como outros), não classifica os subgrupos da afecção: qual o sintoma predominante e com maior prejuízo à qualidade de vida da paciente.

Vale ressaltar que não existe uma definição única, clara e universalmente aceita de incontinência urinária mista. Tentativas de se definir a afecção de forma objetiva, clinicamente significante e reprodutível, não tiveram sucesso.[2]

De acordo com dados do programa NOBLE (National Overactive Bladder Evaluation), cerca de 5,2 milhões de adultos com mais de 18 anos têm sintomas de incontinência urinária mista nos Estados Unidos.[3] Entre as mulheres incontinentes, estima-se a prevalência dos sintomas mistos de 30 a 50%.[4] A prevalência aumenta com o avançar da idade.[5]

Estudos epidemiológicos concluíram que as pacientes com incontinência urinária mista têm maior comprometimento na qualidade de vida em comparação com as pacientes que apresentam queixa exclusiva de perda de urina aos esforços.[6]

Minassian e colaboradores[5] observaram prevalência de 14,5% de sintomas mistos em mulheres incontinentes. Destas, 57% referiram sintomas severos, comparando-se com 36% de sintomas severos referidos por mulheres com incontinência urinária de esforço e 37% entre as que referiram apenas urgeincontinência.

É importante ressaltar que a incidência e a prevalência variam de acordo com a população estudada e com os critérios utilizados em sua definição. Em estudo de 2009, Brubaker e colaboradores[7] observaram prevalência de incontinência urinária mista variando de 50 a 93% quando considerados critérios subjetivos de avaliação. Tal prevalência, entretanto, foi de 8% quando se considerou a avaliação objetiva, pelo estudo urodinâmico.

Diagnóstico Clínico

Inicia-se pela anamnese. Pacientes com queixas mistas referem tanto a perda de urina relacionada aos esforços como a urgeincontinência.[1]

Durante a anamnese deve-se tentar estabelecer qual o sintoma predominante e que causa maior comprometimento à qualidade de vida da paciente. Nesse sentido, os questionários de qualidade de vida fornecem uma ajuda valiosa. Tais ferramentas constituem-se no método de escolha para avaliar presença, severidade e impacto dos sintomas, visto que a anamnese, além da baixa acurácia, não é reprodutível. Além disso, a identificação e caracterização de fatores relacionados à qualidade de vida em pacientes com diversos sintomas do trato urinário baixo podem auxiliar no desenvolvimento de medidas preventivas, diagnósticas e terapêuticas.[8]

Algumas considerações adicionais a respeito da anamnese devem ser lembradas: o componente de esforço pode ser referido como queixa pela paciente ou pode ser evidenciado apenas durante o exame físico, particularmente quando existem prolapsos genitais acentuados; a urgeincontinência, bem como o aumento da frequência urinária são, em algumas situações, consequências da incontinência urinária de esforço. Assim, os sintomas irritativos podem estar superestimados em pacientes com queixa de perda involuntária de urina.[9]

O exame físico deve ser realizado, preferencialmente, com a bexiga confortavelmente cheia. Se houver perda de urina, caracterizá-la como uretral ou extrauretal, sincrônica e/ou assincrônica aos esforços, se em gotas ou em jato. Sinais de dermatite amoniacal sugerem incontinência severa e os prolapsos genitais podem contribuir para os sintomas irritativos. Avaliar ainda a força de contração da musculatura do assoalho pélvico e o tônus dessa musculatura, bem como sinais de hipoestrogenismo e a mobilidade uretral.[8,10]

O diário miccional é auxiliar importante no diagnóstico, além de ser útil para avaliar os efeitos do tratamento. Possibilita identificar o tipo e a quantidade de líquido ingerido, o volume urinado, a intensidade dos sintomas de urgência e das perdas urinárias, bem como as situações em que tais perdas ocorreram. Em termos práticos, o diário miccional de 3 dias é suficiente.[11]

Investigação Complementar e Funcional

Os exames de urina tipo I e a urocultura devem ser solicitados para descartar infecções urinárias como causa dos sintomas urinários. A avaliação do resíduo pós-miccional (utilizando-se preferencialmente a ultrassonografia) também faz parte da propedêutica básica da incontinência urinária.[8] O resíduo pós-miccional pode estar aumentado nas obstruções infravesicais e nos casos de hipocontratilidade do detrusor.

A citologia urinária e a uretrocistoscopia não são indicados de rotina. Tais exames devem ser solicitados quando houver suspeita de outras afecções, tais como cálculos, pólipos, fístulas ou tumores.[12]

As recentes diretrizes da AUA/SUFU (American Urological Association/Society of Urodynamics, FemalePelvic Medicine & Urogenital Reconstruction) ressaltam que o estudo urodinâmico pode ser utilizado para auxiliar no diagnóstico da incontinência urinária mista (IUM), mas não é absolutamente necessário, uma vez que o diagnóstico é essencialmente clínico.[13]

O diagnóstico urodinâmico de IUM é estabelecido quando há coexistência de perda de urina aos esforços e presença de hiperatividade do detrusor. De acordo com a literatura, tanto a hiperatividade com perda de urina como aquela sem perda de urina durante a cistometria estão incluídas no diagnóstico urodinâmico.[14]

De modo geral, a sensibilidade e a especificidade do estudo urodinâmico na detecção da incontinência urinária mista é de 68 e 79%, respectivamente. Por sua vez, a sensibilidade da urgeincontinência em predizer a ocorrência de hiperatividade do detrusor na cistometria convencional é em torno de 8%. O estudo urodinâmico ambulatorial aumenta consideravelmente a detecção das contrações involuntárias do detrusor.[15]

Tratamento

A IUM é uma afecção complexa de difícil tratamento. A identificação do sintoma predominante e que mais afeta a qualidade de vida da paciente auxilia na escolha do tratamento mais apropriado. De maneira geral, trata-se inicialmente o principal componente da incontinência para posterior reavaliação e decisão da necessidade ou não de tratamento complementar.[16] Tem sido tradicionalmente aceito que a incontinência urinária mista responde de forma menos favorável a uma única intervenção quando comparada a qualquer outra incontinência isolada.[17]

A 1ª linha é o tratamento clínico não farmacológico. Este, por sua vez, inclui orientações gerais, micção programada, treinamento vesical, controle do peso e diferentes técnicas de fisioterapia.[12]

Segundo dados da literatura, o treinamento da musculatura do assoalho pélvico apresenta grau de recomendação A no tratamento de mulheres com incontinência urinária mista, com taxas de cura/melhora variando de 56 a 70%.[18] De acordo com a Revisão Cochrane de 2010, o treinamento da musculatura do assoalho pélvico deve ser incluído na 1ª linha de tratamento dos diferentes tipos de incontinência urinária feminina.[19]

Com relação ao tratamento farmacológico, as evidências suportam o uso dos anticolinérgicos em pacientes com incontinência urinária mista (tais medicamentos podem ser vistos com detalhes na seção sobre bexiga hiperativa).

Kreder e colaboradores[20] compararam a eficácia da tolterodina em 239 pacientes com incontinência urinária mista e em 755 pacientes com bexiga hiperativa. Não houve diferença entre os grupos em relação à taxa de sucesso.

Em estudo prospectivo, randomizado, placebo controlado, que incluiu 854 mulheres com incontinência urinária mista, os autores referiram diminuição significativa do número de episódios de perda urinária no grupo tolterodina em relação ao grupo placebo após 8 semanas de tratamento. Os autores concluíram que a presença de incontinência urinária de esforço não interferiu na taxa de sucesso do anticolinérgico em reduzir os episódios de urgeincontinência em mulheres com queixas mistas.[21]

Sabe-se que a serotonina aumenta a atividade do esfíncter uretral, bem como inibe impulsos aferentes provenientes da bexiga e diminui a atividade parassimpática pré-ganglionar.[15]

Assim sendo, o oxalato de duloxetina, um inibidor da recaptação de serotonina e de noradrenalina pode ser indicado no tratamento farmacológico de pacientes com incontinência urinária mista, especialmente naquelas com predomínio das queixas relacionadas aos esforços.[22]

Estudos clínicos demonstraram que a duloxetina, em doses variando de 20 mg/dia a 80 mg/dia, reduz de forma significativa o número de episódios de perda de urina aos esforços e a frequência miccional, na comparação com o grupo placebo. A taxa de abandono do tratamento devido a efeitos colaterais varia de 9% (20 mg/dia) a 24% (80 mg/dia). O principal efeito colateral é a náusea, seguido de fadiga.[22,23]

O papel dos estrogênios permanece controverso. Revisão Cochrane de 2012 concluiu que os estrogênios via vaginal melhoram de forma significativa os diferentes tipos de incontinência urinária feminina, bem como a frequência e a urgência miccional.[24] Outros estudos, entretanto, concluíram que os estrogênios não têm indicação no tratamento da incontinência urinária.[25]

A bexiga hiperativa e a hiperatividade do detrusor não contraindicam a cirurgia e o tratamento cirúrgico deve ser considerado em alguns casos. Em revisão sistemática e metanálise que avaliou a eficácia dos *slings* de uretra média em pacientes com incontinência urinária mista, os autores referiram cura dos sintomas irritativos variando de 30 a 85% com seguimento médio de 34,9 meses.[26]

De acordo com a literatura, a taxa de cura dos *slings* de uretra média é em torno de 52% em pacientes com predomínio das queixas de bexiga hiperativa; 60%, quando não há predomínio de nenhum dos tipos de sintomas; e de aproximadamente 80% nas pacientes com queixa principal de perda de urina aos esforços, com até 38 meses de seguimento.[27,28]

64   Seção III – Incontinência Urinária e Distúrbios da Micção

Em estudo que acompanhou as pacientes por um período de 8 anos após TVT (Gynacare), os autores referiram taxa de cura de 85% nas pacientes com queixa exclusiva de incontinência urinária de esforço. Por sua vez, a taxa de cura das pacientes com incontinência urinária mista foi de aproximadamente 30% após 4 a 8 anos de pós-operatório. O declínio na taxa de cura foi atribuído ao reaparecimento das queixas irritativas.[29]

Diferentes estudos tentaram estabelecer parâmetros clínicos e/ou urodinâmicos que possam estar diretamente relacionados à maior ou menor chance de sucesso após tratamento cirúrgico em mulheres com incontinência urinária mista. Entretanto, vale ressaltar que não existem critérios definidos e bem estabelecidos a esse respeito.

Para alguns autores, a presença da hiperatividade do detrusor na cistometria associa-se a maior risco para a persistência dos sintomas de bexiga hiperativa após os *slings*.[30,31] Para Lee e colaboradores,[31] além da presença das contrações involuntárias no estudo urodinâmico, os *slings* retropúbicos também se associam à maior persistência dos sintomas irritativos em relação à via transobturadora.

Pacientes cuja queixa de perda de urina aos esforços antecedeu o aparecimento das queixas irritativas parecem ter melhor resposta ao tratamento cirúrgico. Além disso, grande parte dos autores concorda que contrações involuntárias com pressões > 25 cm H_2O associam-se a menores taxas de sucesso no tratamento cirúrgico. Schrepferman e colaboradores[32] relataram cura completa dos sintomas mistos em 91% de pacientes que apresentavam contrações involuntárias com baixas pressões e de apenas 28% naquelas com contrações involuntárias de alta amplitude na cistometria.

Conclui-se, portanto, que o tratamento da IUM continua a ser um desafio. Muitas pacientes requerem múltiplos tratamentos e é extremamente importante que elas sejam orientadas adequadamente a respeito da afecção.

O Algorítmo ilustrado na Figura 11.1 sentetiza o tratamento da incontinência urinária mista.

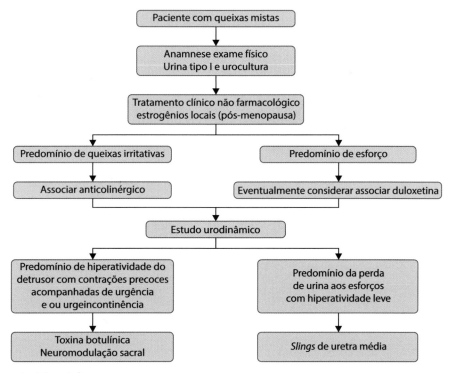

Figura 11.1. Algoritmo Assistencial

Referências Bibliográficas

1. Abrams P, Cardozo L, Fall M, Griffiths D, Rosier P, Ulmsten U, van Kerrebroeck P, Victor A, Wein A. The standardisation of terminology of lower urinary tract function: report from the standardisation sub-committee of the International Continence Society. Neurourol Urodyn. 2002; 21:167-78.
2. Brubaker L, Lukacz ES, Burgio K, Zimmern P, Norton P, Leng W, Johnson H, Kraus S, Stoddard A. Mixed incontinence: comparing definitions in non-surgical patients. Neurourol Urodyn.2011; 30(1):47-51.
3. Teh-Wei Hu, Wagner TH, Bentkover JD, Leblanc K, Zhou SZ, Hunt T. Costs of urinary incontinence and overactive bladder in the United States: a comparative study. Urology. 2004; 63(3): 461-5.
4. Milsom I, Abrams P, Cardozo L, Roberts RG, Thüroff J,Wein AJ. How widespread are the symptoms of an overactive bladder and how are they managed? A population-based prevalence study. BJU Int.2001; 87(9): 760-6.
5. Minassian VA, Stewart WF, Wood GC. Urinary incontinence in women: variation in prevalence estimates and risk factors. Obstet Gynecol. 2008; 111(2 Pt 1):324-31.
6. Coyne KS, Zhou Z, Thompson C, Versi E. The impact on health-related quality of life of stress, urge and mixed urinary incontinence. BJU Int 2003; 92: 731-5.
7. Brubaker L, Stoddard A, Richter H, Zimmern P, Moalli P, Kraus SR, Norton P, Lukacz E, Sirls L, Johnson H. Mixed incontinence: comparing definitions in women having stress incontinence surgery. Neurourol Urodyn. 2009; 28(4): 268-73.

8. Bandukwala NQ, Gousse AE. Mixed urinary incontinence: what first? CurrUrol Rep. 2015; 16(3):9 doi: 10.1007/s11934-015-0483-0. Review.

9. Chou EC, Blaivas JG, Chou LW, et al. Uridynamic characteristics of mixed urinary incontinence and idiopathic urge urinary incontinence. Neurourol Urodyn 2008; 27: 376-8.

10. Demaagd GA, Davenport TC. Management of Urinary Incontinence. P T. 2012 Jun; 37(6):345-361H.

11. Norton P, Brubaker, L. Urinary incontinence in women. Lancet 2006; 367:57-67.

12. Bettez M, Tu LM, Carlson K, et al. 2012 Update: Guidelines for Adult Urinary Incontinence Collaborative Consensus Document for the Canadian Urological Association. Can Urol Assoc J 2012; 6(5): 354-63.

13. Gormley EA, Lightner DJ, Burgio KL, Chai TC, Clemens JQ, Culkin DJ, Das AK, Foster Jr HE, Scarpero HM, Tessier CD, Vasavada SP. Diagnosis and treatment of overactive bladder (Non-Neurogenic) in adults: AUA/SUFU guideline amendment. J Urol. 2015; 193(5):1572-80.

14. Hashim H, Abrams P. Pharmacological management of women with mixed urinary incontinence. Drugs. 2006; 66(5): 591-606.

15. Khullar V, Cardozo L, Dmochowski RR. Neurourol urodyn. 2010; 29(4):618-22. Mixed incontinence: current evidence and future perspectives.

16. Brucker BM. Expectations of stress urinary incontinence surgery in patients with mixed urinary incontinence. Rev Urol. 2015; 17(1): 14-9.

17. Dmochowski RR, Staskin D. Mixed incontinence: definitions, outcomes, and interventions. CurrOpin Urol. 2005; 15: 374–79.

18. International Conference on Incontinence, Paris-2008.

19. Dumoulin C, Hay-Smith J. Pelvic floor muscle training versus no treatment, or inactive control treatments, for urinary incontinence in women. Cochrane Database Syst Rev. 2010 Jan 20;(1):CD005654.

20. Kreder KJ Jr, Brubaker L, Mainprize T. Tolterodine is equally effective in patients with mixed incontinence and those with urge incontinence alone. BJU Int. 2003; 92(4): 418-21.

21. Khullar V, Hill S, Laval KU, et al. Treatment of urge-predominant mixed urinary incontinence with tolterodine extended release: a randomized, placebo-controlled trial. Urology 2004; 64(2): 269-74.

22. Norton PA, Zinner NR, Yalcin I, et al. Duloxetine versus placebo in the treatment of stress urinary incontinence. Am J Obstet Gynecol.2002;187(1): 40-8.

23. Dmochowski RR, Miklos JR, Norton PA, et al. Duloxetine versus placebo for the treatment of North American women with stress urinary incontinence. J Urol 2003; 170(4 Pt 1):1259-63.

24. Cody JD, Jacobs ML, Richardson K, et al. Oestrogen therapy for urinary incontinence in post-menopausal women. Cochrane Database Syst Rev. 2012 Oct 17; 10:CD001405.

25. Hextall A. Oestrogens and lower urinary tract function. Maturitas 2000; 36: 83-92.

26. Jain P, Jirschele K, Botros SM, et al. Effectiveness of midurethral slings in mixed urinary incontinence: a systematic review and meta-analysis. Int Urogynecol J. 2011; 22(8):923-32.

27. Kulseng-Hanssen S, Husby H, Schiøtz HA. Follow-up of TVT operations in 1,113 women with mixed urinary incontinence at 7 and 38 months. Int Urogynecol J Pelvic Floor Dysfunct. 2008; 19(3):391-6.

28. Kulseng-Hanssen S, Husby H, Schiotz HA. The tension free vaginal tape operation for women with mixed incontinence: do preoperative variables predict the outcome? Neurourol Urodyn. 2007; 26(1):115-21.

29. Holmgren C, Nilsson S, Lanner L, et al. Long-term results with tension-free vaginal tape on mixed and stress urinary incontinence. Obstet Gynecol. 2005;106(1):38-43.

30. Paick JS, Oh SJ, Kim SW, et al. Tension-free vaginal tape, suprapubic arc sling, and transobturator tape in the treatment of mixed urinary incontinence in women. Int Urogynecol J Pelvic Floor Dysfunct.2008;19(1):123-9.

31. Lee JK,Dwyer PL, Rosamilia A, et al. Persistence of urgency and urge urinary incontinence in women with mixed urinary symptoms after midurethral slings: a multivariate analysis. BJOG. 2011; 118(7): 798-805.

32. Schrepferman CG, Griebling TL, Nygaard IE, et al. Resolution of urge symptoms following sling urethropexy. J Urol 2000; 164: 1628-31.

12 Investigação e Tratamento da Incontinência Urinária após Prostatectomia

Edson Gurfinkel

Introdução

A incontinência urinária é uma das complicações mais significantes após a prostatectomia radical e, dependendo da definição utilizada, pode atingir de 2 a 57% dos casos.[1-3] Entre 6 e 9% dos pacientes são submetidos a tratamento cirúrgico para corrigir a incontinência pós-prostatectomia radical.[20] O refinamento da técnica cirúrgica leva à redução da incidência da incontinência pós-prostatectomia, porém a prevalência da doença aumenta o número de prostatectomias realizadas em todo o mundo.

Etiologia e Fatores de Risco

A incontinência pode estar presente antes da cirurgia em até 21% dos casos,[4] mais em razão da urgeincontinência do que de uma incontinência de esforço. Esses casos são fatores de risco que predispõem os pacientes ao desenvolvimento de incontinência após a cirurgia para o câncer de próstata. Como exemplos, citamos a hiperatividade neurogênica do detrusor na doença de Parkinson ou nas lesões da medula espinal.

A causa mais comum para a incontinência pós-prostatectomia radical é a lesão do esfíncter uretral distal por lesão direta ou por lesão dos nervos que inervam essas estruturas.[5] Em 26 a 46% dos pacientes submetidos à cirurgia, podemos evidenciar algumas disfunções da bexiga, porém raramente são causas isoladas da incontinência.[6]

Outros fatores de risco que predispõem os pacientes a desenvolver incontinência após a prostatectomia radical, são: idade avançada;[7] índice da massa corpórea acima de $30 kg/m^2$;[8] e pacientes submetidos previamente à radioterapia ou crioterapia e que serão submetidos à prostatectomia radical de salvamento.[9]

Além das causas citadas, a anatomia do paciente também pode influenciar o desenvolvimento de incontinência prostatectomia: uma próstata volumosa;[10] o comprimento anatômico e funcional da uretra membranosa (baseado na medida pela ressonância nuclear magnética [RNM] e no estudo urodinâmico).[11,12]

Por fim, a técnica intraoperatória pode ter um papel importante na prevenção da incontinência urinária pós prostatectomia radical. As técnicas de preservação do feixe neurovascular podem preservar a continência[13] bem como a experiência do cirurgião.[14] Com relação às vias de acesso, vários estudos não demonstraram diferenças importantes quanto à incontinência urinária quando são comparadas às abordagens retropúbica, laparoscópica ou robótica.[15,16]

Fisiopatologia

O desenvolvimento da incontinência urinária após a prostatectomia pode ter várias etiologias: hiper ou hipoatividade do detrusor; diminuição da complacência vesical; deficiência intrínseca do esfíncter externo; e obstrução do colo vesical (estenose da anastomose).[17]

Na maioria dos casos, a incontinência é o resultado de lesão intraoperatória dos componentes do esfíncter intrínseco.[18] Também é frequente a denervação vesical durante a prostatectomia e pode ser uma causa da incontinência pós-operatória, resultando em uma contratilidade deficiente do detrusor e baixa complacência vesical.[19]

Avaliação do Paciente com Incontinência Pós-prostatectomia

História

A história deve incluir início do quadro, duração, tipo de incontinência, a intensidade, período do dia, bem como fatores que precipitam o evento (esforço ou urgência).

É importante avaliar o quanto a incontinência atrapalha a rotina do paciente e o quanto ele está incomodado com essa situação, para justificar ou não qualquer abordagem médica.

Informações como o tipo de procedimento realizado (cirurgia com preservação dos nervos ou não), tratamento com radioterapia (adjuvante ou neoadjuvante) são importantes.

Para evidenciar e quantificar a intensidade da incontinência pode-se utilizar a contagem de *pads* ou pesar os mesmos (*pad* teste). Apesar de o teste de 24 horas ser o mais confiável, na prática utiliza-se o teste de uma hora (0-1g: normal/seco; 2-50 g: incontinência média; maior que 50 g: incontinência importante).[21]

Diários miccionais podem informar sobre o padrão de ingestão de líquidos, da micção (número, horários), presença de urgência, de perdas involuntárias e noção da capacidade funcional da bexiga. Não existe consenso quanto ao número de dias necessários para coletar informações confiáveis.[20]

Com relação aos questionários, existem muitos que auxiliam na avaliação da incontinência urinária e podem ser utilizados, mas nenhum é específico para a incontinência urinária pós-prostatectomia.

Exame físico

Deve incluir uma avaliação neurológica mínima incluindo os segmentos medulares de S2-S4, tônus do esfíncter anal, sensação perineal e reflexo bulbocavernoso. O exame genital pode evidenciar uma estenose do meato uretral ou fimose. O exame abdominal pode revelar uma bexiga distendida, o que pode levar à incontinência urinária por transbordamento. Com a bexiga cheia e o paciente em pé, pode-se aumentar a pressão abdominal pela manobra de valsava e de tosse, verificando a existência de perda urinária.

É importante avaliar a existência de resíduo pós-miccional – isso pode ser feito por meio de cateterismo com sonda uretral de alívio ou por meio de ultrassonografia (p. ex.: *bladder scanner*)

Exame urodinâmico

O exame urodinâmico pode ajudar a diferenciar as várias causas de incontinência urinária pós-prostatectomia. Pode evidenciar hiperatividade do detrusor, baixa complacência vesical, alteração da sensibilidade da bexiga e presença de obstrução infravesical. O 4º Fórum Internacional do Comitê de Incontinência do Tratamento Cirúrgico da Incontinência Urinária recomenda exame urodinâmico antes de qualquer tratamento invasivo para tentar caracterizar a fisiopatologia.[21] A videourodinâmica pode evidenciar a existência de refluxo vesicoureteral e avaliar o colo vesical e a uretra. Mesmo assim, existem autores que questionam a indicação do exame em pacientes incontinentes e que implantarão o esfíncter urinário artificial, uma vez que a hiperatividade do detrusor, sensibilidade vesical aumentada, baixa complacência vesical e baixa capacidade vesical não pioram os resultados cirúrgicos em relação ao grupo controle.[22] Mas, se a opção de tratamento for a utilização de *sling*, o estudo urodinâmico prévio é importante, pois pacientes com micção com padrão obstrutivo ou que apresentam hipocontratilidade do detrusor podem piorar de seus quadros e deve-se adotar outra estratégia de tratamento. Pelo fato de existir evidências de recuperação da continência urinária até 12 a 24 meses após a prostatectomia radical,[23] recomenda-se aguardar, pelo menos, 12 meses antes de realizar o exame.

Cistoscopia

Nos casos com sintomas obstrutivos, disúria, infecção urinária recorrente ou hematúria, deve-se realizar a uretrocistoscopia antes de qualquer outra intervenção cirúrgica para afastar a possibilidade de estenose de uretra, estenose de anastomose, além de anormalidades vesicais como divertículo, cálculos urinários etc.

A Tabela 12.1 sistematiza os passos para a avalição do homem com incontinência urinária.

Tabela 12.1. Avaliação do homem com incontinência urinária

História
Exame físico
Laboratório (urina I, cultura e antibiograma de urina)
Resíduo pós-miccional (sonda vesical ou ultrassonografia)
Diário miccional
Pad teste
Uretrocistoscopia
Exame urodinâmico

Tratamento

Medidas conservadoras

Durante os primeiros 12 meses, antes de instituir medidas cirúrgicas para tratar a incontinência urinária pós-prostatectomia, é válido indicar condutas clínicas como fisioterapia do assoalho pélvico, orientações comportamentais e treinamento vesical,[24] mesmo com o fato de as evidências para a indicação de tratamento clínico conservador nessa situação serem mais fracas quando comparada com mulheres com incontinência de esforço.

Fisioterapia do assoalho pélvico

Consiste em exercícios repetitivos de contração e relaxamento voluntário dos músculos elevadores do ânus/esfíncter uretral, realizados várias vezes ao dia, por um período de alguns meses. Trabalhos evidenciam que existe uma recuperação mais rápida naquele grupo de pacientes que realizam os exercícios de Kegel de maneira consistente (com 3 meses de fisioterapia, 88% dos pacientes estavam continentes) em relação ao grupo de pacientes que não o fazem (com 3 meses, apenas 56% estavam continentes). Porém, ao final de 12 meses, a diferença entre os grupos deixou de ser mais significante.[25]

68 Seção III – Incontinência Urinária e Distúrbios da Micção

Orientação comportamental

Estratégias como limitar a ingestão de líquidos, evitar irritantes de bexiga como cafeína, álcool e condimentos e urinar com intervalos curtos é benéfica e colabora na redução da incontinência. Além disso, esse benefício pode se estender para além de 1 ano após a cirurgia.[26]

Treinamento vesical, com micção em horários específicos, pode ser benéfico.

Medicamentos

Pacientes com sintomas de urgeincontinência ou de urgência de novo e naqueles com exames de urodinâmica pré-operatória evidenciando hiperatividade do detrusor podem se beneficiar de medicamentos anticolinérgicos. Além disso, se houver a suspeita de obstrução leve infravesical, pode-se ainda associar antagonista do alfarreceptor.[27]

A duloxetina, um inibidor seletivo da captação serotonina-norepinefrina, utilizada na Europa para incontinência urinária de esforço, pode ajudar a diminuir os episódios de incontinência nos casos leves e moderados, melhorando a qualidade de vida dos pacientes.[28]

Recursos mecânicos externos

Clamp peniano, condom com sistema coletor ou *pads* (forros) são recursos que podem ser utilizados nos casos de incontinência leve ou mesmo nos casos mais severos, de maneira temporária, enquanto aguarda-se a conduta definitiva. Podem ser indicados, também, nos casos em que a cirurgia é contraindicada (p. ex.: paciente com alta taxa de morbidades).

O *clamp* peniano (o mais efetivo é o clamp de Cunningham), mesmo com ajuste confortável, leva à isquemia local, podendo causar dor, edema e lesão uretral. Quando utilizado, o *clamp* não deve permanecer fechado por mais de 4 horas ininterruptas.[29]

Sistemas para absorção urinária como *pads*, fraldas e calças com forros são bem aceitos pelos pacientes, apesar de não serem perfeitos, pois permitem escapes e isso é um fator crítico para os pacientes.[30] Dos recursos existentes, o *pad* é o que mais se aproxima do ideal.[30]

Os cateteres uretrais de demora podem causar obstrução, formação de cálculos e infecções do trato urinário.

O condom com drenagem pode ser uma boa opção, pois é menos doloroso, menos restritivo e tem maior aceitação por parte do paciente.[31]

Todas essas estratégias são medidas que podem integrar socialmente o paciente enquanto aguarda-se um diagnóstico ou o planejamento de um procedimento curativo.

Medidas Cirúrgicas

Quando o tratamento clínico da incontinência urinária falha em permitir aos pacientes uma qualidade de vida satisfatória, estes devem ser submetidos a tratamentos mais intervencionistas, desde que suas condições clínicas o permitam.

Em geral, aguarda-se pelo menos 1 ano após a prostatectomia para estas indicações. Entre as várias estratégias existentes, citamos as mais utilizadas.

Esfíncter urinário artificial

É considerado o tratamento padrão-ouro para correção da incontinência urinária pós-prostatectomia radical. Suas vantagens são a durabilidade e a efetividade, mesmo nos casos de incontinência severa. O esfíncter artificial é um sistema composto por um *cuff* com cobertura de antibiótico e disponível em vários tamanhos a partir de 3,5 cm de diâmetro, o qual envolverá toda a uretra para controlar a continência, um reservatório hidráulico controlado por pressão (disponível em três tamanhos) e uma bomba que controla o sistema. Quando ativado, o *cuff* permanece inflado ocluindo a uretra. Quando a bomba de controle, posicionada dentro da bolsa testicular, é acionada manualmente, o *cuff* é desativado e o fluido é deslocado para o reservatório. Com isso, diminui-se a pressão uretral e ocorre a micção. Após 45 a 90 segundos, o *cuff* é inflado automaticamente impedindo que a urina continue a fluir pela uretra.

A avaliação do paciente com indicação para implantar o esfíncter urinário artificial deve considerar a sua capacidade para manipular a bomba que estará implantada dentro da bolsa testicular e a sua capacidade cognitiva para compreender o processo de ativar o sistema quando necessário. É muito importante que qualquer processo infeccioso seja tratado previamente. Pacientes com história prévia de estenoses de uretra ou estenose de anastomose do colo vesical devem ter estas condições resolvidas, pois, se houver a necessidade de passagens de sondas pela uretra, aumentarão os riscos de complicações. Além disso, pacientes com radioterapia pélvica prévia têm maior risco de complicações pós-operatórias.

Entre as complicações mais comuns podemos citar: infecção (1 a 3%); erosão do *cuff* (5%); retenção urinária; atrofia da uretra; e defeitos mecânicos do esfíncter.[32,34]

A via de implantação mais utilizada é a perineal, podendo também ser utilizadas as vias penoescrotal e via suprapúbica. O *cuff* é posicionado em torno da uretra bulbar, a bomba no interior da bolsa testicular e o reservatório no espaço de Retzius (extraperitonial). O reservatório, dependendo da situação, também poderá ser implantado pela via intra-abdominal. Trabalhos evidenciam que 79% dos pacientes, após longo período com o esfíncter artificial, ainda permanecem satisfeitos.[33]

Slings *masculinos*

Os *slings* masculinos são indicados para os casos de pacientes com incontinência leve a moderada. Por isso, a avaliação e seleção dos pacientes antes de escolher o tratamento é muito importante. Pacientes com avaliação de *pad* teste de 24 horas maior que 400 g (incontinência severa) têm apenas 40% de taxa de cura, além de apenas uma discreta melhora na avaliação de qualidade de vida.[35] Além disso, pacientes com radioterapia pélvica prévia não são bons candidatos para esse método, pois eleva o risco de complicações.[37] Os *slings* comprimem apenas a face ventral da uretra bulbar, permitindo uma irrigação sanguínea intacta nas faces dorsal e lateral. Ao contrário do *cuff* do esfíncter urinário artificial que envolve toda a uretra e, portanto, pode interferir com a sua irrigação venosa, predispondo à atrofia e erosão. Existem muitos tipos de *slings* disponíveis no mercado: ajustáveis (p. ex.: Argus, da Promedon), e não ajustáveis (p. ex.: InVance, com fixação óssea e o AdVance, transobturatório, ambos da AMS e o Virtue, com dois ramos transobturatório e dois ramos suprapúbico, da Coloplast). Trabalhos evidenciam que os pacientes preferem o *sling* ao esfíncter artificial,[36] por alguns motivos: não é necessário desativar nenhum mecanismo para urinar, não existe limitação de destreza manual para urinar e não compromete a associação, no futuro, caso seja necessário, do esfíncter urinário artificial.

O índice de satisfação com o *sling* AdVance, que atua elevando e reposicionando a uretra bulbar, é de 60 a 70%, com 40% dos pacientes referindo cura e 30% melhora da incontinência (Figuras 12.1 e 12.2).[38]

ProACT

Consiste em um sistema de tratamento minimamente invasivo composto de dois balões de silicone ajustáveis, posicionados na região infravesical para comprimir a uretra e dois condutos com ponta de titânio, implantados na bolsa testicular. Esses condutos permitem controlar o volume do balão, conforme necessário, evitando novo procedimento cirúrgico. Trabalho recente evidencia que 50% dos pacientes estavam secos após 58 meses de seguimento e complicações ocorreram em 20% destes, incluindo infecção, vazamento do balão, deslocamento do balão e erosão uretral.[39] A instalação do sistema é rápida (35 a 55 minutos) e ajustes, geralmente são necessários até atingir a incontinência. O sistema não impede que, caso não se atinja a continência de forma a satisfazer o paciente, possa ser usado outro método, como o esfíncter urinário artificial (Figura 12.3).[40]

Agentes de preenchimento

Nos Estados Unidos, o tratamento endoscópico utilizando agentes de preenchimento para o tratamento da incontinência urinária masculina é muito frequente. Geralmente, é reservado para casos de incontinência leve. Um aspecto negativo é que são necessárias aplicações frequentes para manter a continência.[41] A continência melhora em 50% dos pacientes, sendo que apenas 17% referem cura. Em média, cada paciente recebe até três aplicações. Um ponto a favor do método é que o paciente poderá ser submetido a outros métodos de tratamento, como o esfíncter urinário artificial, se for necessário, no futuro (Figura 12.4).[42]

Fechamento do colo vesical/uretra

Quando as estratégias descritas para o tratamento da incontinência urinária não apresentam sucesso, existe a possibilidade do fechamento do colo vesical/uretra. Trata-se de uma opção para a cistectomia com derivação urinária ileal. A abordagem pode ser realizada por via perineal ou abdominal e a drenagem da urina realizada por meio de sonda (cistotomia) ou por tubo confeccionado, cateterizável.[43] Os riscos dessa abordagem são: fístulas do colo vesical (relativamente comuns); estenose do estoma; e formação de cálculo vesical.[43]

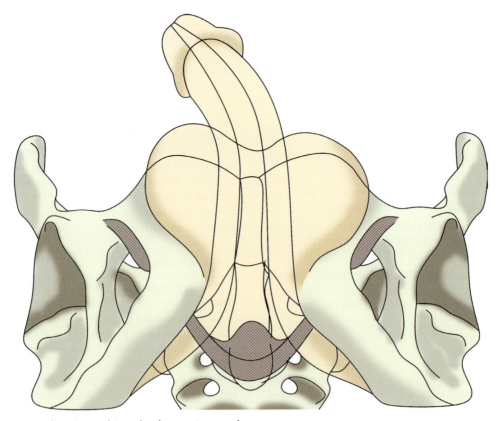

Figura 12.1. *Sling* masculino transobturador (p. ex.: Invance).

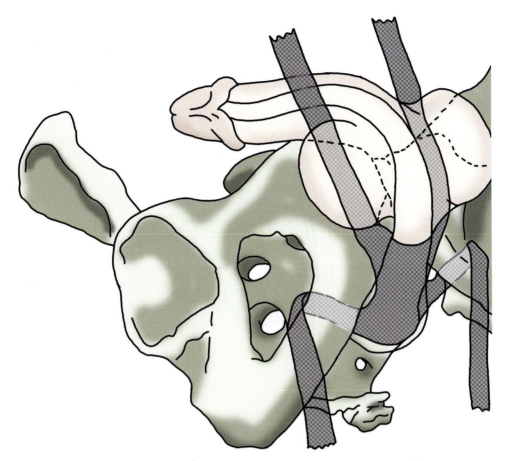

Figura 12.2. *Sling* masculino de quatro ramos (transobturatório e suprapúbica; p. ex.: Virtue).

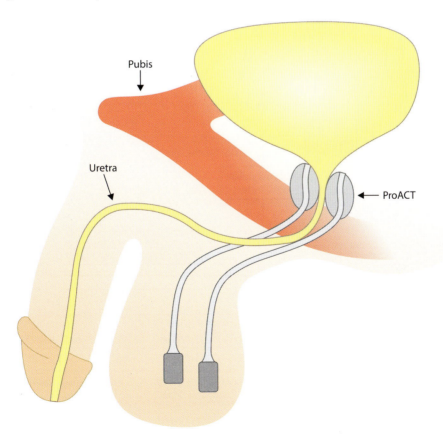

Figura 12.3. ProAct.

Cap. 12 – Investigação e Tratamento da Incontinência Urinária após Prostatectomia

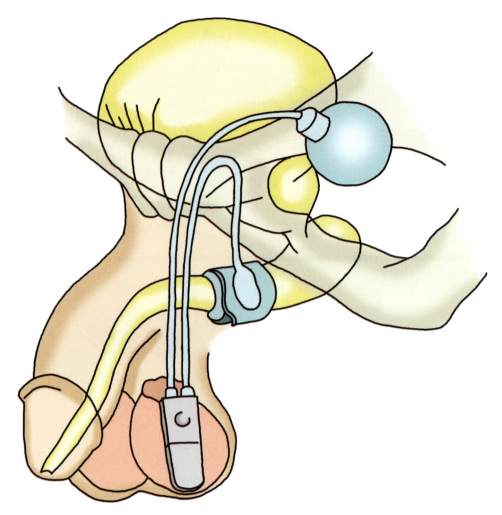

Figura 12.4. Esfíncter urinário artificial.

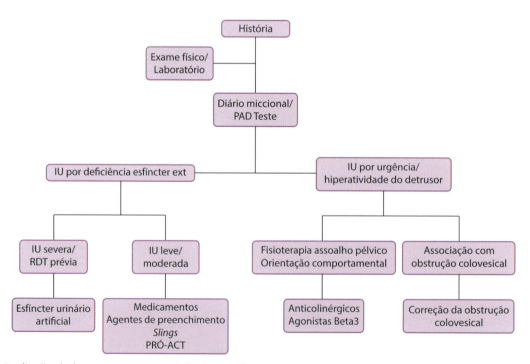

Figura 12.5. Avaliação do homem com incontinência urinária.

13
Investigação e Tratamento da Incontinência Urinária após Operações Ginecológicas

Miriam Waligora

Já esta muito estabelecida a estreita relação anatômica e funcional entre os sistemas urológico, ginecológico, digestivo e neurológico.

As intervenções pélvicas na mulher devem levar em conta os sintomas miccionais e as condições de armazenamento e eliminação da urina. Vale ainda lembrar que inúmeros estudos realizados não conseguiram estabelecer consenso em condutas importantes: correção simultânea da incontinência urinária por ocasião de cirurgia de prolapso ou histerectomia. E, da mesma forma, não há consenso sobre os protocolos de avaliação no pré-operatório da cirurgia ginecológica e nas recidivas.

A realização de estudos urodinâmicos pré-operatórios é uma das controvérsias.

A recidiva ou incontinência revelada após cirurgia ginecológica é ocorrência frustrante para médicos e pacientes e algumas recomendações são apropriadas: em primeiro lugar, manter a paciente esclarecida e informada a respeito de todas as opções e condutas a serem tomadas, uma vez que analisando-se as casuísticas das últimas décadas, verificamos que não há resultados 100%. Assim, o manuseio da incontinência urinária recidivada deve seguir avaliação cuidadosa com estudos diagnósticos apropriados, tratamento conservador se possível e cirurgia se necessário.

Em alguns casos, como é a recidiva após cirurgia tipo *sling* vaginal, a avaliação e a conduta constituem desafio técnico.[1]

Neste contexto, procuramos seguir a orientação das sociedades de especialistas, validadas em reuniões anuais.

Ao avaliar a paciente com queixa de incontinência e/ou prolapso e ou/agia pélvica, é indispensável levar em consideração os seguintes aspectos:[2]

- Fatores predisponentes para incontinência: sexo; raça, aspectos neurológicos; condições de trofismo da musculatura; fatores anatômicos; qualidade do colágeno; e fatores familiares.

Poderíamos discorrer longamente sobre cada um desses aspectos, porém o importante é que o médico esteja atento a eles. A avaliação do colágeno é relativamente subjetiva, feita por meio da comparação com outras mulheres de mesma idade e pela palpação da espessura da derme, firmeza, flacidez superficial. As condições da musculatura podem ser avaliadas pela palpação em repouso e após se pedir que a paciente contraia voluntariamente o períneo.

- Fatores promotores: obesidade; dona pulmonar; fumo; menopausa; obstipação; tipo de recreação; ocupação; uso de medicamentos; e infecções.

Aqui vale enfatizar que o sobrepeso corresponde à sobrecarga contínua sobre o períneo. Como foi exaustivamente estudado por Amarenco,[3] o períneo feminino sofre microlesões de terminações neuromusculares quando submetido à sobrecarga contínua (p. ex.: gravidez, em na situação normal, ocorre sobrepeso de 9 a 12 kg). Pois bem, uma mulher, cujo peso deveria ser em torno de 60 kg e está em 80 kg, está portando continuamente uma sobrecarga de 20 kg. E esse fator pode se prolongar por anos e anos.

Até certo ponto, pode haver compensação, enquanto haja musculatura e atividades adequadas. Mas à medida que a idade avança, com a perda de qualidade do colágeno e o hipoestrogenismo da menopausa, é comum haver descompensação. Esses fatores devem ser levados em consideração, o tipo de atividade diária da paciente e o tipo de exercício realizado também. Uroginecologistas recebem com frequência jovens maratonistas incontinentes. Nesse aspecto, a mulher integra a população de risco pelas próprias condições de seu períneo e uretra.

Logicamente, descartar infecção urinária, uretrites ou infecção pélvica aguda ou crônica e tê-las tratado previamente à avaliação da incontinência é indispensável.

A obstipação determina uma distensão crônica da ampola retal, com diminuição ou dessensibilização crônica do reflexo anal, pode repercutir sobre o comportamento vesicoesfincteriano, assim como o esforço evacuatório repetitivo. Esse aspecto, com a pesquisa ativa de lesões ocultas de esfíncter anal, tem sido alvo de estudos direcionados nos encontros de especialistas.[4]

- Fatores desencadeantes: parto; histerectomia; cirurgia vaginal; cirurgia pélvica radical; irradiação; e trauma.

Com o desenvolvimento dos estudos em neuropelveologia e a consequente atenção voltada para o cuidado na preservação das estruturas nervosas por ocasião de cirurgias pélvicas, espera-se haver maior esclarecimento a área.

É importante estar atento aos antecedentes cirúrgicos da paciente com queixa de incontinência. Lembrar que a realização de fisioterapia perineal durante a gestação e pós-parto é fator importante para regressão da incontinência que pode se iniciar na gestação.[5,6]

- Fatores que influenciam/interferem: Comportamentais; farmacológicos; uso de dispositivos; cirurgias.

Em revisão de 2.368 mulheres submetidas à cirurgia para prolapso de órgãos pélvicos, Maher concluiu que a sacrocolpopexia abdominal foi superior à vaginal em termos de resultado e complicações.[7]

Embora não disponhamos de muitos estudos validados, devemos nos basear nas evidências disponíveis para fazer uma opção pelo tipo e pela via de acesso na cirurgia pélvica.

- Fatores de descompensação: envelhecimento; demência; debilidade; doença; ambiente; medicamentos.

Todos esses fatores exercem sua ação sobre o complexo mecanismo da continência e podem fazer uma situação de compensação normal se descompensar.

É recomendação do American College of Obstetricians and Gynecologists que sejam incluídos na avaliação inicial da incontinência urinária (IU) complicada, entre as quais figuram as IU após cirurgia pélvica, estudos urodinâmicos e outros exames antes de se indicar qualquer outro tratamento.

No exame ginecológico, deve-se sempre lembrar a avaliação do *status* estrogênico e a presença de atrofia.

Testar os reflexos sacrais: bulbocavernoso; cutâneo anal de superfície.

Medida do resíduo pós-miccional com envio da urina residual para cultura.

Exame especular e pesquisa de prolapso de órgãos pélvicos: cistouretrocele; cistocele.

Prolapso vaginal apical: uterovaginal; cúpula vaginal; enterocele.

Prolapso vaginal posterior: enterocele; retocele.

Toque bimanual: confirmar prolapso com manobras. Resistência pubococcígea: Kegel.

Avaliação do prolapso: Baden Walker ou POP-Q.

E quando indicado, lançar mão dos exames hoje disponíveis para avaliação morfofuncional do assoalho pélvico.

Descreveremos, a seguir, os exames hoje disponíveis em uroginecologia, lembrando que a decisão final sobre a conduta apropriada dependerá do julgamento clínico, experiência do médico e desejo da paciente.[8]

Imagem Estática

- Ultrassonografia (USG): USG endoanal e USG do assoalho pélvico podem ser indicadas;

- Ressonância nuclear magnética (RNM) do assoalho pélvico.

Imagem Dinâmica

- Uretrocistografia miccional (enema opaco e defecograma podem ser complementares);
- RNM dinâmica;
- Ultrassonografia 4D de assoalho pélvico.

Esses métodos não estão disponíveis em todas as localidades, entretanto já têm seu uso incluído na prática clínica de muitos serviços.

Uretrocistoscopia pode ser indicada, principalmente em casos com suspeita de obstrução, infecções de repetição.

Abordagem Prática da Paciente Incontinente após Cirurgia Ginecológica

A paciente que se apresenta com queixa de incontinência urinária após cirurgia ginecológica deve seguir o seguinte roteiro de investigação:

- Esclarecer detalhes sobre a cirurgia realizada e tipo de anestesia;
- Lembrar que pode ocorrer algum retardo na recuperação de raquianestesia ou peridural;
- Realizar fluxo livre ou urofluxometria e medida do resíduo pós-miccional seja por sondagem vesical ou por ultrassonografia;
- Descartar infecção urinaria ou de sitio cirúrgico;
- Esclarecer o tipo de perda urinária: se insensível, se contínua, por urgência, aos esforços. Se dependente de decúbito, se total ou parcial. A quantidade perdida por episódio, atividades associadas à perda urinária, sensações relativas às perdas, padrão diurno de micção, queixa de noctúria ou enurese;
- Realizar teste de sensibilidade crural e dos reflexos neurológicos;
- Descartar incontinência extrauretral ou fístulas (vesicovaginal, ureterovaginal ou uretrovaginal). Para fístula alta (ureteral), estudo contrastado tipo urografia excretora. Fístulas baixas podem ser pesquisadas por meio do posicionamento de sonda de Folley vesical e repleção da bexiga com solução de azul de metileno, observando se há extravazamento vaginal seja sob visão direta ou pela colocação de compressa de gase na vagina. Uretrocistoscopia pode localizar eventual pertuito vesical;
- Descartada a fístula, a incontinência após cirurgia ginecológica é considerada incontinência complexa ou complicada e tem indicação de estudos urodinâmicos;
- Cirurgias para correção de incontinência urinária podem cursar com hiperatividade do detrusor que pode se estender por alguns meses. Esta pode ser controlada pelo uso de medicação apropriada de ação anticolinérgica vesical. Fisioterapia em suas diversas modalidades deve ser indicada;

Seção III – Incontinência Urinária e Distúrbios da Micção

- Incontinência mista consiste na combinação de sintomas de urgência e de incontinência aos esforços. O tratamento deve ser feito de acordo com o tipo de incontinência predominante;

- Retenção urinária com incontinência por transbordamento, que pode ser contínua ou por gotejamento, associada à superdistensão vesical deve receber tratamento direcionado à causa da retenção: se *sling* mediouretral, realizar liberação, uretrólise ou seu reposicionamento. Dilatação uretral criteriosa pode ser indicada em casos selecionados. Lembrar que causas comuns de incontinência por transbordamento são os prolapsos genitourinários, cirurgias prévias, e doenças do neurônio motor inferior (diabetes melito) – todas as situações com indicação de estudos urodinâmicos prévios a qualquer conduta;

- Incontinência urinária de esforço pode se revelar após correção de prolapso, pela modificação da relação vesicouretral. Lembrar que o prolapso pode mascarar incompetência de colo vesical pelo efeito compressivo da bexiga prolapsada sobre a uretra. Nesses casos, quando se indica urodinâmica pré-operatória, deve ser realizada a pesquisa de perdas de tosse com a redução manual do prolapso;[12]

- Quando indicada nova cirurgia para correção de incontinência após cirurgia ginecológica, as opções de conduta devem ser discutidas abertamente com a paciente. Devem ser explicadas as causas do problema uma vez que estas estejam esclarecidas e as probabilidades de sucesso possíveis com cada conduta, seja expectante, medicamentosa, fisioterapia, ou cirúrgica. Neuromodulação pode estar indicada em casos selecionados;

- Incontinência urinária é capítulo complexo e tem causas que devem ser analisadas sob ótica multifatorial.[9-11]

Na seleção da conduta após diagnóstico adequado da incontinência, deve-se considerar:

- Paciente é saudável e deseja tratamento cirúrgico;

- Paciente aceita qualquer das técnicas disponíveis;

- Cirurgião qualificado para executar qualquer das técnicas;

- Incontinência sem prolapso > que 2º grau;

- Sem alteração do detrusor.
  - Exceções:
    - Divertículo uretral;
    - Fístula uretovaginal;
    - Estenose uretral, são possíveis indicações de *sling* autólogo.

Caso a paciente não aceite conduta cirúrgica, pode ser oferecida a opção de injetáveis periuretrais.

Referências Bibliográficas

1. Craig V. Surgery insight: management of failed sling surgery for female stress urinary incontinence. Nat Clin Pract Urol. 2006;3 (12):666-674).
2. Bump RC, et al. Risk factors for SUI. Obstet Gynecol Clin North Am 1998;25: 723-746).
3. Amarenco G, et al. Neuropathy due to stretching of the internall pudendal nerve and female urinar incontinencce J Urol. Paris. v. 98, n.4, p. 196-8, 1992.
4. Oberwalder M, et al. Meta-analysis to determine the incidence of obstetric anal sphincter damage. 2003. Br J Surg 90: 1333-1337.
5. Diwadkar GB, et el. Complicatin and reoperation rates after apical vaginal prolapse surgical repair: a systematic review. Obstet Gybecol 113: 367-372, 2009.
6. Fouad Aoun, van Velfhoven R. Lower urinary tract dysfunction after nerve-sparing radical hysterectomy. Int. Urogynecol J (2015) 26: 947-957.
7. Maher, et al. Surgical management of pelvic organ prolapse in women: a short version cochrane review. Neurourol and Urodyn 27: 3-12, 2008.
8. Derpapas A, et al. Imagineg in urogynaecology. Int Urogynecol J (2011) 22: 1345-1356.
9. Gold RS, et al. Bladder perforation during tension-free vaginal tape surgery:does it matter? J Reprod Med 2007. Jul;52 (7)616-8.
10. Lee KS, et al. Outcomes following repeat mid urethral synthetic sling after failure of the initial sling procedure: rediscovery of the tension-free vaginal tape procedure. J. Urol. 2007 Oct: 178 (4 Pt 1): 1370-4.
11. de Tayrac, et al. A prospective randomised trial comparing TVT and TOT for surgical treatmet of SUI. Am J Obstet Gynecol 190, 602-8, 2004.
12. El Hamamsy D, et col. New onset stress urinary incontinente following laparoscopic sacrocolpopexy and its retaliou to anatomia outcomes. Int Urogynecol J (2015) 261041-1045.

14 Assistência em Fisioterapia na Incontinência Urinária e Distúrbios da Micção na Mulher e no Homem

Andreia Maria de Lima Oliveira

Introdução

Segundo o Consenso entre a International Urogynecological Association (IUGA) e a International Continence Society (ICS), a incontinência urinária é definida como qualquer perda involuntária de urina.[1] Considerando as condições pertinentes como frequência, gravidade, repercussão sobre a higiene, qualidade de vida e impacto social, sendo este último capaz de levar o cidadão ao constrangimento, auto percepção negativa, diminuição de interações sociais, atividades físicas, prejudicando o seu estado emocional e levando-o ao isolamento ou até mesmo quando mais idoso à casa de repouso.[2]

Estudos epidemiológicos mostram a prevalência entre 5 e 69% de mulheres com incontinência urinária (IU) e evidenciam que a variabilidade da proporção existe pela diversidade dos conceitos. No entanto, é comum entre os estudos, que essa condição aumente com o envelhecimento.[3,4]

Múltiplos fatores incluindo modificações fisiológicas podem cooperar para o surgimento da incontinência urinária. São considerados fatores de risco: na mulher, fatores genéticos, gravidez, parto, obesidade, histerectomia e pós-menopausa; e no homem, alterações funcionais no trato urinário (hiperatividade detrusora, baixa complacência vesical, hiperplasia prostática). Lesões neurológicas também contribuem para essa disfunção.[5-7]

Os principais tipos de incontinência urinária em mulheres são incontinência urinária de esforço, incontinência de urgência e incontinência mista. A incontinência urinária de esforço é a queixa de perda involuntária de urina aos esforços, espirrar, tossir, rir, acompanhada com uma pressão abdominal aumentada. A incontinência urinária de urgência, também conhecida como bexiga hiperativa é definida pela presença de urgência precedida de perda. E a incontinência urinária mista é a associação dos sintomas da incontinência urinária de esforço e incontinência urinária de urgência.[8]

Avaliação Fisioterapêutica na Incontinência Urinária Feminina

Anamnese

A avaliação do assoalho pélvico se inicia com uma anamnese composta pela história clínica e criteriosa do paciente, contendo informações pessoais, histórico urinário, sexual e intestinal, cirurgias e complicações cirúrgicas, uso de protetores e números de trocas, fatores de piora para perda e impacto na qualidade de vida, além de antecedentes, doenças, medicamentos, exames complementares, entre outros.[9,10]

Exame físico

Anteriormente ao início dos testes e avaliação funcional do assoalho pélvico, é necessário observar simetria, cicatrizes perineais, inclusive na região perianal, episiotomia, alteração de coloração, presença de dor ou qualquer anormalidade.[9]

É necessário realizar na avaliação física testes reflexos na região perineal, testes estes que avaliam o arco reflexo sacral e demonstram a integridade do elemento motor do nervo pudendo. Esses reflexos podem estar alterados por doenças neurológicas e também por doenças sistêmicas. Os testes mais utilizados são: reflexo bulbocavernoso – após o estímulo clitoriano, espera-se a contração do músculo bulbocavernoso; reflexo cutâneo-anal – contração voluntária do esfíncter anal em seguida a um estímulo nesta região indica integridade da inervação deste esfíncter; reflexo da tosse – contração da musculatura do assoalho pélvico durante a tosse.[10,11]

Avaliação Funcional do Assoalho Pélvico

A avaliação funcional do assoalho pélvico fornece a informação da eficiência da contração da musculatura pélvica, permitindo uma melhor elaboração de plano de tratamento terapêutico de acordo com a resposta funcional de cada paciente.

Existem algumas escalas de avaliação digital que classificam o grau de força muscular perineal, como escala de Ortiz,[12] Oxford[13] e Perfect[14] (Tabelas 14.1, 14.2 e 14.3).

Tabela 14.1. Escala de Ortiz

Grau 0	Sem função perineal objetiva, nem mesmo a palpação
Grau 1	Função perineal objetiva ausente, contração reconhecível somente à palpação
Grau 2	Função perineal objetiva débil, contração reconhecível à palpação
Grau 3	Função perineal objetiva presente e resistência opositora não mantida mais do que 5 segundos à palpação
Grau 4	Função perineal objetiva presente e resistência opositora mantida mais do que 5 segundos à palpação

Tabela 14.2. Escala de Oxford

Grau 0	Ausência de contração dos músculos perineais
Grau 1	Esboço de contração muscular não sustentada
Grau 2	Presença de contração de pequena intensidade, mas que se sustenta
Grau 3	Contração sentida com um aumento de pressão intravaginal, que comprime os dedos do examinador, havendo pequena elevação da parede vaginal posterior
Grau 4	Contração satisfatória, que aperta os dedos do examinador, com elevação da parede vaginal posterior em direção à sínfise púbica
Grau 5	Contração forte, compressão firme dos dedos do examinador com movimento positivo em relação à sínfise púbica

Outras Técnicas

Perineômetro

Inicialmente Arnold Kegel, na década de 1940, avaliava a musculatura do assoalho pélvico com o perineômetro, um aparelho que, por meio de um sensor intracavitário, registra os valores numéricos da contração muscular, permitindo, por meio visual, a graduação dessa força. Atualmente encontramos na literatura a associação desse instrumento ao *biofeedback*, permitindo uma melhora dessa avaliação.[13,15,16] O biofeedback eletromiográfico mais comumente utilizado, bem como o *biofeedback* de pressão tem um sensor intracavitário que detecta a atividade elétrica liberada pelos músculos quando ocorre a contração, esses sinais são detectados por sensores que os processam transformando-os em estímulos visuais, numéricos e sonoros para o paciente.[17,18]

Pad *teste*

O *pad* teste ou teste de absorvente é um método de análise utilizado para medir a perda urinária e quantificá-la. Esse teste é baseado no aumento do peso de absorvente em condições padronizadas, utilizado no período de tempo determinado ou durante o protocolo de exercícios físicos, ele quantifica a presença e a gravidade da incontinência urinária. O teste de 1 hora é o mais adequado no consultório e aceito pelo paciente por ser mais fácil. Mas o teste de 24 horas configura ser mais confiável e preciso, realizado principalmente no domicílio do paciente.[19]

Diário miccional

Consiste em um registro do desempenho miccional realizado pelo paciente, geralmente utilizado na prática clínica. É um método capaz de quantificar a frequência urinária diurna e noturna, ingestão líquida, volume urinado, episódios de

Tabela 14.3. Escala de Perfect

P	Power (força muscular): avalia a presença e a intensidade de contração voluntária do assoalho pélvico, graduando-se de 0 a 5 de acordo com a escala de Oxford
E	Endurance (manutenção de contração): é uma função do tempo (em segundos) – em que a contração voluntária é mantida e sustentada (ideal mais de 10 segundos), sendo o resultado da atividade de fibras musculares lentas
R	Repetition (repetição das contrações mantidas): número de contrações com duração satisfatória (5 segundos) que a paciente consegue realizar após período de 4 segundos de repouso entre estas; o número conseguido sem comprometimento da intensidade é anotado
F	Fast (número de contrações rápidas): medida da contratilidade das fibras musculares rápidas determinada após 2 minutos de repouso. Anota-se o número de contrações rápidas de 1 segundo (até 10 vezes)
E	Every
C	Contractions
T	Timed: é a medida do examinador para monitorar o progresso da paciente por meio da cronometragem de todas as contrações
Coordenação	Coordenação: é importante monitorizar a habilidade da paciente de relaxar de maneira rápida e completa. Um relaxamento parcial ou muito lento significa uma coordenação insatisfatória, enquanto um relaxamento total e rápido significa uma coordenação satisfatória

Seção III – Incontinência Urinária e Distúrbios da Micção

urgência, perdas urinárias e motivo da perda, utilização de absorventes e trocas. O diário miccional é realizado de 3 a 7 dias, não necessariamente consecutivos. Com o resultado desse diário, é possível ajustar diagnóstico e gestão de tratamento. Além de também ser utilizado para monitorar a resposta do tratamento.[20,21]

Tratamento

Há inúmeras práticas de tratamento não invasivas que contribuem para a melhora dos sintomas de incontinência urinária e o fortalecimento muscular do assoalho pélvico, por muitas vezes, é considerado o tratamento de 1ª linha. Essas práticas mostram-se interessantes devido ao baixo risco de efeitos colaterais, baixo custo e possibilidade de combiná-las com outros tratamentos.[22]

Terapia comportamental

Diante de qualquer tipo de incontinência, a terapia comportamental é auxiliar no tratamento, porém depende da participação ativa do paciente. A intervenção comportamental inclui estratégias para diminuir sintomas de incontinência de urgências (considerado tratamento de 1ª linha), prevenir incontinência de esforço e sintomas de incontinência urinária mista. Os mecanismos utilizados são: orientações sobre micções de horário; aumentar os intervalos entre as micções gradualmente, iniciando-se por 10 minutos, até que esse intervalo ocorra a cada 3 horas durante o dia, para que o paciente tenha micção em torno de oito vezes por dia; ensinar o paciente a suprimir o desejo miccional até chegar ao banheiro com sucesso; orientar sobre consumo de líquido; ingestão de fibras adequadas; reduzir alimentos que irritem a bexiga e provoque urgência (cafeína).[23,24]

Treinamento muscular do assoalho pélvico (TMAP)

Estima-se que 50% das mulheres que são orientadas a realizar exercícios para fortalecimento do assoalho pélvico sem avaliação dessa região ou orientação correta, realiza a contração erroneamente utilizando-se de musculatura acessória e 20% realizam valsava.[25] O treinamento muscular do assoalho pélvico, mais conhecido como exercícios de Kegel, é considerado tratamento de 1ª escolha segundo a International Consultation on Incontinence, é definido como um programa de contrações voluntárias seletivas e repetitivas. É habitualmente utilizado no tratamento fisioterapêutico para mulheres com incontinência urinária de esforço, ocasionalmente é recomendada para incontinência mista e menos comum na incontinência de urgência.[26]

Programa de TMAP é prescrito individualmente, baseado na avaliação funcional do assoalho pélvico e será elaborado de acordo com o grau de força, propriocepção e tolerância do paciente. Inclui exercícios e números de repetições para ambas as fibras de contrações lentas tipo I e rápidas tipo II, bem como duração de descanso e número de repetições diárias.[27] Durante o processo de treinamento, é necessário realizar a progressão dos exercícios, iniciando posições a favor da gravidade, antigravidade e, por fim, com

base instável. O quanto antes, deve-se conduzir os exercícios para um trabalho funcional.[28]

Cones vaginais

Seu uso para fortalecimento do assoalho pélvico foi inicialmente proposto por Plevnik em 1985 (*apud* Haddad, et al., 2011). O autor recomendava a utilização dos cones deambulando por 15 minutos duas vezes ao dia, a propensão do cone em sair da vagina produz uma contração involuntária dos músculos ao redor dele. Quando a paciente não mencionava mais a sensação de perda do cone, o peso seguinte (cone mais pesado) era utilizado. Cones vaginais são utensílios de aço inoxidável revestido de plástico, incluindo um fio de náilon em seu ápice para facilitar sua remoção, suas formas e volumes são semelhantes, enumeradas de 1 a 5, com variação de peso 20 g a 70 g.[29] Segundo Herbison e colaboradores (2013), destacam algumas vantagens dos cones vaginais em relação aos métodos tradicionais de treinamento dos músculos do assoalho pélvico: menos tempo é necessário para ensinar as mulheres a usar os cones se comparado ao ensinamento do treino do assoalho pélvico tradicional; não é preciso muito tempo para inserir e remover os cones; ao escorregar os cones, trabalham como um *biofeedback* enviando essa informação sensório-motora e induzindo a contração do músculo do assoalho pélvico; o aumento gradual dos pesos dos cones representam a melhora da força e motiva as mulheres a continuarem.[22] O ideal é o seu uso mais funcional possível, realizando atividades em casa, como se arrumar para sair.[30] A literatura indica a utilização dos cones na fase passiva. No entanto, Haddad e colaboradores (2011) manifestam em seu estudo a utilização dos cones em duas fases, ativa e passiva, recrutando fibras musculares tipos I e II. Na fase ativa, é solicitada a utilização do cone de maior peso que for capaz de manter na vagina por 1 minuto com contração voluntária em posição ortostática; depois, são requisitadas 30 contrações voluntárias de 5 segundos de sustentação e o mesmo tempo de relaxamento, duas vezes ao dia. Passando para o próximo cone quando for capaz de manter o atual.[29] O tempo de tratamento dessa técnica não é padronizada e há discordância entre autores. Por conseguinte, os autores buscavam o recrutamento dos dois tipos de fibras musculares.

Vale ressaltar que algumas pacientes não são indicadas para o uso de cones por limitações físicas, estreitamento vaginal, cicatrizes, entre outros.[22] Ainda que os cones vaginais representem um eficiente método terapêutico, observa-se, nos estudos, altas taxas de abandono.

Eletrestimulação

Técnica utilizada na reabilitação do assoalho pélvico como forma de tratamento na incontinência urinária, com eletrodos vaginal, anal ou de superfície. As correntes são bifásicas, simétricas e retangulares.[31]

A estimulação elétrica tem como objetivo atingir diretamente o maior número de fibras do nervo pudendo, aumentar o fluxo sanguíneo dos músculos e do sistema capilar do assoalho pélvico, reestabelecendo conexões neuromusculares e melhorando a função das fibras musculares. Consequentemente, ocorre uma melhora nos mecanismos de fechamento uretral durante o aumento da pressão intra-abdominal.[31] Além de inibir as contrações involuntárias do detrusor, diminuir os números de micções e aumentar a capacidade vesical.[32]

A eletrestimulação intracavitária é prioridade sobretudo para pacientes que não conseguem realizar a contração do assoalho pélvico. Apesar de proporcionar bons resultados no tratamento, Jerez-Roig (2013) mencionam em seu estudo que esta técnica pode causar uma sensação desagradável de desconforto na região vaginal, infecção vaginal, urinária e constrangimento principalmente em idosas.[31] Em razão dessas queixas e das contraindicações ao uso de eletrodos vaginais (crianças, mulheres virgens, atrofia vaginal, entre outros), McGuire, em 1983 (*apud* Berquó, et al., 2013), desenvolveu a técnica da aplicação da estimulação elétrica no nervo tibial posterior com eletrodo de superfície. É uma forma periférica de estimulação sacral, considera que a técnica tenha a capacidade de modular os estímulos que chegam à bexiga, uma forma mais tolerável pelos pacientes.[33]

Os parâmetros da eletrestimulação variam entre a maioria dos estudos, a frequência mais utilizada para tratamento de incontinência urinária de esforço é de 35 a 50 Hz e, para bexiga hiperativa, utilizam-se parâmetros de baixa frequência em torno de 5 a 20 Hz. A largura de pulso não se mostra bem estabelecida podendo ser entre 200 e 400 µs. A intensidade da corrente é aumentada até o tolerado pela paciente sem sensação de dor.[25,31,33-36]

A eletrestimulação melhora os sintomas urinários, conscientizando e melhorando a força muscular do assoalho pélvico; no entanto, se associado a outra técnica, seu trabalho se faz mais eficaz.[35]

Biofeedback

O *biofeedback* é mais uma modalidade de tratamento que nos auxilia no acompanhamento conservador em programa de reabilitação do assoalho pélvico. Atualmente, uma diversidade de aparelhos de *biofeedback* são utilizados na prática clínica para o tratamento da incontinência urinária de esforço, incontinência urinária mista e na hiperatividade do detrusor. Os aparelhos têm medições de pressão e eletromiagráfico, utilizam-se de sensores intravaginal ou perianal capaz de captar a contração muscular perineal realizada e transformá-la em estímulos visuais e auditivos. É uma estratégia prática para mulheres que têm dificuldade de compreender como contrair ou a quem precisa ser ensinada a maneira correta de como contrair o assoalho pélvico, evitando o emprego de musculaturas acessória, objetivando a melhora da propriocepção, força e inibição por mecanismo reflexo da contração do detrusor.[5,28,37,38]

Para utilizar o *biofeedback*, é necessário conhecer o equipamento e a função dos seus acessórios, o tratamento é definido após avaliação do tônus de base ou de repouso, de contração voluntária máxima, contrações rápidas, lentas e de resistência.[39] A literatura mostra que o treinamento com o biofeedback como coadjuvante na reabilitação do assoalho pélvico leva à retomada mais rápida da continência em comparação ao não uso do programa de exercício. No entanto, novos estudos devem ser idealizados para definir o protocolo ideal de tratamento.[25]

Assistência em Fisioterapia na Incontinência Urinária e Distúrbios da Micção no Homem

Introdução

Em homens, a incontinência urinária ocorre mais frequentemente resultante a lesões pós-cirurgia de próstata. Segundo o Instituto nacional de Câncer (INCA), o câncer de próstata é o segundo mais comum entre os homens.[40] A prevalência dessa incontinência pode diversificar em virtude do conceito usado e dados obtidos. No estudo de Ficarra e colaboradores (2012), a prevalência encontrada foi entre 4 e 31% depois de 12 meses da cirurgia. Já no estudo de Tienza e colaboradores (2015), utilizando um conceito mais delimitado, baseado na ICS, encontrou-se uma prevalência em torno de 23,5%.[41,42] Os tipos mais comuns de incontinência urinária pós-prostatectomia radical englobam a Incontinência urinária de esforço; acredita-se que danos diretos no esfíncter estriado, nervos e estruturas de suporte resultem nesse problema. A incontinência urinária de urgência e as contrações involuntárias do detrusor podem ser decorrentes de sintomas obstrutivos provocados antes da cirurgia que se mantêm no pós-cirúrgico ou por denervação durante a cirurgia; e a incontinência urinária mista que, como na mulher, abrange a incontinência por urgência e por esforço.[43] A Associação Europeia de Urologia recomenda dois tipos de tratamento: o não invasivo e o invasivo. As formas não invasivas são consideradas o tratamento de 1ª linha, do início dos sintomas de incontinência até 12 meses seguintes à prostatectomia.[44]

Avaliação Fisioterapêutica na Incontinência Urinária Masculina

Anamnese

A anamnese bem formulada é de extrema importância. Investigar a história clínica do paciente, gravidade dos sintomas, função sexual, medicações em uso, estilo de vida e objetivo do paciente em relação ao tratamento. Essas questões nos ajudam a determinar o tipo de incontinência urinária e fatores que influenciam o controle da micção. É essencial para uma abordagem e plano de reabilitação adequado.[9,45] O diário miccional também é um método complementar durante a avaliação, ele nos informa todas as informações referente às micções ocorridas durante o dia.[44]

Avaliação física

No homem, o método padrão para analisar a força do assoalho pélvico é via toque retal. Como na mulher, deve-se observar coloração da pele, presença de edemas, assimetrias musculares, cicatrizes na região perineal e perianal, além dos órgãos genitais.[9,46]

Os reflexos neurológicos avaliados no homem são: reflexo bulbocavernoso: comprimir a glande do pênis e, como resposta, observar a contração do ânus; reflexo anal: a contração do esfíncter anal externo deve ser desencadeada em resposta à estimulação cutânea da região perianal; reflexo cremastérico: ao estimular a parte interna da coxa, obtém como resposta a elevação do testículo.[47]

Teste de força muscular

Neste momento da avaliação, deve-se observar a realização da contração dos músculos do assoalho pélvico masculino. Sem consenso sobre a avaliação de força muscular masculina, é comum verificarmos adaptações das escalas utilizadas na mulher. A escala mais encontrada é a Perfect.[49,50] (Tabela 14.3)

Pad teste

Pad teste ou teste de absorvente como no sexo feminino, é um método simples não invasivo e eficaz para quantificar a perda urinária e classificá-la por meio da pesagem do absorvente íntimo.[9,44,48]

Tratamento

Alguns autores estão estudando a proposta de um programa de tratamento de fisioterapia pré prostatectomia radical com o benefício da melhora da incontinência urinária. A proposta é que os pacientes adquiram percepção sobre a localização e função dos músculos que compõem o assoalho pélvico, bem como o modo correto de lidar com o aumento da pressão intra-abdominal, para que sejam capazes de ativá-los após a remoção do cateter urinário.

Pesquisas mostram que pacientes que foram orientados/treinados a realizar ativações do assoalho pélvico durante as terapias e atividades comuns da vida diária pré-operatória apresentaram menor tempo para ganho da continência.

No entanto, observa-se a necessidade de mais pesquisas para identificar quais pacientes serão beneficiados com o tratamento pré-operatório e também para esclarecer que tipo de programa de reabilitação é o mais eficaz para cada caso.[51,52]

Tratamentos invasivos não são indicados durante o período até 1 ano, que é considerado dentro do esperado para que o paciente recupere o controle urinário pós-prostatectomia radical. São indicados após a cirurgia, assim que o paciente retirar o cateter, abordagens não invasivas que incluem modificações comportamentais, farmacológicas e treinamento muscular do assoalho pélvico, *biofeedback*, eletroestimulação ou uma combinação de métodos.[48,53]

Terapia comportamental

O tratamento conservador inclui modificações comportamentais como reeducação vesical, micção cronometrada, evitar alimentos irritantes vesicais, limitação de ingestão de líquido, melhorar dieta para um bom hábito intestinal, perda de peso se necessário. No entanto, não há, na literatura, essas orientações fundamentadas.[54-56]

Treinamento muscular do assoalho pélvico (TMAP)

É definido como qualquer programa de contração voluntária e repetida do músculo do assoalho pélvico.[57] Em um plano terapêutico para treinamento do assoalho pélvico, é necessário estabelecer a frequência, número de repetições e nível de intensidade dos exercícios, assim como exercitar contração que seja capaz de compensar a falha da contração involuntária perante o aumento da pressão intra-abdominal. Esta contração estabilizadora poderá ser treinada através de exercícios que simulem necessidades da vida diária.[44] Para o homem, é um tratamento eficaz na redução dos sintomas de urgência, frequência e melhora dos sintomas da incontinência de esforço.[55,58]

O homem ainda não está familiarizado com os músculos do assoalho pélvico, no entanto estes são de grande importância para sua saúde geniturinária. Treinamento muscular do assoalho pélvico tem como objetivo melhorar tônus, força e resistência, buscando sempre o treino mais funcional possível. Estes exercícios, além de atuar na incontinência urinária de esforço, têm sua contribuição na incontinência urinária de urgência, estimulando reflexos inibitórios entre músculos do assoalho pélvico e o detrusor, impedindo assim, contrações involuntárias da bexiga. É importante lembrar que pacientes com tensão na musculatura do assoalho pélvico podem ter alterações na função urinária, sendo necessário, antes de iniciar o tratamento, realizar exercícios de relaxamento e propriocepção, para que os exercícios de contração não potencializem o problema.[58]

Eletrestimulação

Na eletroestimulação masculina para reabilitação do assoalho pélvico, dois tipos de eletrodos são utilizados, o interno (anal) e o externo. A eletroestimulação intracavitária estimula o nervo pudendo e suas ramificações e reproduzem respostas diretas e reflexas da uretra e no músculo do assoalho pélvico, sendo também indicada em pacientes que apresentam dificuldades de identificar e contrair os músculos do pavimento pélvico. A estimulação elétrica funcional é uma corrente alternada e de baixa frequência, atua nas raízes nervosas sacrais ou especificamente nos nervos pélvicos e pudendo, diminuindo a hiperatividade detrusora. Os parâmetros da eletrestimulação não são padronizados diante dos estudos realizados, a frequência mais utilizada é entre 20 e 50 Hz, a largura de pulso entre 400 μs e 1 ms, a intensidade é empregada de acordo com a sensibilidade do paciente. Como no tratamento da incontinência urinária feminina, a eletrestimulação melhora a percepção e força muscular do assoalho pélvico, sua eficácia acentua se associada a outras modalidades terapêuticas.[59-61]

Biofeedback

O *biofeedback* que pode ser pressórico ou EMG (eletromiografia de superfície) é uma ferramenta que possibilita ao paciente aprender a contração e relaxamento dos músculos do assoalho pélvico, bem como melhorar sua propriocepção por meio de estímulos visuais e auditivos, facilitando, assim, o desempenho nos exercícios envolvendo esses músculos.[59] Os estudos mostram que o biofeedback associado ao programa de reabilitação do assoalho pélvico iniciado logo após a retirada do cateter, acelera a recuperação da continência e melhora a gravidade dos sintomas. O treinamento promoverá o ganho de conscientização e de força, podendo o paciente realizar contrações preventivas como um ato automático diante de algum evento de esforços, diminuindo as perdas urinárias. No entanto, os treinamentos associados ao *biofeedback* têm sido utilizados com diferentes protocolos, o que dificulta avaliar a eficácia global.[44,48,62]

Conclusão

A atuação da fisioterapia, com suas modalidades terapêuticas, é importante no tratamento das incontinências urinárias, para isso é necessária uma boa avaliação para realizar a melhor abordagem de tratamento.

Foi possível notar a eficácia da fisioterapia na incontinência urinária de ambos os sexos com a melhora dos sintomas urinários como: diminuição de perda urinária; aumento de intervalos entre as micções; e melhora da qualidade de vida.

As terapias combinadas são, sem dúvida, a melhor forma de reestabelecer, normalizar e fortalecer o assoalho pélvico.

Referências Bibliográficas

1. Serati M, Ghezzi F. The epidemiology of urinary incontinence: a case still open. Ann Transl Med. 2016 Mar;4(6):123. doi:10.21037/atm.2016.03.16. PubMed PMID: 27127776; PubMed Central PMCID: PMC4828742.
2. Ghaderi F, Oskouei AE. Physiotherapy for women with stress urinary incontinence: A review article. J. Phys. Ther. Sci. 2014 Feb; 26: 1493-9.
3. Bedretdinova D, Fritel X, Panjo H, Ringa V. Prevalence of female urinary incontinence in the general population according to different definitions and study designs. Eur Urol. 2016 Feb;69(2):256-64.
4. Marques LP, Schneider IJC, Giehl MWC, Antes DL, d'Orsi E. Demographic, health conditions, and lifestyle factors associated with urinary incontinence in elderly from Florianópolis, Santa Catarina, Brazil. Rev Bras Epidemiol. 2015 Jul; 18(3):595-606.
5. DeMaagd GA, Davenport TC. Management of urinary incontinence. P T. 2012 Jan; 37(6):345-361H.
6. Marques LP, Schneider IJC, Giehl MWC, Antes DL, d'Orsi E. Demographic, health conditions, and lifestyle factors associated with urinary incontinence in elderly from Florianópolis, Santa Catarina, Brazil. Rev Bras Epidemiol. 2015 Jul; 18(3):595-606.
7. Tahtinen RM, Cartwright R, Tsui JF, Aaltonen RL, Aoki Y, Cárdenas JL, et al. Long-term impact of mode of delivery on stress urinary incontinence and urgency urinary incontinence: a systematic review and meta-analysis. Eur Urol. 2016 Feb 10. pii: S0302-2838(16)00156-1. doi: 10.1016/j.eururo.2016.01.037. [Epub ahead of print] Review. PubMed PMID: 26874810.
8. Riss P, Kargl J. Quality of life and urinary incontinence in women. Maturitas.2011 Feb; 68(2):137-42.
9. Cameron AP, Heidelbaugh JJ, Jimbo M. Diagnosis and office-based treatment of urinary incontinence in adults. Part one: diagnosis and testing. Ther Adv Urol. 2013 Aug;5(4):181-7.
10. Guidi HGC, da Silveira SRB, Ribeiro RM, Hadadd JM. Reabilitação do assoalho pélvico: nas disfunções urinárias e anorretais. 2 ed. São Paulo: ABDR, 2012. Capítulo 6, Avaliação clínica; p. 55.
11. Palma PCR, Berghmans B, Seleme MR, Riccetto CLZ, Pereira SB. Urofisioterapia: aplicações clínicas das técnicas fisioterapêuticas nas disfunções miccionais e do assoalho pélvico. 2 ed. São Paulo: Andreoli; 2014. Capítulo V, Diagnóstico clínico e fisioterapêutico da incontinência urinária feminina; p.77.
12. Ortiz OC, Coya NF, Ibanez G. Evaluación funcional del piso pelviano femenino (clasificación funcional). Soc Latinoam Uroginecol Cir Vaginal. 1996;1:5-9.

13. Darski C, Barbosa LJF, Paiva LL, Vieira A. Association between the functionality of pelvic floor muscles and sexual satisfaction in young women. Rev Bras Ginecol Obstet 2016 Apr; 38:164–169.
14. Camargo FO, Rodrigues AM, Arruda RM, Sartori MGF, Girão MJ, Castro RA. Pelvic floor muscle training in female stress urinary incontinence: comparison between group training and individual treatment using Perfect assessment scheme. Int Urogynecol J Pelvic Floor Dysfunct. 2009 Dec; 20(12):1455-62.
15. Gameiro MO, Moreira EC, Ferrari RS, Kawano PR, Padovani CR, Amaro JL. A comparative analasys of pelvic floor muscle strength in women with stress and urge urinary incontinence. Int Braz J Urol. 2012 Sep-Oct;38(5):661-6.
16. Kegel AH. Progressive resistance exercise in the functional restoration of the perineal muscles. Am J Obstet Gynecol. 1948 Aug; 56(2):238–48.
17. Batista RL, Franco MM, Naldoni LM, Duarte G, Oliveira AS, Ferreira CH. Biofeedback and the electromyographic activity of pelvic floor muscles in pregnant women. Rev Bras Fisioter. 2011 Sep-Oct;15(5):386-92.
18. Virtuoso JF, Mazo GZ, Menezes EC. Incontinência urinária e função muscular perineal em idosas praticantes e não praticantes de atividade física regular. Rev Bras Fisioter. 2011;15(4):310-7.
19. Krhut J, Zachoval R, Smith PP, Rosier PF, Valanský L, Martan A, et al. Pad weight testing in the evaluation of urinary incontinence. Neurourol Urodyn. 2014 Jun;33(5):507-10.
20. Guan ZC, Wei BL, Meng ZW. [Development of remote wireless mobile voiding diary and a report of its objective voiding in 20 young people]. Beijing Da Xue Xue Bao. 2010 Aug 18;42(4):476-9.
21. Haylen BT, de Ridder D, Freeman RM, Swift S E, Berghmans B, Lee J, et al. An international urogynecological association (IUGA)/international continence society (ICS) joint report on the terminology for female pelvic floor dysfunction. Neurourol Urodyn. 2010 Jan; 29:4-20.
22. Herbison GP, Dean N. Weighted vaginal cones for urinary incontinence. Cochrane Database Syst Rev. 2013 Jul 8;7:CD002114. doi: 10.1002/14651858.CD002114.pub2. Review. PubMed PMID: 23836411.
23. Borello-France D, Burgio KL, Goode PS, Markland AD, Kenton K, Balasubramanyam A, Stoddard AM; Urinary Incontinence Treatment Network. Adherence to behavioral interventions for urge incontinence when combined with drug therapy: adherence rates, barriers, and predictors. Phys Ther. 2010 Oct;90(10):1493-505.
24. Borello-France D, Burgio KL, Goode PS, Ye W, Weidner AC, Lukacz ES, Jelovsek JE, Bradley CS, Schaffer J, Hsu Y, Kenton K, Spino C; Pelvic Floor Disorders Network. Adherence to behavioral interventions for stress incontinence: rates, barriers, and predictors. Phys Ther. 2013 Jun;93(6):757-73.
25. Richmond CF, Martin DK, Yip SO, Dick MA, Erekson EA. Effect of supervised pelvic floor biofeedback and electrical stimulation in women with mixed and stress urinary incontinence. Female Pelvic Med Reconstr Surg. 2016 Apr 6. [Epub ahead of print] PubMed PMID: 27054793.
26. Dumoulin C, Hay-Smith J, Mac Habée-Séguin G. Pelvic floor muscle training versus no treatment, or inactive control treatments, for urinary incontinence in women. Cochrane Database Syst Rev. 2010 Jan 20;(1):CD005654. doi: 10.1002/14651858.CD005654.pub2. Review. Update in: Cochrane Database Syst Rev. 2014;5:CD005654. PubMed PMID: 20091581.
27. Tosun OC, Solmaz U, Ekin A, Tosun G, Gezer C, Ergenoglu AM, et al. Assessment of the effect of pelvic floor exercises on pelvic floor muscle strength using ultrasonography in patients with urinary incontinence: a prospective randomized controlled Trial. J. Phys. Ther. Sci. 2016 Oct; 28: 360-5.
28. Ghaderi F, Oskouei AE. Physiotherapy for women with stress urinary incontinence: a review article. J. Phys. Ther. Sci. 2014 Feb; 26: 1493-9.

29. Haddad JM, Ribeiro RM, Bernardo WM, Abrão MS, Baracat EC. Vaginal cone use in passive and active phases in patients with stress urinary incontinence. CLINICS. 2011 Feb; 66(5):785-9.

30. Singh N, Rashid M, Bayliss L, Graham P. Pelvic floor muscle training for female urinary incontinence: does it work? Arch Gynecol Obstet. 2016 Jun; 293(6):1263-1269.

31. Jerez-Roig J, Souza DL, Espelt A, Costa-Marín M, Belda-Molina AM. Pelvic floor electrostimulation in women with urinary incontinence and/or overactive bladder syndrome: a systematic review. Actas Urol Esp. 2013 Jul-Aug;37(7):429-44.

32. Jundt K, Peschers U, Kentenich H. Investigation and treatment of female pelvic floor dysfunction. Dtsch Arztebl Int. 2015 Aug;112(33-34):564-574.

33. Berquó MS, do Amaral WN, de Araújo Filho JR. Fisioterapia no tratamento da urgência miccional feminina. Feminina. 2013 Mar;41(2):107-12.

34. Singh N, Rashid M, Bayliss L, Graham P. Pelvic floor muscle training for female urinary incontinence: does it work? Arch Gynecol Obstet. 2016 Jun;293(6):1263-1269.

35. Lopes P, Levy-Toledano R, Chiarelli P, Rimbault F, Mares P. Multicentric prospective randomized study evaluating the interest of intravaginal electro-stimulation at home for urinary incontinence after prior perineal reeducation. Interim analysis. Gynecol Obstet Fertil. 2014 Mar; 42(3):155-9.

36. Musco S, Serati M, Lombardi G, Lumi E, Parisi Al, Del Popolo G, et al. Percutaneous tibial nerve stimulation improves female sexual function in women with overactive bladder syndrome. J Sex Med. 2016 Feb;13(2):238-42.

37. Kari Bø. Pelvic floor muscle training in treatment of female stress urinary incontinence, pelvic organ prolapse and sexual dysfunction. World J Urol. 2012 Aug; 30:437-43.

38. Herderschee R, Hay-Smith EC, Herbison GP, Roovers JP, Heineman MJ. Feedback or biofeedback to augment pelvic floor muscle training for urinary incontinence in women: shortened version of a Cochrane systematic review. Neurourol Urodyn. 2013 Apr;32(4):325-9.

39. Engberg S, Sereika SM. Effectiveness of pelvic floor muscle training for urinary incontinence: comparison within and between nonhomebound and homebound older adults. J Wound Ostomy Continence Nurs. 2016 May-Jun;43(3):291-300.

40. Instituto Nacional de Câncer José Alencar Gomes da Silva. Estimativa 2012: incidência de câncer no Brasil [Internet]. Rio de Janeiro: INCA; 2016 [acesso 2016 Apr 22]. Disponível em: http://www2.inca.gov.br/wps/wcm/connect/tiposdecancer/site/home/prostata.

41. Ficarra V, Novara G, Rosen RC, Artibani W, Carroll PR, Costello A, et al. Systematic review and meta-analysis of studies reporting urinary continence recovery after robot-assisted radical prostatectomy. Eur Urol. 2012 Sep; 62:405–17.

42. Tienza A, Barba J, Algarra R, Velis JM, Pascual JI, Robles JE, Zudaire JJ. Assessment and prevalence study of urinary incontinence after radical prostatectomy: analysis of a historical series. Arch. Esp. Urol. 2015 Sep; 68(9):692-700.

43. Yiou R, Loche CM, Lingombet O, Abbou C, Salomon L, de la Taille A, et al. Evaluation of urinary symptoms in patients with post-prostatectomy urinary incontinence treated with the male sling TOMS. Neurourol Urodynam. 2015 Jan; 34(1):12-7.

44. Rajkowska-Labon E, Bakuła S, Kucharzewski M, Śliwiński Z. Efficacy of physiotherapy for urinary incontinence following prostate cancer surgery. BioMed Research International. 2014; 2014: Article ID 785263, 9 pages. doi:10.1155/2014/785263.

45. Abrams P, Andersson KE, Birder L, Brubaker L, Cardozo L, Chapple C, et al; Members of committees; Fourth International Consultation on Incontinence. Fourth International Consultation on Incontinence Recommendations of the International Scientific Committee: evaluation and treatment of urinary incontinence, pelvic organ prolapsed, and fecal incontinence. Neurourol Urodyn.2010;29(1):213-40.

46. Mina DS, Au D, Alibhai SMH, Jamnicky L, Faghani N, Hilton WJ, et al. A pilot randomized trial of conventional versus advanced pelvic floor exercises to treat urinary incontinence after radical prostatectomy: a study protocol. BMC Urol. 2015 Sep; 15:94.

47. Júnior AN, Filho MZ, Reis RB. Urologia fundamental. São Paulo: Planmark; 2010. Capítulo 29, Incontinência urinária de esforço; p. 263.

48. Ribeiro LHS, Prota C, Gomes CM, de Bessa Jr J, Boldarine MP, Dall'Oglio MF, et al. Long-term effect of early postoperative pelvic floor biofeedback on continence in men undergoing radical prostatectomy: a prospective, randomized, controlled trial. J Urol. 2010 Sep; 184(3):1034-9.

49. Laycock J, Jerwood D. Pelvic floor muscle assessment: the Perfect scheme. Physiotherapy. 2001 Dec; 87(12):631-42.

50. Manley L, Gibson L, Papa N, Beharry BK, Lawrentschuk N, Bolton DM. Evaluation of pelvic floor muscle strength before and after robotic-assisted radical prostatectomy and e arly outcomes on urinary continence. Journal of Robotic Surgery. 2016 May;9:1-5

51. Patel MI, Yao J, Hirschhorn AD, Mungovan SF. Preoperative pelvic floor physiotherapy improves continence after radical retropubic prostatectomy. Int J Urol. 2013 Oct; 20(10):986-92.

52. Centemero A, Rigatti L, Giraudo D, Lazzeri M, Lughezzani G, Zugna D, et al. Preoperative pelvic floor muscle exercise for early continence after radical prostatectomy: a randomised controlled study. Eur Urol. 2010 Jun; 57(6):1039-43.

53. Campbell SE, Glazener CM, Hunter KF, Cody JD, Moore KN. Conservative management for postprostatectomy urinary incontinence. Cochrane. 2012 Jan 18;1:CD001843. doi: 10.1002/14651858.CD001843.pub4.

54. Casey G. Kowalik CG, DeLong JM, Mourtzinos AP. The advance transobturator male sling for post-prostatectomy incontinence: subjective and objective outcomes with 3 years follow up. Neurourol Urodynam. 2015 Mar; 34(3):251-4.

55. Novick BJ, Angie M, Walker E, Kitay R, Monday K, Albert NM. The effect of intensive education on urinary incontinence following radical prostatectomy: a randomized control trial. Urologic Nursin. 2014 Sep;34(5):246-51.

56. Chughtai B, Sandhu J S. Conservative treatment of post prostatectomy incontinence. Nat Rev Urol. 2011 May; 8:237–238.

57. Siegel AL. Pelvic floor muscle training in males: practical application. Urology. 2014 Jul; 84(1):1-7.

58. Hou CP, Chen TY, Chang CC, Lin YH, Chang PL, Chen CL, Hsu YC, Tsui KH. Use of the SF-36 quality of life scale to assess the effect of pelvic floor muscle exercise on aging males who received transurethral prostate surgery. Clin Interv Aging. 2013 Jun; 8:667-73.

59. Bernado-Filho M, Junior MLB, Sá-Caputo DC, Aguiar EOG, Lima RPC, Santos-Filho SD, et al. The relevance of the procedures related to the physiotherapy in the interventions in patientes with prostate câncer: short review with pratice approach. J. Biomed Sci. 2014 Jun;10(2)73-84.

60. Goode PS, Burgio KL, Johnson TM, Clay OJ, Roth DL, Markland AD, et al. Behavioral therapy with or without biofeedback and pelvic floor electrical stimulation for persistent post-prostatectomy incontinence: a randomized controlled trial. JAMA. 2011 Jan 12;305(2):151-9.

61. Zhu YP, Yao XD, Zhang SL, Dai Bo, Ye DW. Pelvic floor electrical stimulation for post-prostatectomy urinary incontinence: a meta-analysis. Urology. 2012 Mar;79(3):552-5.

62. Kubagawa LM, Pellegrini JRF, de Lima VP, Moreno AL. A eficácia do tratamento fisioterapêutico da incontinência urinária masculina após prostatectomia. Rev Bras Cancerol. 2006 Abr; 52(2):179-83.

15 Assistência em Enfermagem na Incontinência Urinária e Distúrbios da Micção

Alides Maria Mendes Rasabone Garcia
Patrícia da Silva

Introdução

A incontinência urinária (IU) tem sido alvo de interesse de muitos profissionais da saúde, em decorrência das múltiplas consequências relacionadas a essa condição. O interesse desses profissionais está pautado pela necessidade de promover a melhoria da qualidade de vida dos pacientes incontinentes.

A perda involuntária de urina pode ser detectada tardiamente e subtratada. Estima-se que 26 a 61% das mulheres procuram cuidados para a incontinência urinária. Entre os homens, a incontinência urinária pode ter um impacto emocional e social maior na qualidade de vida em comparação às mulheres. Apenas 1 em cada 5 homens com sintomas tende a procurar cuidados, quando incontinente.

Os pacientes podem estar relutantes em iniciar discussões sobre incontinência e sintomas urinários devido ao constrangimento, sentimento de baixa autoestima, vergonha, falta de conhecimento sobre as opções de tratamento e medo da cirurgia. Nesse momento, o enfermeiro poderá encorajar o paciente, conhecendo seus temores ou dificuldades e fornecendo subsídios para o enfrentamento e melhora da adesão ao tratamento, que geralmente é prolongado.

Os principais tipos de incontinência urinária masculina e feminina são abordados nos capítulos 8 e 9.

Para facilitar o entendimento sobre os sinais e sintomas, estimulando a adesão ao tratamento e maximizando a qualidade de vida do paciente incontinente, é fundamental que o enfermeiro realize anamnese e exame físico detalhados, conhecendo profundamente a rotina desse paciente. Uma avaliação rigorosa trará elementos para orientar condutas que favoreçam o convívio social com a incontinência ou rumo à continência, quando possível.

É nesse momento que o profissional reconhecerá quais aspectos deverão ser abordados, ensinados ou corrigidos durante a assistência de enfermagem.

Anamnese e Exame Físico

Quando o paciente relata incontinência urinária, uma avaliação completa é valiosa e necessária. Será por meio da obtenção das informações obtidas na avaliação que o enfermeiro conseguirá definir seu plano de ação e descobrir as reais necessidades daquele indivíduo incontinente.

O relato da história pode esclarecer quais são os sintomas urinários do paciente, além de identificar a gravidade e as potenciais causas que podem ser tratadas ou exigir uma avaliação mais aprofundada.

Independentemente da forma como será realizada a anamnese, devem-se obter minimamente, os seguintes dados:

- Idade;
- Peso e altura (índice de massa corpórea);
- Etnia/raça;
- Hábitos alimentares e de ingestão hídrica;
- Hábitos urinários e intestinais;
- Tipo de atividade física realizada no ambiente pessoal e de trabalho;
- Limitações físicas ou cognitivas;
- Antecedentes clínicos (patologias ou traumas pélvicos – ginecológicos, vesicais, prostáticos ou oncológicos, infecções do trato urinário de repetição, queixas sexuais e outros);
- Antecedentes cirúrgicos (cirurgias prostáticas, ginecológicas ou pélvicas, paridade e tipo de parto, atenção ao tratamento cirúrgico da IU anteriormente);
- Medicações de uso habitual (diuréticos, anti-hipertensivos, terapia de reposição hormonal e outros);
- Histórico familiar;
- Manejo da incontinência (tipo de dispositivo utilizado para a proteção da pele e frequência de troca).

A IU é comum em mulheres, especialmente durante a gravidez. O ganho de peso e a transição ao estado menopausal são fatores associados a sintomas persistentes, ou seja, sem resolução.

A prevalência de incontinência urinária aumenta com a idade e é particularmente elevada em indivíduos institucionalizados, sendo comum em pessoas com deficiência cognitiva ou demência.

A participação em atividades de alto impacto, incluindo saltar e correr, são fatores de risco que contribuem para a incontinência urinária, assim como infecções urinárias recorrentes, para as quais o enfermeiro pode sugerir a realização de exames de urina.

A continência depende da preservação tanto de mecanismos fisiológicos da micção (trato urinário, região pélvica e condução dos estímulos nervos) como da capacidade funcional da pelve. Portanto, um exame físico minucioso é fundamental para detectar anormalidades.

Um exame neurológico detalhado não é necessário na avaliação inicial de todos os pacientes incontinentes, a menos que apresentem início súbito da incontinência ou sintomas neurológicos evidentes.

Vale ressaltar que tabagismo, diabetes, hipertensão, acidente vascular encefálico (AVE), depressão, radioterapia pélvica, ingestão de cafeína, incontinência fecal e atrofia vaginal também têm sido associados a um risco aumentado de incontinência urinária.

Conhecer a história do paciente esclarece qual a gravidade dos sintomas urinários e identifica as causas tratáveis ou possibilita uma intervenção mais profunda.

Causas da Incontinência Urinária

Quando não são conhecidas, é necessário encaminhar o paciente ao médico especialista. Cabe a ele esclarecer o tipo de incontinência e instituir o tratamento mais adequado.

Caso paciente e médico optem pelo tratamento cirúrgico, será preciso orientar todos os cuidados envolvidos com o período perioperatório, como jejum, tipo de cirurgia, necessidade de cuidados com a pele, curativos, realização de exames, necessidade de fisioterapia ou reabilitação pós-operatória e outros.

Se o tratamento for clínico, será indispensável orientar o paciente, transmitindo-lhe conhecimento sobre a doença e o tratamento. O objetivo é deixá-lo ciente das possibilidades de tratamento, favorecendo sua tomada de decisão. Durante a orientação, o enfermeiro poderá perceber os déficits relacionados à adesão no tratamento, atuando na educação do paciente e família.

Integridade Tecidual

A avaliação da pele é um dos fatores mais importantes a serem observados. A orientação quanto aos cuidados para manter ou recuperar a integridade tecidual é exclusiva do enfermeiro.

Um dos cuidados fundamentais em relação à pele é estimular a higiene íntima utilizando água e sabonete neutro. Após a higienização adequada, é indicado uso de hidratantes cutâneos que mantenham a pele seca. O uso de protetores como barreiras filme ou produtos específicos para recuperação da pele lesionada dependerá da conduta estabelecida por cada instituição.

Existe uma variedade de termos para descrever as lesões de pele associadas à incontinência, como dermatite perineal, erupção cutânea pelo uso e fraldas ou absorventes, maceração por umidade, dermatite de contato, entre outros.

Depois de encontro entre um grupo de enfermeiros especialistas, em 2007, foi padronizada a expressão "dermatite associada à incontinência" (DAI). DAI é uma manifestação clínica de lesões de pele associada à umidade. Comum em pacientes com incontinência urinária, em que a pele sofre uma inflamação na região perineal, perigenital, perianal e adjacências pelo contato com fezes, caracterizado por erupções cutâneas, erosões de epiderme e aspecto macerado.

Essa dermatite se desenvolve com a presença de elementos irritantes em contato com a pele. O pH alcalino na pele dos incontinentes é o maior responsável pela ativação de lipases e proteases responsáveis pela lise de proteínas, contribuindo para a lesão da epiderme.

Outros fatores irritantes são a hiper-hidratação associada à maceração do tecido e o aumento da temperatura devido ao uso de fraldas ou absorventes, contribuindo, assim, para a ruptura da integridade tecidual. Uma vez acometido pela dermatite, o paciente pode apresentar dor e desconforto local.

O desafio dos profissionais de saúde é detectar, precocemente, o risco de prejuízo da integridade tecidual, instituindo ações que contribuam para a melhoria do cuidado e a qualidade de vida dos incontinentes.

O desafio dos profissionais de saúde é detectar, o mais precocemente possível, o risco de prejuízo da integridade da pele para implementar ações que contribuam na melhoria do cuidado e na qualidade de vida dos incontinentes.

Conhecendo os Sinais e Sintomas

O enfermeiro deve garantir que o paciente tenha o máximo de conhecimento sobre o motivo de sua incontinência urinária para uma avaliação fidedigna de todos os membros da equipe multidisciplinar. Além disso, esse conhecimento permite o entendimento e pode melhorar a adesão ao tratamento, uma vez que o paciente compreende cada passo estabelecido e a importância de tomar decisões embasadas nas melhores evidências científicas.

Uma dessas decisões é criação de rotina miccional, ou melhor, idas programadas ao banheiro, com o objetivo de urinar e manter o esvaziamento vesical na maior parte do tempo.

Um instrumento que pode auxiliar na criação de hábitos que melhorem a qualidade de vida do paciente incontinente pode ser o recordatório urinário. Semelhantemente a um diário, o paciente registra quantas vezes precisou trocar o dispositivo absorvente que utiliza para manter-se seco, se houve sintomas de urgência urinária, disúria, escapes noturnos e outras informações valiosas no tratamento da incontinência urinária.

Esse recordatório poderá ser útil para determinar se a incontinência urinária está associada com a ingestão elevada de líquidos, além de identificar o intervalo de tempo máximo para realização de esvaziamento vesical, favorecendo o treinamento da bexiga.

Hábitos Alimentares e de Hidratação

Os pacientes com hábitos alimentares e de hidratação inadequados necessitam de orientações importantes no controle da incontinência, sendo possível o acompanhamento nutricional, quando este está disponibilizado na instituição.

Entretanto o enfermeiro deverá atentar-se ao consumo diário de líquidos, orientando a distribuição regular dos líquidos durante o dia e evitando ingestão excessiva em determinados períodos do dia, o que promoveria o enchimento vesical rapidamente e favoreceria a perda involuntária de urina.

É importante ressaltar que alimentos como gelatina, caldos, sopas e frutas muito suculentas também contribuem para o aumento da produção de urina.

Hábitos de Higiene

Como mencionado nos cuidados com a integridade tecidual, a higiene íntima é fundamental para o paciente incontinente.

O enfermeiro precisa estar atento para déficits de autocuidado, orientando e corrigindo quando necessário, oferecendo opções que facilitem o processo de higienização e monitorando se os bons hábitos permanecem após a orientação.

Geralmente, água e sabonete neutro promovem a remoção de resíduos de forma adequada. As instituições poderão indicar outras soluções de limpeza ou dispositivos que facilitem a higiene e absorvam o resíduo liberado involuntariamente, com o objetivo de manter a pele seca na maior parte do tempo.

Dependendo do comprometimento do paciente para o autocuidado, o enfermeiro deverá perceber e decidir, juntamente com o paciente e a família, quem exercerá o papel de cuidador dentro da realidade social desse indivíduo. Sendo assim, as orientações poderão ser focadas em um ou dois cuidadores.

Apoio Psicológico

A incontinência urinária tem impacto negativo na qualidade de vida, mesmo nos casos de pacientes institucionalizados, uma vez que está associada a situações como depressão e ansiedade, dificuldades no trabalho e isolamento social.

Apesar de não estar associada a um aumento da mortalidade, a incontinência urinária pode impactar em outros aspectos de saúde do paciente.

Pensando nisso, duas situações precisarão de atenção especial do enfermeiro. São elas: autoestima prejudicada e suporte familiar falho ou inexistente.

Inicialmente, o enfermeiro poderá atuar na prevenção ou enfrentamento dessas duas situações. Favorecer o aumento da autoestima e o envolvimento familiar no manejo da incontinência por meio da oferta de conhecimento sobre o problema e sobre as mais modernas intervenções clínicas e cirúrgicas existentes pode auxiliar o paciente e a família a lidarem com as dificuldades ao longo do tratamento.

Entretanto, se a instituição contar com psicólogos, estes são os profissionais mais adequados para oferecer apoio no enfretamento da baixa autoestima e na busca do suporte familiar adequado. Em alguns casos, não se pode esquecer de envolver o serviço social que apoiará e auxiliará o paciente e a família na reestruturação e obtenção de recursos necessários no manejo da incontinência urinária.

O enfermeiro, por ter um contato maior com a realidade deste paciente e seu meio social, deverá atentar-se aos comportamentos ou discursos que apontem para o aparecimento dessas situações, estimulando a participação do indivíduo e sua família, de acordo com necessidade e permissão do paciente.

Cuidados com o Uso de Medicamentos

Uso de alguns medicamentos pode favorecer a ocorrência da incontinência urinária. Antialérgicos, analgésicos, sedativos, medicamentos para melhora da função cardiopulmonar, antidepressivos e outras classes farmacológicas podem interferir na contratilidade vesical ou no tônus do esfíncter uretral.

Há como exemplos os anti-histamínicos, benzodiazepínicos, anticolinérgicos, descongestionantes, opioides, antimuscarínicos, antiespasmódicos, antiparkinsonianos, inibidores da enzima conversora de angiotensina (IECA), alfa-agonistas, vasopressores, alfa-1-bloqueadores, antiarrítmicos, diuréticos, inibidores da recaptação da serotonina-noradrenalina, antidepressivos, receptores dopaminérgicos centrais, relaxantes musculares, reposição oral de estrogênio.

O enfermeiro deve conhecer, avaliar e orientar a melhor forma de uso desses medicamentos, monitorando a evolução do paciente e atentando-se ao acompanhamento de novos medicamentos prescritos.

Além disso, deve se preocupar com o uso dos medicamentos que fazem parte do tratamento da incontinência, transmitindo, ao paciente e família, todas as informações necessárias para uma adequada adesão.

Caso a instituição tenha profissionais farmacêuticos, eles são os mais indicados para envolver-se nessa orientação, contribuindo no aumento do conhecimento do enfermeiro, dos pacientes e das famílias.

Considerações Finais

Para aplicar este fluxograma em sua realidade de trabalho, o enfermeiro ou a equipe que trata o paciente incontinente deverá definir alguns protocolos de conduta.

Com relação ao cuidado com a pele, estabelecer quais serão os cuidados para manter ou restaurar a integridade tissular, escolhendo produtos ou dispositivos que facilitem a prevenção ou o tratamento do paciente incontinente.

Quanto aos cuidados perioperatórios, cada instituição tem rotinas próprias, porém o enfermeiro deverá atentar-se para que o paciente e a família recebam todas as informações necessárias, principalmente relativas aos cuidados pós-operatórios e à importância da reabilitação, quando pertinentes.

O enfermeiro deverá estar ciente das possibilidades oferecidas pela instituição onde trabalha, avaliando, rotineiramente, a necessidade de encaminhamento a outros membros da equipe multidisciplinar, favorecendo, desse modo, a adesão e a qualidade de vida do indivíduo incontinente.

Seção IV

Incontinência Fecal

16 Papel da Eletromanometria Anorretal Convencional e de Alta Resolução

Luciana Amaral de Retamal Marzán

A continência fecal e a evacuação dependem de um complexo sistema motor e sensitivo da região anorretal. As desordens funcionais anorretais afetam 10 a 20% da população.[1] A atividade motora, ou seja, a contração e relaxamento muscular, pode ser avaliada por meio das medidas das pressões intraluminais do reto e do canal anal.

A manometria anorretal, ou eletromanometria, é um método diagnóstico utilizado na investigação das disfunções anorretais primárias ou secundárias,[2] incontinência fecal, constipação, na avaliação pré-operatória de cirurgias orificiais e colorretais (bolsas, reanastomoses colônicas), dor anorretal funcional,[3] além de permitir a comparação de resultados de cirurgias e terapias em âmbito científico. Ela avalia as pressões da musculatura esfincteriana, voluntária (esfíncter externo [EEA]) e involuntária (esfíncter interno [EIA]) do ânus, a sensibilidade retal, o reflexo inibitório retoanal (integridade neurológica perianal), a capacidade e complacência (distensibilidade) retal e o vetorgrama (assimetria, defeitos esfincterianos). Apresenta baixas complicações[4,5] e dispensa sedação na imensa maioria dos casos.

A evolução do conhecimento da fisiologia anorretal está diretamente relacionada com o desenvolvimento dos sistemas de manometria anorretal. Inicialmente, os sistemas com balões e registros dos traçados em fitas possibilitaram uma análise no máximo qualitativa. A evolução para os sistemas de perfusão com registro em papel e, depois, para o tratamento computadorizado dos dados obtidos, permitiu passar de análise qualitativa para a análise quantitativa. O próximo passo natural dessa evolução seria aumentar a sensibilidade do método, o que foi obtido com aumento dos canais de registro de pressão e com o uso de cateter de estado sólido.

Atualmente, dois tipos de sistemas são utilizados para a realização do exame:

A. Sistema de transdutores – cateteres em estado sólido, com 3 ou 6 sensores unidirecionais[6] (Figura 16.1);

B. Sistema de perfusão – cateteres de perfusão com 4 a 8 canais, dispostos radialmente ou de forma elíptica, espaçados a cada 0,5/1 cm que utiliza um mecanismo mais simples, barato e descartável e, por isso, o mais utilizado na maioria dos centros. De acordo com o tipo de estudo a ser feito, pode-se mudar a configuração da sonda. Na extremidade do cateter, é conectado um balão de baixa complacência que será inflado com ar ou água para a pesquisa do reflexo inibitório retoanal e volumes. Cada canal conecta-se a um transdutor de pressão por onde será bombeada água a uma velocidade constante (0,5 mL/minuto, por canal). Os transdutores conectam-se a um polígrafo que transforma as leituras analógicas em digitais, para análise computadorizada posterior (Figuras 16.2 e 16.3).

A técnica utilizada pode aferir as pressões do canal anal circunferencialmente e, em vários níveis, longitudinalmente (de 0,5 a 6 cm da borda anal), de forma estacionária (uma aferição a cada nível), ou contínua com uso de um braço extrator (a leitura de repouso e contração se faz com a tração do cateter a uma velocidade constante – 0,5 a 1 cm/s). Ambos permitem o estudo tridimensional dessas pressões (vetor volume) e a perspectiva de assimetria (Figura 16.4 e 16.5).

Os parâmetros avaliados na manometria anorretal são:

- Pressão de repouso do canal anal – após a calibração do cateter, este é lubrificado e introduzido no canal anal até a altura desejada (6 cm). A pressão de repouso é aferida a cada centímetro do canal anal (de proximal para distal) e uma média de repouso é feita em cada centímetro. Ela resulta de várias estruturas que compõem o canal anal (esfíncter interno e externo do ânus e coxim hemorroidário), sendo que 85% de seu componente resulta do estado tônico constante do EIA. A extensão do canal anal em centímetros, onde as pressões de repouso estão acima de 20 mmHg em todos os pontos da circunferência anal, define o canal anal funcional. A zona de alta pressão é a extensão do canal anal em que as pressões excedem 50% da pressão média de repouso.[7] Ambas maiores em homens do que em mulheres e mais significativas mais distalmente (a

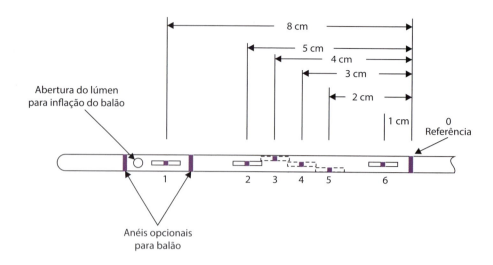
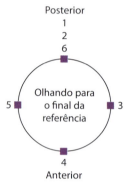

Figura 16.1. Configuração proposta para o probe de manometria anorretal.

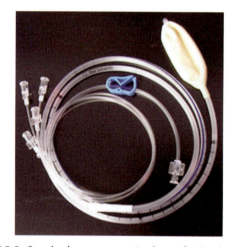

Figura 16.2. Sonda de manometria de perfusão de 4 canais.

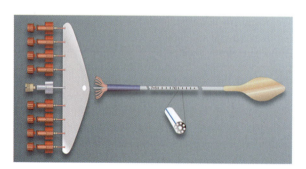

Figura 16.3. Sonda de manometria de perfusão de 8 canais.

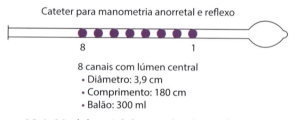

Cateter para manometria anorretal e reflexo

8 canais com lúmen central
- Diâmetro: 3,9 cm
- Comprimento: 180 cm
- Balão: 300 ml

Figura 16.4. Modelo axial das sondas de perfusão.

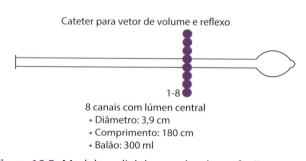

Cateter para vetor de volume e reflexo

8 canais com lúmen central
- Diâmetro: 3,9 cm
- Comprimento: 180 cm
- Balão: 300 ml

Figura 16.5. Modelo radial das sondas de perfusão.

1 a 2 cm da borda anal). Essa pressão tende a declinar com o avançar da idade[8] e tende a estar reduzida em pacientes com incontinência fecal, encoprese, prolapso retal, pós-dilatação anal, trauma no canal anal (cirurgias com grampeadores, mucosectomias, inserção de instrumentos para cirurgias orificiais, pós radioterapia etc.),[9,10] ou aumentadas em pacientes com fissura anal[11] (Figura 16.6).

- Pressão de contração voluntária – obtida pedindo-se para que o paciente contraia o esfíncter para "segurar as fezes". A pressão resultante é a média da soma dos picos máximos em cada centímetro. Essa pressão é dada pela musculatura voluntária do canal anal (esfíncteres externo do ânus e puborretal, já que se comportam como unidade funcional) (Figura 16.7). Ela pode estar difusamente reduzida em pacientes com neuropatia do assoalho pélvico, incoordenação motora (demência senil, acidente vascular cerebral etc.), lesão medular, esclerose múltipla, ou localmente reduzida por trauma pós-operatório ou obstétrico. A primeira situação causa redução simétrica da pressão e a segunda, assimétrica[12] (Figuras 16.8). O grau de hipocontratiliade e de assimetria guarda boa relação com a intensidade dos sintomas de incontinência e urgência evacuatória.[12,14] O grau de assimetria radial (tanto das pressões de repouso como das de contração) apresenta valor prognóstico para indicação de *biofeedback*.[15] Essa pressão também costuma ser maior nos homens do que nas mulheres[16,17] e declinam com a idade.[8,12]

- Reflexo inibitório retoanal (RIRA) – representado pela queda da pressão do EIA, algumas vezes com leve elevação da pressão do EEA inicialmente, após insuflação rápida do balão com ar, localizado na ampola retal. Ela afere a integridade do plexo mioentérico entre o reto e o canal anal.[3] O reflexo está tipicamente ausente na doença de Hirschsprung, podendo estar ausente na doença de Chagas,[18] anastomoses coloanais, ileoanais e colorretais baixas[19] (Figura 16.9).

- Sensibilidade – etapa que avalia a propriocepção. A primeira sensação, a urgência evacuatória e o volume máximo tolerados são avaliados insuflando-se o balão com ar ou água a depender da rotina do laboratório que realiza os exames. Essa aferição é importante em pacientes incontinentes e com hipossensibilidade retal[7]. Patologias como síndrome do intestino irritável, processos inflamatórios locais podem aumentar a sensibilidade, assim como condições que diminuam o reservatório retal (anastomose coloanal ou colorretal baixa, pós radioterapia, podem gerar urgência fecal).[20] O condicionamento neuromuscular utilizando técnicas de *biofeedback* pode melhorar efetivamente a sensação retal.[7]

- Complacência retal – reflete a capacidade e distensibilidade retal. A medida é realizada plotando-se a relação entre a pressão gerada dentro do balão após volume injetado (com resistência à distensão conhecida) e a pressão intrarretal. Maior complacência indica menor resistência à distensão e vice-versa.[3]

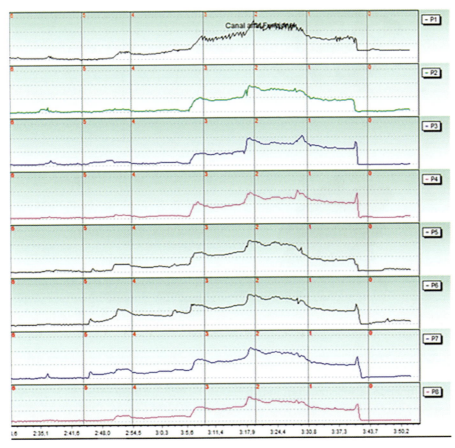

Figura 16.6. Pressão de repouso do EIA (canal anal funcional de 3 cm).

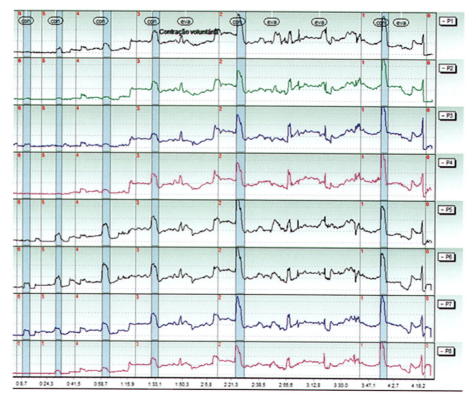

Figura 16.7. Pressão de contração EEA.

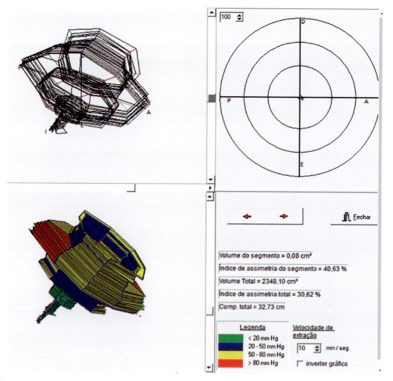

Figura 16.8. Vetorgrama. Índice de assimetria.

- Esforço evacuatório – quando se solicita- a um indivíduo que faça o esforço para evacuar, a resposta normal consiste em um aumento da pressão retal, coordenada com relaxamento do EEA (Figura 16.10 e 16.11). A incapacidade de realizar essa manobra coordenadamente sugere o diagnóstico de evacuação discinérgica ou obstrutiva, causa comum de constipação.[7] Três padrões são reconhecidos:
  □ Tipo 1: aumento da pressão anal na tentativa de evacuar, com força abdominal adequada;

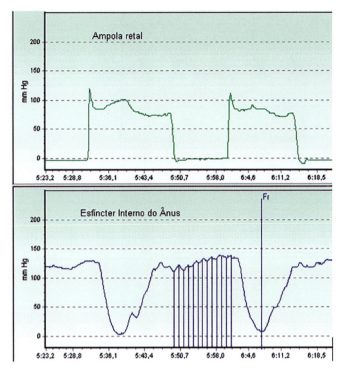

Figura 16.9. Reflexo inibitório retoanal.

- Tipo 2: aumento da pressão anal na tentativa de evacuar, sem força abdominal adequada;
- Tipo 3: força abdominal adequada, com relaxamento ausente ou incompleto (20%).

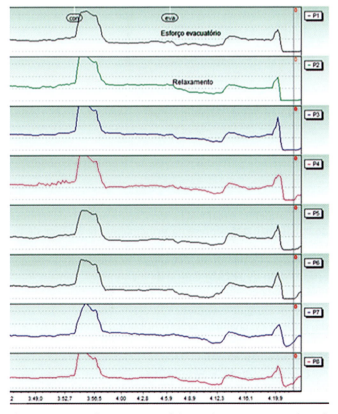

Figura 16.10. Esforço evacuatório – relaxamento canal anal aumento da pressão (sugerindo anismus).

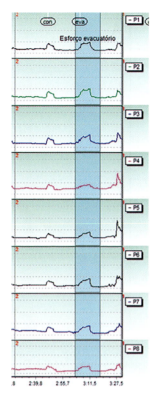

Figura 16.11. Esforço evacuatório – relaxamento canal anal aumento da pressão (sugerindo anismus).

- Índice de taxa de fadiga – parâmetro que determina o tempo em que o EEA entra em fadiga. Quanto maior o tempo que o índice leva para atingir fadiga, mais competente se torna.[21]

A manometria anorretal é um teste valioso no arsenal propedêutico devido à capacidade de avaliar vários mecanismos que podem estar relacionados a alterações anorretais funcionais (incontinência fecal, constipação, dor anal etc.).

Objetivando um aumento da sensibilidade do método, foi desenvolvida a manometria anorretal de alta resolução, que nada mais é do que um aumento dos pontos de registro de pressão. Isso foi possível com o desenvolvimento de novos cateteres, novos microprocessadores e o desenvolvimento de programas específicos para análise.

Os cateteres destinados à manometria de alta resolução (HRMN ou HRAM, do inglês *high resolution anorectum manometry*) de estado sólido têm 8 a 12 sensores de pressão circunferenciais dispostos com espaçamento de 4,2 mm entre eles além da manometria de alta definição em 3D (3D HDARM), com 256 sensores de pressão e um diâmetro de 10,75 mm[22-24] (Figura 16.12). Os cateteres utilizados apresentam as desvantagens de serem mais caros, frágeis e não descartáveis.[22] Os cateteres de microperfusão pneumo-hidrálica podem ser descartáveis, são acessíveis e têm 24 a 36 canais dispostos radialmente com espaçamento de 4mm entre si, conectado a transdutores de pressão[22-24] (Figuras 16.13 e 16.14). A grande quantidade de dados obtidos com essa técnica, quando registrada bidimensionalmente, impossibilitou a sua análise convencional. A solução desse problema veio quando Clouse e colaboradores desenvolveram, em 1996, a análise topográfica para os sistemas de manometria, substituindo os

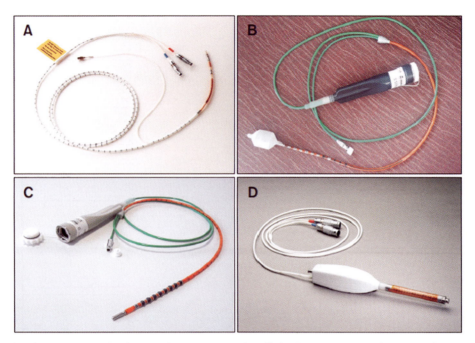

Figura 16.12. Desenho dos cateteres de alta resolução em estado sólido das empresas: A) Given; B) Sandhill Scientific e C) Medical Measurement System (MMS). D) Cateter de alta definição - Given.

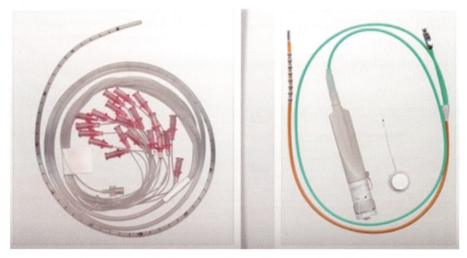

Figura 16.13. Sonda de manometria anorretal de alta resolução de 24 canais de perfusão a esquerda, e em estado sólido com 8 sensores de pressão à direita.

valores pressóricos por uma escala de cores, facilitando a visualização das informações 3D no plano 2D.[25,26]

Esse novo método permite a medida acurada e simultaneamente das pressões do reto e de todo o canal anal (músculos envolvidos na continência fecal como os esfíncteres interno e externo do ânus e músculo puborretal), a sua orientação espaçotemporal, além de identificar os artefatos decorrentes dos movimentos do assoalho pélvico.[22,23] Os defeitos esfincterianos anais também podem ser mapeados pala tecnologia 3D.[22,23,27]

A aquisição dos dados é realizada pela técnica estacionária. A linha de base é obtida na altura do ânus, e o cateter é introduzido na ampola retal e posicionado de maneira a medir simultaneamente a pressão da ampola retal e todo o canal anal.

Inicialmente, é realizada a aferição da pressão de repouso do canal anal, que representa principalmente o tônus de repouso do esfíncter interno do ânus. A pressão é representada por uma escala de cor.[27] A seguir, comparamos o registro estacionário da HRAM com o da manometria convencional pela retirada escalonada (Figura 16.15).

As medidas de contração voluntária, contração sustentada, esforço evacuatório, reflexo inibitório retoanal e de sensibilidade são igualmente avaliadas de forma rápida eficaz (Figuras 16.16 a 16.20).

Comparando-se a manometria anorretal convencional com a de alta resolução, e na tentativa de padronização do método, observamos que as medidas de pressão são sistematicamente maiores na manometria de alta resolução, talvez pelo maior número de pontos de aferição.

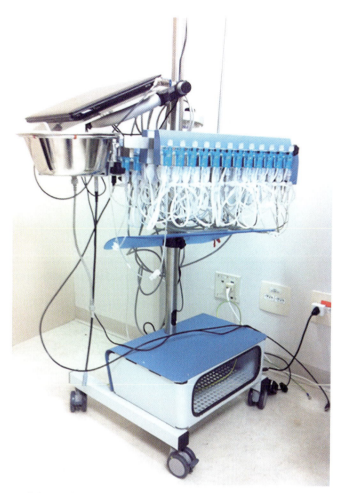

Figura 16.14. Manometria anorretal de perfusão de alta resolução com 36 transdutores.

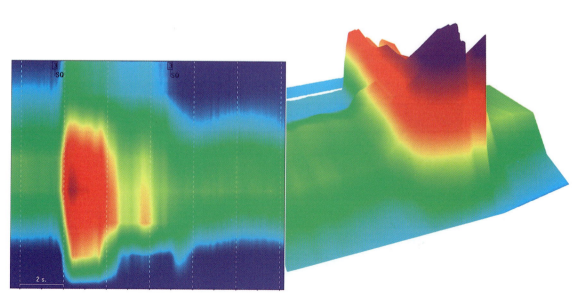

Figura 16.15. Registro em escala de cores da contração do esfíncter externo do ânus, pela HRAM.

Cap. 16   Papel da Eletromanometria Anorretal Convencional e de Alta Resolução

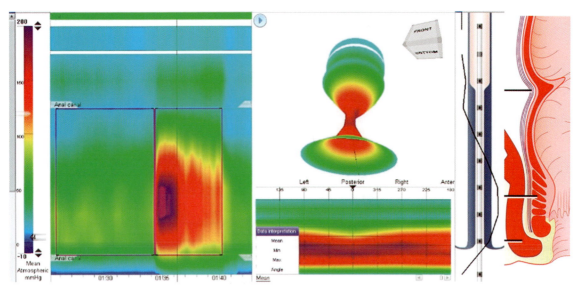

Figura 16.16. Registro da pressão de contração do esfíncter externo do ânus pela HRAM.

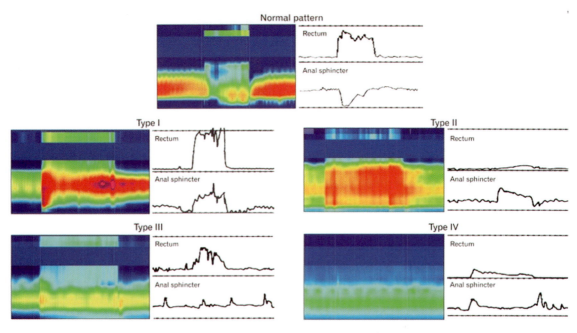

Figura 16.17. Registro do reflexo inibitório retoanal em escala de cores pela defecação discinérgica 4 tipos.

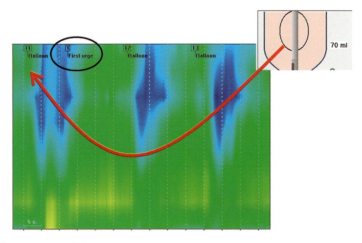

Figura 16.18. Registro de esforço evacuatório.

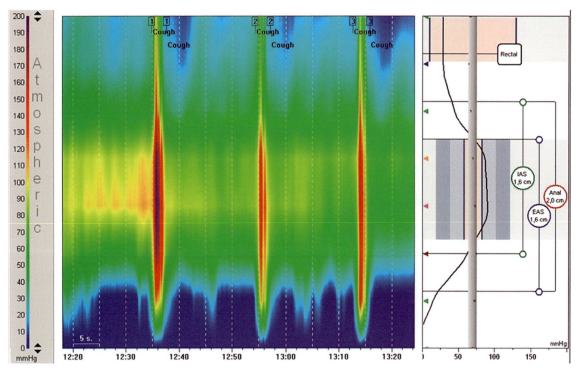

Figura 16.19. Registro de reflexo inibitório retoanal.

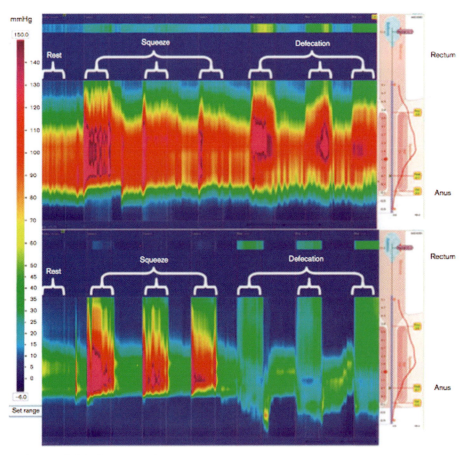

Figura 16.20. Registro de sensibilidade retoanal.

Cap. 16 Papel da Eletromanometria Anorretal Convencional e de Alta Resolução

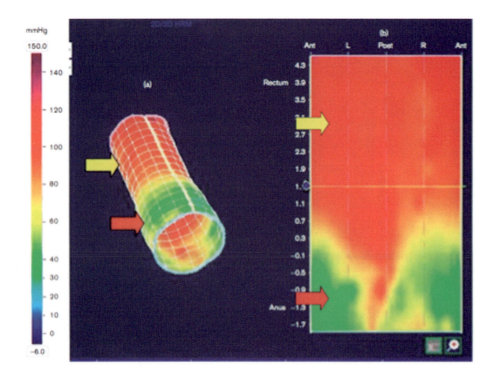

Figura 16.21

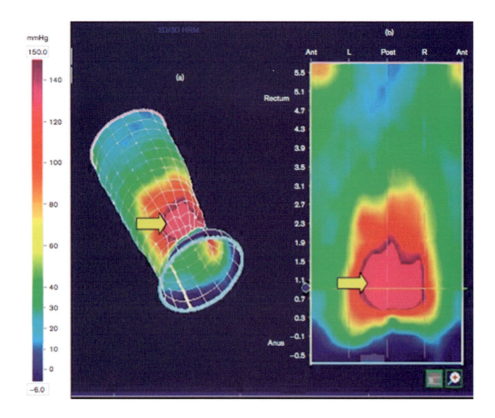

Figura 16.22

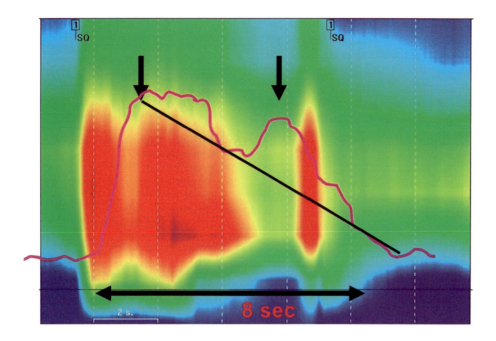

Figura 16.23

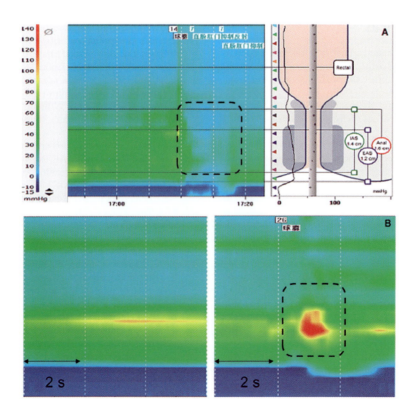

Figura 16.24

Cap. 16   Papel da Eletromanometria Anorretal Convencional e de Alta Resolução   101

A HRAM foi eficaz na identificação da defecação discinérgica (anismus, contração paradoxal do puborretal) que pode ser diagnosticada com precisão nos seus quatro tipos[29,30] (Figura 16.21).

Todas essas variações resultam em um gradiente de pressão negativo, claramente evidenciado pela escala de cores, que forma uma barreira para eliminação adequada do material fecal. Quando usada na modalidade 3D, uma impressão da alça do puborretal é evidente, facilitando a visualização da obstrução (Figura 16.22).

Outra manobra realizada em alguns centros é a do reflexo da tosse. Um aumento súbito da pressão intra-abdominal, como o que ocorre na tosse, resulta em um alongamento e no aumento da pressão do canal anal causada pela contração do esfíncter externo do ânus (Figura 16.23). Como esse é um reflexo sacral multisináptico que ajuda a manter a continência, pode ser útil para investigação da incontinência fecal.

Ambas, a manometria ano retal de perfusão e a de alta resolução, são bem toleradas e métodos confiáveis em avaliar desordens defecatórias nas disfunções dos órgãos pélvicos. A manometria anorretal de alta resolução (HRAM) parece fornecer informação fisiológica mais clara e requerer menor tempo de exame quando comparada à manometria de perfusão.[31,32] A manometria anorretal de alta definição (3D) pode diagnosticar, localizar e avaliar a projeção do músculo puborretal no anismo, o que não pode ser visualizado na manometria convencional. Apesar de mais cara e necessitar de maior manutenção, a HRAM é um método de mais rápida execução, apresenta menos artefatos, é mais confortável para os pacientes e produz informações mais detalhadas do que a manometria convencional.

Referências Bibliográficas

1. Whitehead WE, Wald A, Diamant N, Enck P, Pemberton J, Wald A, Rao SSC. Functional disorders of the anus and rectum. International Working Party Consensus. Rome Criteria II. Gut 1999; 45 (Suppl. II): 55-9.
2. Rao SSC, Patel RS. How useful are manometric tests of anorectal function in the management of defecation disorders? Am J Gastroenterol 1997; 92: 469-75.
3. Rao SSC, Azpiroz F, Diamant N, Enck P, Tougas G, A. Wald A. Minimum standards of anorectal manometry Neurogastroenterol. Mot. 2002 14, 553-559.
4. Cho YB, Lee WY, Yun HR, Lee WS, Yun SH, Chun HK. Colonic perforation caused by anorectal manometry. Int J Colorectal Dis 2008; 23(2): 219-20.
5. Park JS, Kang SB, Kim DW, Kim NY, Lee KH, Kim YH. Iatrogenic colorectal perforation induced by anorectal manometry: reporto f two cases after restorative proctectomy for distal rectal câncer. World J Gastroenterol 2007;13(45): 6112-4.
6. Lee YY, Erdogan A, Rao SSC. High resolution and high definition anorectal manometry and pressure topography: diagnostic advance or a new kid on the block? Curr Gastroenterol Rep (2013) 15:360.
7. Bansal N, Sachdeva M, Jain P, Ranjan P, Arora A. Anorectal manometry: current techniques and indications. JIMSA 2013; 26(3): 169-170.
8. Fox JC, Fletcher JG, Zinsmeister AR, Seide B, Riederer SJ, Bharucha AE. Effect of aging on anorectal and pelvic floor functions in females. Dis Colon Rectum 2006; 49(11): 1726-35.
9. Ho YH, Tsang C, Tang CL, Nyam D, Eu KW, Seow-Choen F. Anal sphincter injuries from stapling instruments introduced transanally:

randomized, controlled study with endoanal ultrasound and anorectal manometry. Dis Colon Rectum 2000; 43(2): 169-73.
10. Tomita R, Igarashi S. A pathophysiological study using anorectal manometry on patients with or without soiling 5 years or more after low anterior resection for lower rectal câncer. Hepatogastroenterology 2008; 55(86-87): 1584-8.
11. Renzi A, Izzo D, Di Sarno G, Talento P, Torelli F, Izzo G et al. Clinical, manometric, and ultrasonographic results of pneumatic balloon dilatation vs. Lateral internal sphincterotomy for chronic anal fissure: a prospective randomized, controlled trial. Dis Colon Rectum 2008:51(1): 121-7.
12. Jameson JS, Chia YW, Kamm MA, Speakman CT, Chye YH, Henry MM. Effect of age, sex and parity on anorectal function. Br J Surg 1994;81:1689-92.
13. Delechenaut P, Leroi AM, Webber J, Touchais JY, Czernichow P, Denis PH. Relationship between clinical symptoms of anal incontinence and the results of anorectal manometry. Dis Colon Rectum 1992; 35: 847-9.
14. Liu TT, Chen CL, Yi CH. Anorectal manometry in patients with cronic constipation: a single-center experience. Hepatogastroenterology 2008; 55(82-83): 426-9.
15. Sangwan YP, Coller JA, Barrett RC, Roberts PL, Murray JJ, Schoetz DJ. Can manometric parameters predict response to biofeedback therapy in fecal incontinence? Dis Colon Rectum 1995;38(10): 1021-5.
16. Taylor BM, Beart RW, Phillips SF. Longitudinal and radial variations of pressure in the human anal sphincter. Gastroenterology 1984; 86(4): 693-7.
17. Gundling F, Seidl H, Scalercio N, Schmidt T, Schepp W, Pehl C. Influence of gender and age on anorectal functions: normal values from anorectal manometry in a large caucasian population. Digestion 2010;81(4); 207-13.
18. Barnes PR, Lennard-Jones JE, Hawley PR, Tood IP. Hischsprung disease and idiophatic megacólon in adults and adolescentes. Gut 1986;27:534-41.
19. Church JM, Saad R, Schroeder T, Fazio VW, Lavery IC, Oakley JR, et al. Predicting the functional result of anastomoses to the anus: the paradox of preoperative anal resting pressure. Dis Colon Rectum 1993;36(10): 895-900.
20. Kim GE, Lim JJ, Park W, Park HC, Chung EJ, Seong J, et al. Sensory and motor dysfunction assessed by anorectal manometry in uterine cervical carcinoma patients with radiation-induced late rectal complication. Int J Radiat Oncol Biol Phys 1998; 41(4): 835-41.
21. Marcello PW, Barret RC, Coller JÁ, Schoetz DJ, Roberts PL, Murray JJ, et al. Fatigue rate as a new measurement of external sphincter function. Dis Colon Rectum 1998; 41(3): 336-43.
22. Vitton V, Ben Hadj Amor W, Baumstarck K, Grimaud JC, Bouvier M. Water-perfused manometry vs three-dimensional high-resolution manometry: a comparative study on a large patient population with anorectal disorders. Colorectal Disease 2013;15:726-731.
23. Ratuapli SK, Bharucha AE, Noelting J, Harvey DM, Zinsmeister AR. Phenotypic identification and classification of functional defecatory disorders using high-resolution anorectal manometry. Gastroenterology. 2013; 144(2): 314-322.
24. Li Y, Yang X, Xu C, Zhang Y, Zhang X. Normal values and pressure morphology for three-dimensional high-resolution anorectal manometry of asymptomatic adults: a study in 110 subjects Int J Colorectal Dis (2013) 28:1161-1168.
25. Xu C, Zhao R, Conklin JL, Yang X, Zhang Y, Zhang X, Qin H,Li Y. Three-dimensional high-resolution anorectal manometry in the diagnosis of paradoxical puborectalis syndrome compared with healthy adults: a retrospective study in 79 cases European Journal of Gastroenterology & Hepatology 2014:26(6): 621-29.
26. Clouse RE, Staiano A, et al. Development of a topographic analysis system for manometric studies in the gastrointestinal tract. Gastrointestinal Endoscopy, 1998; 48(4):395-401.
27. Yuwei Li, Xiaoqing Yang, Chen Xu, Yi Zhang, Xipeng Zhang. Normal values and pressure morphology for three-dimensional high-resolution anorectal manometry of asymptomatic adults: a study in 110 subjects Int J Colorectal Dis (2013) 28:1161–1168.

28. Noelting J, Ratuapli SK, Bharucha AE, Harvey DM, Ravi K, Zinsmeister AR. Normal values for high-resolution anorectal manometry in health women: effects of age and significance of rectoanal gradient. Am J Gastroenterol. 2012 October; 107(10): 1530-1536.

29. Rao SS, Mudipalli RS, Stessman M, et al. Investigation of the utility of colorectal function tests and Rome II criteria in dyssynergic defecation (anismus). Neurogastroenterol Motil. 2004; 16:589-596.

30. Heinrich H, Sauter M, Fox M, Weishaupt D, Halama M, Misselwitz B, et al. Assessment of obstructive defecation by high-resolution anorectal manometry compared with magnetic resonance defecography. Clinical Gastroenterology and Hepatology 2015;13:1310-1317.

31. Kang HR, Lee JE, Lee JS, Lee TH, Hong SJ, Kim JO, et al. Comparison of high-resolution anorectal manometry with eater-perfused anorectal manometry. J Neurogastroenterol Motil 2015;21:126-132.

32. Ihnat P2, Vavra P1, Gunkova P, Pelikan A, Zonca P. 3D High resolution anorectal manometry in functional anorectal evaluation. Rozhl Chir 2014;93:524-529.

17. Papel da Ultrassonografia Endorretal Tridimensional

Arceu Scanavini Neto
Giulio Aniello Santoro

O exame clínico, no cenário da avaliação de pacientes com incontinência fecal, é insuficiente para uma precisa avaliação, com chances de acerto de somente 20% se comparado às informações fornecidas pelos exames complementares.[1]

Consideramos a ultrassonografia o exame de escolha para estudo morfológico do aparelho esfincteriano, desde que estudos confirmem equivalência ou superioridade em relação aos demais exames como ressonância nuclear magnética (RNM) e eletromiografia.

Atualmente, a ultrassonografia endoanal (USEA) é importante etapa no processo de investigação de pacientes com incontinência fecal e provê informações suficientes para a definição da conduta a ser adotada, ao menos do ponto de vista do diagnóstico por imagem, em muitos casos.[2-4] O desenvolvimento de técnicas de ultrassonografia tridimensional (3D) de alta resolução permitiu maior entendimento anatômico em comparação ao exame bidimensional (2D).[5] As estruturas anatômicas na pelve e a avaliação dos defeitos esfincterianos, na orientação longitudinal em relação ao canal anal, são agora analisadas com mais detalhes. As informações adicionais permitem o planejamento cirúrgico com maior precisão, podendo, em nossa opinião, ser realizado no intraoperatório.[6]

O paciente com incontinência fecal é a indicação ideal para contato inicial com o método a ser compreendido e dominado pelo profissional que deseja se empenhar na prática da ultrassonografia endoanal e endorretal. Embora seja simples, pois é exame feito em repouso e com um ou dois escaneamentos, normalmente conseguimos realizar todas as aferições necessárias, existem questões técnicas importantes na aquisição do fubo e no processamento das imagens pós-aquisição. Tal uso adequado do contraste, matiz, coloração e *time gain compensation* permitem melhorar o entendimento da morfologia do aparelho esfincteriano.

Além da confirmação de lesão das estruturas musculares, a avaliação de prolapso retal permite corroborar estratégias específicas em relação ao tratamento como mostrado no Capítulo 8.

Desse modo, convém acrescentar ao estudo em repouso, padrão para aferição de espessuras esfincterianas, uma fase em repouso com o probe localizado no reto distal/transição com canal anal e preferencialmente com gel e uma fase em esforço evacuatório (minidefecografia).

Passos do Exame

A USEA pode ser realizada com diversos transdutores, cada qual com informações específicas: probe multifrequencial (6-16 MHz) com aquisição 360° mecânica (Figura 17.1); probe multifrequencial (4-12 MHz) com probe disposto linearmente e aquisições tridimensionais controladas por computador; probe radial eletrônico com aquisição tridimensional manual 2. As imagens em 3D permitem precisa aferição de volume que pode ser mostrado tanto em imagens multiplanares (três planos ortogonais: coronal, sagital e axial) e imagens renderizadas que podem ser aplicadas no cubo

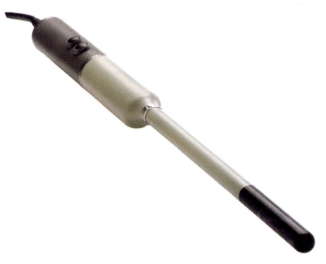

Figura 17.1. Probe rotacional mecânico de 360° de alta e múltiplas frequências (6-16 MHz).

todo ou em uma única imagem.[6] Além disso, as imagens podem ser rodadas e "fatiadas", permitindo a visualização por diversos ângulos. O cubo em 3D também pode ser arquivado para análise *offline* no sistema do aparelho ou em um computador pessoal com auxílio de *software* dedicado.[6]

Antecedendo a introdução do probe no ânus, toque retal deve ser realizado. Se há percepção de estenose anal, o dedo pode ser utilizado para avaliar se a passagem do probe será factível sem resistência. Preservativo com gel para ultrassonografia em seu interior é utilizado para reverter o probe, e uma fina camada de lubrificante hidrossolúvel é utilizado externamente ao preservativo. A presença de ar causará interferência e artefatos na imagem. Sob nenhuma circunstância deve-se utilizar força para avançar o probe, mas inclinação delicada do eixo do probe em relação ao eixo do canal anal pode ser realizada para acomodar o probe de modo a cobrir todo o canal anal na extensão do probe. O paciente está habitualmente em posição de decúbito lateral E, mas podemos colocá-lo em decúbito dorsal ou ventral. A despeito da posição do paciente, o probe deve ser rodado de modo a posicionar o aspecto anterior do canal anal às 12h00 do relógio na tela. A aferição da extensão do canal anal é a que compreende a borda proximal do "U" formado pela alça do puborretal (PR) até a borda anal. O Quadro 17.1 sistematiza os passos para a utilização do probe.

A documentação do canal anal deve ser dividida em três níveis de avaliação axial – superior; médio; e inferior – de acordo com as seguintes referências anatômicas (Figura 17.2).[7,8]

- Nível superior: a alça do puborretal e anel do esfíncter interno representado em seus 360º;

- Nível médio: a porção cranial do esfíncter externo em seus 360º, o esfíncter interno e o músculo transverso do períneo;

- Nível inferior: a porção subcutânea do esfíncter externo.

Quadro 17.1. Passos para o exame com o probe.

Paciente em decúbito dorsal com membros inferiores (MMII) entreabertos, lubrificação vaginal e realização da avaliação da morfologia do músculo puborretal e demais estruturas perineais;

Lubrificação anal e Introdução do probe até o canal anal proximal;

Aquisição das imagens nos três níveis do canal anal: proximal, médio e distal, que, no aparelho tridimensional, são realizadas automaticamente;

Aferição da espessura corpo perineal após a introdução do indicador por via vaginal para servir de anteparo para a aferição;

Se o exame encontrar defeito esfincteriano, além da aferição do ângulo da falha, no aparelho tridimensional, podemos acrescentar a medida longitudinal do defeito em comparação à medida do músculo;

Se o exame for de controle pós-esfincteroplastia, podemos incluir no laudo medição e espessura do reparo;

Atentar para presença de intussuscepção retoanal que pode ser mais bem avaliada com estudo dinâmico (ultrassonografia com fase evacuatória ou defecorressonância).

O comprimento do canal anal é a distância entre o canal anal proximal, onde o puborretal é identificado, e a borda distal do esfíncter externo do ânus. É significantemente mais longo nos homens se comparado ao comprimento das mulheres, e essa diferença se deve à maior extensão do esfíncter externo já que não há diferença na extensão do puborretal. Os valores normais da espessura dos músculos esfincterianos anais difere em função da técnica empregada.[7] A importância em se determinar a espessura da musculatura é menor porque a proposta da aferição dos esfíncteres é de distinguir uma medida normal *versus* anormal a despeito do valor absoluto.

Aplicações Clínicas do USEA-3D na Incontinência Fecal

A incontinência fecal é a perda involuntária de fezes (líquidas ou sólidas), ao passo que incontinência anal envolve a perda de flatos além de fezes. Musculatura intacta – puborretal, esfíncter interno, esfíncter externo morfologicamente intactos – é requisito para o controle fecal, assim como a integridade da função neural que se integra a tais músculos. Outros fatores que contribuem para incontinência fecal incluem consistência fecal, sensibilidade e capacidade retais e o ângulo anorretal. Deficiência em algum desses fatores pode levar à incontinência fecal. Defeitos esfincterianos e lesão no nervo pudendo podem ocorrer durante parto vaginal e são, de longe, a mais comum causa de incontinência fecal, o que torna, consequentemente, esse problema mais prevalente em mulheres.

Em pacientes com incontinência fecal, portanto, é fundamental estabelecer a patofisiologia envolvida de modo a escolher a terapia apropriada (dietética, medicamentosa, *biofeedback*, reparo esfincteriano, esfíncter artificial, graciloplastia, neuromodulação sacral, injeção de agentes de preenchimento). USEA se tornou o exame padrão-ouro para a avaliação morfológica do canal anal[9,10] e é recomendada como 1ª opção para investigação de incontinência fecal para diferenciar pacientes com esfíncteres anais intactos daqueles com lesões esfincterianas (defeitos, cicatrizes, adelgaçamento, espessamento e atrofia).[11] Rupturas são definidas como interrupção da ecotextura circunferencial fibrilar. Cicatriz é caracterizada pela perda da arquitetura normal com área de textura amorfa que usualmente tem baixa refletividade. O examinador deve identificar se há lesão combinada do esfíncter interno e externo ou se a lesão acomete somente 1 dos músculos. A quantificação da extensão da lesão circunferencial (em graus ou em relação à referência da posição das horas no relógio) e longitudinalmente (proximal, distal ou completa) deve ser reportada. O USEA-3D ainda permite informações como extensão, espessura, área do defeito esfincteriano nos planos sagital e coronal, além do volume do defeito esfincteriano (Figuras 17.3 e 17.4).[6]

A USEA tem um papel importante na detecção de danos ocultos, isto é, assintomáticos ao esfíncter após parto vaginal.[12] Lesão do esfíncter anal relacionada a parto (OASIS, do inglês *obstetric anal sphincter injury*) é um termo usado para descrever o trauma ao períneo durante parto vaginal que inclui lesões de 3º grau (lesão ao períneo que envolve

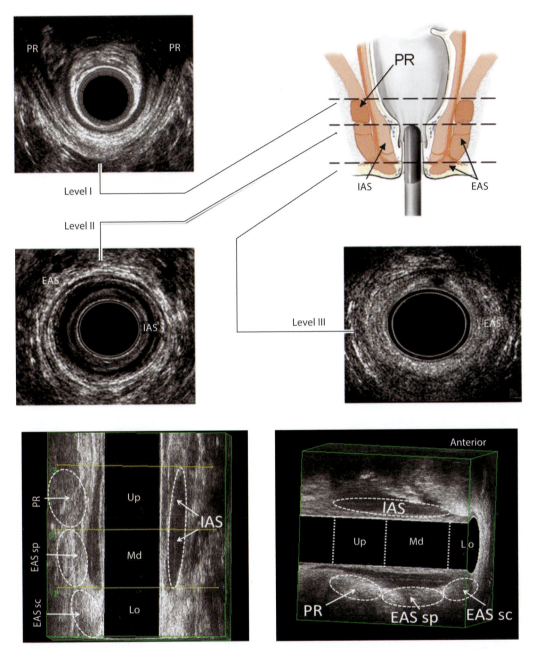

Figura 17.2. Ultrassonografia endoanal tridimensional. Três níveis de documentação nos planos axial, longitudinal e coronal.

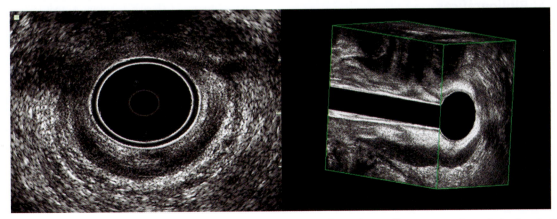

Figura 17.3. Ultrassonografia endoanal tridimensional. Lesão anterior de ambos esfíncteres anais após lesão obstétrica, nos planos axial e longitudinal.

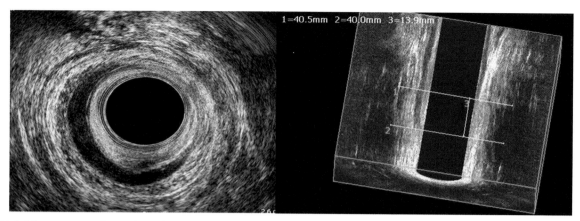

Figura 15.4. Ultrassonografia endoanal tridimensional. Lesão do esfíncter anal interno após esfincterotomia para tratamento de fissura anal visualizada nos planos axial e coronal. O esfíncter externo anal parece ecograficamente normal.

o complexo esfincteriano anal – MEI e MEE) e lesões de 4º grau (lesão ao períneo que envolve o complexo esfincteriano + epitélio anal). Quando mulheres são acometidas por OASIS, estão sob risco aumentado de desenvolver incontinência fecal imediatamente após o trabalho de parto, ou mais tarde, ao longo da vida, conforme outros danos ocorram, ou outras condições se somem ao dano ocorrido. USEA realizada logo após o parto, identificando lesões de modo a guiar a correção cirúrgica da lesão, impacta positivamente a qualidade do reparo esfincteriano externo e/ou interno, reduzindo as taxas de incontinência fecal e melhorando a qualidade de vida para essas mulheres; a USEA também tem um papel no seguimento do reparo após o reparo perineal, na avaliação de lesão residual e no manejo de futuras gestações.

A USEA é útil na seleção de pacientes com incontinência fecal que poderiam se beneficiar de reabilitação, no sentido de que a eficácia da reabilitação se relaciona de modo inversamente proporcional à extensão e gravidade das lesões.[13] Hemorroidectomia, fistulectomia, fistulotomia, dilatação anal ou esfincterotomias podem ser causa de incontinência fecal em função de lesão no esfíncter anal. A gravidade clínica da incontinência fecal após cirurgia anorretal se relaciona com as características observadas ao USEA.

Referências Bibliográficas

1. Keating JP, Stewart PJ, Eyers AA, Warner D, Bokey EL. Are special investigations of value in the management of patients with fecal incontinence? Dis Colon Rectum. 1997; 40:896-901.
2. Santoro GA, Wieczorek AP, Dietz HP, Mellgren A, Sultan AH, Shobeiri SA, Stankiewicz A, Bartram C. State of the art: an integrated approach to pelvic floor ultrasonography. Ultrasound Obstet Gynecol 2011;37:381-396.
3. Groenendijk AG, Birnie E, Boeckxstaens GE, Roovens JP, Bonsel GJ. Anorectal function testing and anal endosonography in the diagnostic work-up of patients with primary pelvic organ prolapse. Gynecol Obstet Invest 2009; 67: 187-194.
4. Groenendijk AG, Birnie E, de Blok S, Adriaanse AH, Ankum WM, Roovens JP, Bonsel GJ. Clinical-decision taking in primary pelvic organ prolapse; the effects of diagnostic tests on treatment selection in comparison with a consensus meeting. Int Urogynecol J 2009; 20: 711-719.
5. Abdool Z, Sultan AH, Thankar R. Ultrasound imaging of the anal sphincter complex: a review. Br J Radiol 2012;85:865-875.
6. Santoro GA, Fortling B. The advantages of volume rendering in three-dimensional endosonography of the anorectum. Dis Colon Rectum 2007; 50: 359-368.
7. Santoro GA, Di Falco G. Endoanal and endorectal ultrasonography: methodology and normal pelvic floor anatomy. In: Pelvic floor disorders imaging and a multidisciplinary approach to management. Santoro GA, Wieczorek AP, Bartram C (eds), Springer Verlag Italia 2010, 91-102.
8. Santoro GA, Sultan AH. Pelvic floor anatomy and imaging. Sem Colon Rectal Surg 2016; 27: 5-14.
9. Haylen BT, de Ridder D, Freeman RM, Swift SE, Berghmans B, Lee J, et al. An International Urogynecological Association (IUGA)/International Continence Society (ICS) joint report on the terminology for female pelvic floor dysfunction. Int Urogynecol J 2010; 21: 5-26.
10. Santoro GA. Which method is best for imaging of anal sphincter defects? Dis Colon Rectum 2012;55:646-652.
11. Bliss DZ, Mellgren A, Whitehead WE, Chiarioni G, Emmanuel A, Santoro GA, et al. Assessment and conservative management of faecal incontinence and quality of life in adults. In: Abrams P, Cardozo l, Khoury S, Wein A (eds.). 5th International Consultation on Incontinence. Chapter 16, page 1443-1486. Paris: ICUD-EAU.2013.
12. Sultan AH, Kamm MA, Hudson CN, Thomas JM, Bartram CI. Anal sphincter disruption during vaginal delivery. N Engl J Med 1993; 329: 1905-1911.
13. Pucciani F, Raggioli M, Gattai R. Rehabilitation of fecal incontinence: what is the influence of anal sphincter lesions? Tech Coloproctol 2013; 17: 299-306.

18 Abordagem da Lesão Aguda dos Esfíncteres Anais

Sergio Eduardo Alonso Araujo
Victor Edmond Seid
Arceu Scanavini Neto
Sidney Klajner

Introdução e Importância

As lesões do esfíncter anal de origem obstétrica podem levar a incontinência anal, fístula retovaginal e dor crônica.

As lesões do esfíncter anal de origem obstétrica ocorrem por meio de laceração perineal obstétrica ou ainda facilitada por episiotomia no momento do parto vaginal. Representam o fator de risco mais conhecido, mais previsível e potencialmente tratável para o aparecimento da incontinência fecal após o parto vaginal.

As lesões dos esfíncteres anais de origem obstétrica podem ser diagnosticadas no momento do parto ou posteriormente (lesões ocultas), geralmente por meio de investigação especializada (ultrassonografia endoanal). Estima-se que as lesões agudas dos esfíncteres anais durante o parto vaginal ocorra entre 3 e 18% dos casos .

Ainda que a ocorrência de lesões ocultas de origem obstétrica seja significativamente maior do que as lesões diagnosticadas, persistem muitas controvérsias acerca do manejo da lesão aguda dos esfíncteres anais de origem obstétrica.

Sobre as lesões ocultas (as quais não são o foco deste capítulo), até recentemente, antes do advento da ultrassonografia endoanal, estas eram confundidas com uma possível neuropatia pélvica de origem obstétrica. Lesões ocultas do esfíncter anal são diagnosticadas em até 35% de mulheres primíparas e verifica-se uma evidente associação entre defeitos ultrassonográficos e incontinência anal. O que finalmente sela a importância dessas lesões é que, até hoje, ainda não se sabe qual parcela das assim chamadas lesões ocultas do aparelho esfincteriano podem ou não ser previamente identificadas pelo médico obstetra.

Há alguma evidência de que enfermeiras obstetrizes e médicos em treinamento, por vezes responsáveis principais pela condução da via de parto vaginal, têm conhecimento insuficiente acerca da anatomia normal ou alterada da região perineal. Inconsistência no diagnóstico das roturas perineais de diversos graus leva a manejo inadequado das lesões anais

de origem obstétrica. Como resultado, reforça-se a importância sobre o adequado manejo dos casos com suspeita ou confirmação diagnóstica da lesão dos esfíncteres anais de origem obstétrica.

Quando a lesão dos esfíncteres anais ocorre, mas não é diagnosticada, a incidência de incontinência anal atinge 100% das mulheres. Mesmo quando a lesão é diagnosticada e reparada, a ocorrência de incontinência anal pode chegar a 50% dos casos.

As causas para os resultados subótimos após o reparo de lesões dos esfíncteres anais de origem obstétrica persistem incompletamente esclarecidas. As variações nos desfechos parecem provir de diferentes formas de diagnóstico, de reparo e sobretudo para a avaliação do resultado funcional. Diante da alta probabilidade de se enfrentar um resultado subótimo, há consenso de que as lesões dos esfíncteres anais de origem obstétrica sejam tratadas por cirurgiões coloproctologistas.

Diagnóstico Clínico

O parto vaginal tipo fórcipe e a realização de episiotomia mediana (em oposição à episiotomia mediolateral) representam os fatores de risco conhecidos para a ocorrência de lesão esfincteriana. O maior tamanho ou peso do feto e a idade materna mais avançada também contribuem para maior risco de lesão esfincteriana durante o parto vaginal.

Todas as mulheres, durante o parto vaginal, devem ser cuidadosamente examinadas à procura de lesões vaginais ou perineais. Para as mulheres portadoras de lacerações menos superficiais, cabe uma avaliação sistemática do aparelho esfincteriano com o objetivo de se descartar uma lesão anorretal. Essa inspeção deve incluir uma avaliação do períneo, da parede vaginal posterior e a procura por uma lesão intrarretal mesmo na ausência de qualquer alteração perineal (Figura 18.1).

A classificação da Organização Mundial da Saúde (OMS) deve ser empregada para qualificar a lesão obstétrica dos

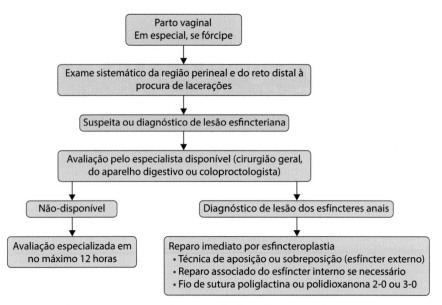

Figura 18.1. Algoritmo assistencial para o manejo da lesão aguda do esfíncter anal.

esfíncteres anais. Tradicionalmente, a gravidade das lacerações perineais pós-parto é limitada a quatro graus:

- Grau 1: laceração superficial da vagina ou da pele da região perineal;
- Grau 2: laceração da musculatura vaginal;
- Grau 3: laceração completa ou incompleta do músculo esfíncter externo do ânus;
- Grau 4: laceração que atravessa os músculos externo e interno do ânus e atinge a luz do reto. A modificação proposta por Sultan e colaboradores foi adotada pela OMS. Nessa classificação, a laceração perineal grau 3 foi dividida em três graus. Os graus de laceração 3a (compreendem < 50% da espessura do esfíncter externo) e 3b (laceração em > 50% da espessura do esfíncter externo) cursam com melhor prognóstico do que o grau 3c (laceração que envolve os esfíncteres externo e interno), o qual se comporta de forma mais similar a uma laceração perineal de grau 4 (laceração 3c + ruptura da anoderme).

O exame de toque deve ser bidigital. A rotura esfincteriana é percebida como uma falha na musculatura esfincteriana. No entanto, essa falha pode ser mais sutil com o paciente sob efeito do bloqueio epidural.

O emprego de um método diagnóstico complementar para a lesão dos esfíncteres anais de origem obstétrica só se justifica para o caso de dúvida diagnóstica. A ocorrência de uma laceração perineal suspeita demanda imediata exploração pelo cirurgião especialista (cirurgião geral, do aparelho digestivo ou coloproctologista) e, por si só, deve ser suficiente para o adequado diagnóstico e reparo esfincteriano.

Tratamento

O reparo imediato das lesões dos esfíncteres anais imediatamente após o parto vaginal é importante para minimizar o risco de ocorrência de incontinência anal.

Mais apropriadamente, o reparo deve ser realizado imediatamente após o parto, no mesmo ato anestésico, desde que o especialista esteja presente. Se for necessário, ele pode ser postergado por até 12 horas sem evidente prejuízo enquanto o profissional especializado se apresenta.

Quanto à técnica cirúrgica, o reparo do músculo esfíncter externo do ânus deve incluir a bainha aponeurótica com o objetivo de diminuir o risco de separação do reparo. Existem muito poucas evidências acerca dos resultados imediatos e tardios quando se considera a comparação entre as técnicas de esfincterolastia por sobreposição (*overlapping technique*) e a esfincteroplastia por aposição. Os resultados após 36 meses indicam que não há diferença significativa entre os resultados funcionais após as duas técnicas, porém esse resultado precisa ser comprovado por estudos maiores.

Há algumas preocupações acerca da técnica de esfincteroplastia por sobreposição. Uma delas resulta do fato de que essa técnica necessita de uma dissecção maior do que a técnica de aposição. Além disso, há alguma evidência de que os resultados da esfincteroplastia pós-sobreposição se deteriorem com o passar do tempo e especula-se se a técnica em si contribui ou não para essa ocorrência. Mesmo assim, é possível que a técnica de sobreposição ganhe a preferência da maioria dos coloproctologistas, pois representa a opção técnica mais frequentemente empregada na correção tardia da incontinência anal de origem obstétrica ou traumática não-obstétrica.

Associadamente ao reparo do esfíncter externo do ânus, o músculo esfíncter interno do ânus deve sempre ser tentado.

No que se refere ao tipo de fio ou material de sutura a ser empregado, não há ensaios randomizados que identifiquem o melhor material de sutura a ser empregado. Desse modo, as opções que incluem a poliglactina 2-0 ou a polidioxanona 2-0 ou 3-0 são as mais frequentemente escolhidas. Alguns cirurgiões preferem o emprego de fios inabsorvíveis para o reparo dos esfíncteres anais. Particularmente, favorecemos o emprego da poliglactina 2-0 ou 3-0. Essa opção mantém a força tênsil do reparo por um período de 2 a 3 semanas, sendo completamente absorvida por hidrólise em até 70 dias.

Devido ao fato de que a ocorrência de infecção de sítio cirúrgico tema como desfecho mais comum a deiscência do reparo muscular, a antibioticoterapia de amplo espectro representa a opção mais frequentemente escolhida pela maior dos cirurgiões. Não há, para o caso do reparo esfincteriano, novamente, evidência proveniente de ensaio randomizado comparando opções de antibioticoprofilaxia ou de antibioticoterapia.

Não existe evidência que subsidie o emprego sistemático da derivação fecal para o manejo da lesão dos esfíncteres anais de origem obstétrica. Maior morbidade e duração da internação hospitalar estão sabidamente associadas ao emprego da colostomia de proteção. No entanto, seu emprego seletivo pode estar contemplado com base nos mesmos argumentos que justificam a antibioticoterapia para os casos de diagnóstico tardio associados a lesões da mucosa anal ou retal. Nesses casos de diagnóstico tardio da lesão esfincteriana, a infeção da laceração associada à celulite local acaba por ser o achado principal que leva à necessidade de derivação fecal concomitante com o reparo esfincteriano.

No período pós-operatório, os cuidados locais objetivam maximizar a higiene da ferida operatória. Associadamente, laxantes osmóticos ou irritativos são frequentemente empregados, de preferência, aos laxantes formadores de bolo fecal, devido à maior eficácia dos primeiros.

O algoritmo da Figura 18.1 ilustra o manejo da lesão aguda do esfíncter anal.

Referências Bibliográficas

1. Andrews V, Thakar R, Sultan AH. Structured hands-on training in repair of obstetric anal sphincter injuries (OASIS): an audit of clinical practice. Int Urogynecol J Pelvic Floor Dysfunct. 2009 Feb;20(2):193–9.
2. Buppasiri P, Lumbiganon P, Thinkhamrop J, Thinkhamrop B. Antibiotic prophylaxis for third- and fourth-degree perineal tear during vaginal birth. Cochrane Database Syst Rev. 2014;(10):CD005125.
3. Coats PM, Chan KK, Wilkins M, Beard RJ. A comparison between midline and mediolateral episiotomies. Br J Obstet Gynaecol. 1980 May;87(5):408-12.
4. Fernando RJ, Sultan AH, Kettle C, Thakar R. Methods of repair for obstetric anal sphincter injury. Cochrane Database Syst Rev. 2013;(12):CD002866.
5. Sultan AH, Thakar R. Lower genital tract and anal sphincter trauma. Best Pract Res Clin Obstet Gynaecol. 2002 Feb;16(1):99-115.
6. Williams A, Adams EJ, Tincello DG, Alfirevic Z, Walkinshaw SA, Richmond DH. How to repair an anal sphincter injury after vaginal delivery: results of a randomised controlled trial. BJOG Int J Obstet Gynaecol. 2006 Feb;113(2):201-7.

19 Investigação e Tratamento da Incontinência Fecal: Análise Crítica

Arceu Scanavini Neto
Sergio Eduardo Alonso Araujo
Victor Edmond Seid

A incontinência fecal é condição debilitante e acomete de 2 a 20% da população. Atinge, em determinadas populações, como mulheres idosas internadas, até 50%, sendo inclusive motivo de internação em casas de apoio para idosos.[1,2]

Investigação

- Questionários de gravidade e qualidade de vida;
- História obstétrica;
- Histórico de cirurgia anorretal;
- Histórico de radioterapia pélvica;
- Exame físico: procurar intussuscepção, proctite actínica, incisões, deformidade (ânus em fechadura), dermatite, avaliar o tônus.

Eletromanometria Anorretal

A ocorrência de lesões esfincterianas assintomáticas atinge até 20% de pacientes em estudos transversais. Desse modo, nem toda lesão deve ser corrigida. O estudo de eletromanometria anorretal em paciente com incontinência fecal deve ser utilizado tanto com o intuito de documentar a queixa do paciente em termos quantitativos como para comparar os achados manométricos aos dos exames de imagem, isto é, para a análise qualitativa.[3] Embora pobre, atinja cerca de 60 e 55% para lesões no esfíncter interno e no externo respectivamente, a correlação entre a manometria de alta resolução e a ultrassonografia endorretal deve ser estimulada.[4]

A manometria também permite a diferenciação de uma paciente com urgeincontinência (hipersensibilidade) de outra com incontinência passiva ou de transbordamento (hiposensibilidade), e tal achado tem importante valor prognóstico em relação ao tratamento com *biofeedback*.

Defecografia ou Defecoressonância ou Ultrassonografia Endorretal Tridimensional com Fase Evacuatória

É exame de escolha para avaliação de pacientes com incontinência fecal. Como sabemos, o achado de intussuscepção em paciente que apresente incontinência fecal abre possibilidade para que, caso não se encontre demais causas anatomicamente corrigíveis, se avalie a indicação de realização de tratamento dirigido, pois, em algumas séries, a chance de melhora da queixa de incontinência pode chegar a 80%.[5,6]

A escolha do método depende da disponibilidade do serviço. Em nosso meio, há a defecorressonância e a ultrassonografia endorretal tridimensional, mas a defecografia ainda tem maior abrangência e consideramos ser ótima opção.[7]

Ultrassonografia Endoanal (Capítulo 6)

Como já pontuamos, é o melhor teste para avaliação de danos esfincterianos e permite avaliação de diversas outras informações tais como integridade do músculo puborretal e corpo perineal . É, portanto, o exame de escolha para pacientes com incontinência fecal e deve ser utilizada na forma multimodal, com as várias vias de acesso: endoana; endovaginal; e transperineal.

Tratamento

Tentaremos resumir no algoritmo a seguir (Figura 19.1) nossa sugestão para o tratamento da incontinência fecal, mas abordaremos alguns pontos específicos, especialmente em relação ao tratamento clínico.

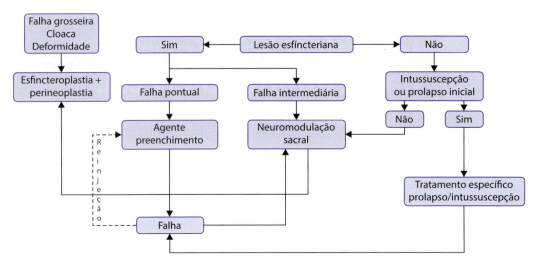

Figura 19.1. Algoritmo de tratamento cirúrgico. Obs.: paciente sem condição clínica para realizar procedimentos mais complexos. Considerar plugue, cerclagem e colostomia.

Orientação dietética

Avaliar sensibilidades específicas de cada paciente, conforme entrevista dirigida de nutrologista ou nutricionista.

Paciente com superposição de sintomas com Síndrome do Intestino Irritável, manejo apropriado pode ser tentado com indicação de dieta FODMAP.[8]

Medicamentos[9]

- Suplementação com fibra (Psyllium);
- Loperamida;
- Carbonato de Cálcio;
- Amitriptilina.[9,10]

Reabilitação

Biofeedback com melhores resultados, especialmente para o grupo com urgeincontinência, é opção que faz parte da abordagem conservadora e obrigatória que deve ser tentada, antecedendo proposta cirúrgica.

Referências Bibliográficas

1. Madoff RD, Parker SC, Varma MG, Lowry AC. faecal incontinence in adults. Lancet. 2004;364:621-632.
2. Brown hW, Wexner SD, Segall MM, Brezoczky Kl, Lukacz ES. Accidental bowel leakage in the mature women's health study: prevalence and predictors. Int J Clin Pract. 2012;66:1101-1108.
3. Diamant NE, Kamm MA, Wald A, et al. AGA technical review on anorectal testing techniques. Gastroenterology 1999 Mar; 116(3):735-60.
4. Vitton V, Ben Hadj Amor W, Baumstarck K, Behr M, Bouvier M, Grimaud JC. Comparison of three-dimensional high-resolution manometry and endoanal ultrasound in the diagnosis of anal sphincter defects. Colorectal Dis. 2013;15(10):e607-11.
5. Consten EC, van Iersel JJ, Verheijen PM, Broeders IA, Wolthuis AM, D'Hoore A. Long-term outcome after laparoscopic ventral mesh rectopexy: an observational study of 919 consecutive patients. Ann Surg. 2015 Nov;262(5):742-7.
6. Gosselink MP, Adusumilli S, Gorissen KJ, Fourie S, Tuynman JB, Jones OM, Cunningham C, Lindsey I. Laparoscopic ventral rectopexy for fecal incontinence associated with high-grade internal rectal prolapse. Dis Colon Rectum. 2013 Dec;56(12):1409-14.
7. Mellgren A, Bremmer S, Johansson C, Dolk A, Udén R, Ahlbäck SO, Holmström B. Defecography. Results of investigations in 2,816 patients. Dis Colon Rectum. 1994 Nov;37(11):1133-41.
8. Marsh A, Eslick EM, Eslick GD. Does a diet low in FODMAPs reduce symptoms associated with functional gastrointestinal disorders? A comprehensive systematic review and meta-analysis. Eur J Nutr. 2016 Apr;55(3):897-906.
9. Ehrenpreis ED, Chang D, Eichenwald E. Pharmacotherapy for fecal incontinence: a review. Dis Colon Rectum. 2007 May;50(5):641-9.
10. Santoro GA, Eitan BZ, Pryde A, Bartolo DC. Open study of low-dose amitriptyline in the treatment of patients with idiopathic fecal incontinence. Dis Colon Rectum. 2000 Dec;43(12):1676-81.

20 Assistência em Fisioterapia na Incontinência Fecal

Andreia Maria de Lima Oliveira

Introdução

A incontinência fecal (IF) é um distúrbio anorretal definido como perda involuntária de fezes (líquidas ou sólidas), incluindo também a perda de gases, por pelo menos 3 meses em indivíduos acima de 4 anos de idade. Sua prevalência é de 5 a 15% da população geral adulta e acomete mais as mulheres. No entanto, cerca de 25% dos pacientes não relatam aos médicos sua IF, o que elevaria possivelmente esse índice. Esta condição pode causar restrições na vida social, em consequência de irregularidade dos hábitos intestinais, a necessidade de sempre localizar um banheiro, odor, medo e vergonha; problemas psicológicos, ansiedade, depressão e baixa autoestima e problemas na vida sexual.[1,2]

O sistema de continência inclui a influência complexa entre os músculos do assoalho pélvico, os esfíncteres (interno e externo), comprimento retal, aspecto das fezes e atividade cognitiva. A insuficiência de um ou mais desses elementos ou a falha dos mecanismos compensatórios podem impactar na continência total de fezes e flatos. As causas mais comuns que acarretam a incontinência fecal são as de causas estruturais como as lesões obstétricas, que muitas vezes vão além da ruptura do músculo, afetando também o nervo pudendo provocando estiramento, compressão ou lesão isquêmica desse nervo; e cirurgias anorretais (hemorroidectomia, fístulas, esfincterotomia, radiações pélvicas, entre outras); e as causas não estruturais que incluem diarreia de diferentes origens como colite infecciosa, síndrome do intestino irritável, pós-colecistectomia e efeitos colaterais de medicamentos. Estudos mostram que a IF é mais frequente no sexo feminino, além disso, algumas incapacidades físicas ou cognitivas, idade avançada, diabetes e depressão são fatores preditivos para essa incontinência.[3-5]

A IF é classificada como incontinência passiva, incontinência de urgência ou a associação entre a passiva e a urgência. Pacientes com incontinência de urgência têm a sensação do desejo de evacuar, mas não consegue chegar ao banheiro a tempo. Já os pacientes com IF passiva têm ausência ou diminuição da sensação do desejo de evacuar antes do episódio de incontinência.[2,6,7]

A gravidade da IF é analisada segundo a classificação de Vaizey, esse sistema abrange itens quantitativos e qualitativos, com pontuações variando de 0 (continência completa) a 24 (incontinência total).[8]

Embora nem todas as investigações sejam necessárias para todos os pacientes, os exames complementares utilizados para definir o mecanismo fisiopatológico são: manometria anorretal; endosonografia anal; defecografia; ressonância nuclear magnética (RNM) da pelve; testes neurofisiológicos (latência motora terminal do nervo pudendo e eletroneuromiografia).[1,2,9-11]

O histórico do paciente, juntamente com uma avaliação física, fornece subsídios para identificar clinicamente déficits significativos do pavimento pélvico e, com isso, escolher a opção mais adequada de tratamento.[9]

História Clínica

É realizada uma anamnese cuidadosa, abordando os sintomas da IF, em relação ao início, duração, tipo de incontinência, consistência das fezes (sólida, líquida ou sujidade), presença de constipação, prolapso retal, incontinência urinária, relação dos alimentos ingeridos com a incontinência e o impacto sobre as tarefas sociais e qualidade de vida.[2,3,10] Devem ser investigadas também, doenças associadas (diabetes melito, acidente vascular encefálico (AVE), doença da medula espinhal, doença de Parkinson e doenças inflamatórias do intestino infecciosa, isquêmica ou radiológicas), uso de medicações, história obstétrica, cirurgias hemorroidária e perianal.[12] O uso de um diário de intestino pode ser útil para identificar os números de episódios de incontinência e consistência das fezes perdidas, colaborando, assim, para a condução do tratamento.[13,14]

Exame Físico

Fundamental na avaliação de um paciente com IF, este exame se baseia na inspeção e toque retal.

A inspeção da região perineal pode revelar cicatrizes, sujidade, prolapsos retais, hemorroidas, fístulas, fissuras, deformidades e dermatites.[15,16] Ainda na inspeção, deve-se incluir a averiguação do reflexo anocutâneo, que consiste em estimular a pele perianal, ocorrendo uma contração do esfíncter anal externo do ânus.[10,17]

O toque retal digital avalia o grau de contração anal voluntária, podendo revelar a fraqueza do esfíncter anal externo e do músculo puborretal, pressão de repouso e pressão de contração, impactação de fezes, presença de dissinergia quando simulada a defecação.[8,18]

A classificação de força muscular do esfíncter anal externo e do músculo puborretal pode ser avaliada pela pontuação de Oxford modificada (Tabela 20.1), variando de 0 (ausência de resposta muscular) a 5 (contração forte). Na mulher, também é possível investigar a musculatura do assoalho pélvico via exame vaginal.[15,19,20]

Avaliação da Qualidade de Vida

A categorização da gravidade da IF é relevante para fins de avaliação e comparabilidade durante o processo de tratamento. Os recursos de classificação frequentemente utilizados e validados para a IF são fundamentados principalmente em parâmetros subjetivos. As escalas mais utilizadas são: Cleveland Clinic Florida Fecal Incontinence Score (CCF-Fl); Fecal Incontinence Severity Index (FISI); Fecal Incontinence Quality of Life Scale (FIQL).[1,3]

O questionário FIQL foi traduzido para a língua portuguesa, adaptado ao meio cultural e tornou-se validado para avaliação da qualidade de vida na incontinência anal. É composto por 29 questões divididas em quatro âmbitos: estilo de vida comportamento; depressão; e constrangimento. Sua escala varia de 1 a 4 com exceção das questões 1 e 4 que variam de 1 a 5 e 1 a 6 respectivamente.[21,22]

Juntamente com a história clínica e a avaliação física, os exames de imagens e testes diagnósticos complementares auxiliam com uma grande quantidade de informações importantes para adquirir mais conhecimento sobre a etiologia, diagnóstico e conduta em relação ao tratamento de incontinência fecal.[11,22,23]

Tratamento

Para o tratamento adequado, é necessário detectar os mecanismos responsáveis pela IF, além de identificar a expectativa do paciente em relação ao tratamento.

Na atualidade, diversas variedades terapêuticas têm sido desenvolvidas para o tratamento da IF e envolvem três níveis: tratamento conservador; minimamente invasivo; e tratamento cirúrgico. As modalidades conservadoras são indicadas antes de qualquer tratamento cirúrgico.[1,24]

Conservador

O tratamento conservador é definido como qualquer técnica não cirúrgica e é considerado como primeiro nível na gestão de tratamento em IF, podendo melhorar cerca de 60% dos sintomas causados por esse distúrbio anorretal. As intervenções conservadoras incluem terapia comportamental que envolve controle da dieta, uso de medicamentos e mudanças

Tabela 20.1. Escala de Oxford Modificada[20]

P	Grau 0	Ausência de contração dos músculos perineais
	Grau 1	Esboço de contração muscular não sustentada
	Grau 2	Presença de contração de pequena intensidade, mas que se sustenta
	Grau 3	Contração sentida com um aumento de pressão intravaginal, que comprime os dedos do examinador, havendo pequena elevação da parede vaginal posterior
	Grau 4	Contração satisfatória, que aperta os dedos do examinador, com elevação da parede vaginal posterior em direção à sínfise púbica
	Grau 5	Contração forte, compressão firme dos dedos do examinador com movimento positivo em relação à sínfise púbica
E		*Endurance* (manutenção de contração): é uma função do tempo (em segundos) — em que a contração voluntária é mantida e sustentada (ideal mais de 10 segundos), sendo o resultado da atividade de fibras musculares lentas
R		*Repetition* (repetição das contrações mantidas): número de contrações com duração satisfatória (5 segundos) que a paciente consegue realizar após período de 4 segundos de repouso entre elas; o número conseguido sem comprometimento da intensidade é anotado
F		*Fast* (número de contrações rápidas): medida da contratilidade das fibras musculares rápidas determinada após 2 minutos de repouso. Anota-se o número de contrações rápidas de 1 segundo (até 10 vezes).
E		*Every contractions timed*: medida do examinador para monitorar o progresso da paciente por meio da cronometragem de todas as contrações
C		
T		

de estilo de vida (gerenciamento do intestino) e a reabilitação do assoalho pélvico.[1]

O controle da dieta busca evitar alimentos e líquidos como cafeína, vegetais, álcool, laticínios especialmente em pessoas com intolerância à lactose, alimentos gordurosos, oleosos e picantes, estes podem agravar vazamentos de fezes ou evacuações frequentes. O uso de fibras alimentares ou solúvel e mucilagem na dieta também pode melhorar a consistência das fezes, mesmo que a prática ainda não tenha sólido embasamento científico.[13,16]

Os medicamentos loperamida, amitriptilina e clonidina atualmente são utilizados com eficácia no tratamento de IF, influenciando na consistência e volume das fezes, retardo de tempo de trânsito e regularizando o tempo de defecação.[7,25-29]

É possível orientar o paciente a estabelecer um provável padrão e frequência evacuatória a fim de restringir os eventos de incontinência e recomendar uma postura adequada durante a evacuação, evitando esforços desnecessários.[29,30]

Estratégia fisioterapêutica

A reabilitação do assoalho pélvico aborda diferentes técnicas terapêuticas, incluindo tratamento muscular do assoalho pélvico (TMAP), *biofeedback* e estimulação elétrica. Essas técnicas de reabilitação podem ser utilizadas independentes ou combinadas, produzindo o melhor resultado para o paciente. São de extrema importância a reeducação do estilo de vida, a ingestão de líquido e as intervenções dietéticas, isoladamente ou em conjunto com as abordagens de reabilitação do pavimento pélvico. No entanto, é notável que há melhores resultados na realização em conjunto.[30]

O tratamento fisioterapêutico tem como finalidade a melhora da propriocepção perineral, tônus, coordenação e força, promovendo também mobilidade aos tecidos.

Treinamento muscular do assoalho pélvico

O treinamento do músculo do assoalho pélvico e do esfíncter é sugerido como tratamento conservador para melhora da incontinência fecal, com exercícios que aumentem a força, a resistência e a coordenação.[31]

Os exercícios baseiam-se na consciência da musculatura, contração muscular isolada, relaxamento, exercícios em cadeias musculares funcionais e integradas às atividades diárias. No entanto, estudos mostram maior eficácia ao se trabalhar com outras musculaturas, com atenção principal ao transverso do abdome associado ao assoalho pélvico. Esses exercícios consistem em instruções verbais e táteis, voltadas às contrações repetidas da musculatura do assoalho pélvico e do esfíncter, utilizando exercícios de Kegel, com contrações voluntárias máximas sustentadas, contrações sustentadas submáximas e contrações rápidas.[1,30-33]

O programa de exercício é direcionado e adaptado aos tipos de fibras de contrações lentas tipo I (resistência) e fibras de contrações rápidas tipo II (força e velocidade). Pacientes são orientados a realizar os treinos em diversas posições, durante alguns exercícios físicos e em casa, além de quando hábeis, devem praticar os exercícios em suas atividades de vida diária e suas progressões.[34,35]

Biofeedback

Em 1974, Engel, Nikoomanesh e Schuster (apud low Ghahramani L, et al., 2016), retraram pela primeira vez o *biofeedback* para incontinência fecal.[36]

O *biofeedback* é uma terapia que fornece o monitoramento por aparelhos das respostas fisiológicas que o paciente é incapaz de reproduzir sozinho. Oferece melhores consciência e compreensão, com o objetivo de aumentar força, resistência do assoalho pélvico, isolamento de contração da musculatura do assoalho pélvico, contração voluntária do esfíncter anal externo, em resposta à inibição do reflexo do esfíncter anal interno quando o reto for preenchido. Outras técnicas do *biofeedback* associadas a um balão retal são utilizadas para treino de sensibilidade.[37,38] Inúmeros estudos apontam o tratamento com *biofeedback* à terapia de 1ª linha para incontinência fecal.[36]

Alguns estudos indicam que o *biofeedback* associado ao treino muscular do assoalho pélvico e a eletroestimulação é mais eficaz em pacientes com incontinência fecal do que o uso das técnicas isoladamente. No entanto, o tratamento com *biofeedback* contribui na melhora quando utilizado separadamente.[39]

Os tipos de *biofeedback* comumente utilizados em tratamentos para IF incluem: uso de eletrodo eletromiográfico intra-anal, de superfície ou dispositivo de pressão manométrico que exibem sinais visuais e/ou sonoros para uma tela de computador de acordo com a movimentação da musculatura perianal e tem como objetivo o treinamento da consciência, força e resistência da musculatura por meio dos exercícios de kegel. O segundo tipo envolve o treino de sensibilidade, em caso de hipossensibilidade retal, o tratamento é voltado para que o paciente possa discriminar insuflações repetidas de um balão intra-anal em volumes progressivamente mais baixos, com o objetivo de o paciente perceber sensações das fezes no reto a tempo de encontrar um banheiro, ou realizar a contração anal para atrasar a evacuação indesejada.

Na hipersensibilidade retal, a distensão progressiva do balão retal é realizada progressivamente para ensinar ao paciente tolerar sensações de urgências. O terceiro tipo utiliza-se de um sistema de três balões (um de distensão do reto, o segundo e o terceiro balões registram pressões menores no canal anal) e tem como objetivo treinar a contração do esfíncter anal externo após o estímulo de distensão retal. Desse modo, a contração do esfíncter anal externo é capaz de neutralizar o relaxamento do esfíncter anal interno.[38,40,41]

Segundo Probst e colaboradores (2010), no treino com *biofeedback*, a contração deve ser mantida de 10 a 20 segundos, com ciclos de relaxamento de 20 a 30 segundos e a sessão não deve ultrapassar 30 minutos.[31] Mas vale resaltar que protocolos de tratamento para a aplicabilidade dessa técnica não são padronizados entre os estudos publicados; no entanto, o programa deve ser individualizado com base na avaliação de cada indivíduo.

Eletrestimulação

A estimulação elétrica é mais uma técnica que tem sido indicada para incontinência fecal. Esta estimulação recruta passivamente, por meio da corrente elétrica os músculos do assoalho pélvico, os esfíncteres e o suporte nervoso que o seguem. Tem como objetivo reeducar os músculos do assoalho pélvico, fornecer consciência proprioceptiva, melhorar função muscular, aumentar resistência de contração do músculo estriado com foco no esfíncter anal externo, facilitar o recrutamento de fibras musculares e aumentar a densidade capilar concedendo mais fluxo sanguíneo que suporte o funcionamento eficaz das fibras lentas.[30,31]

A eficácia da eletroestimulação depende de vários fatores que englobam o tipo de corrente utilizada, parâmetros do estimulo elétrico, largura de pulso, resistência elétrica, frequência da corrente e modo de aplicações dos eletrodos.[40]

A eletrestimulação pode ser aplicada por meio de eletrodo de superfície ou sonda intra-anal e com parâmetros de estimulação de diferentes protocolos de tratamentos. Os locais aplicados são via anal, em região de nervo tibial posterior e em região sacral. A estimulação por via anal é mais coerente quando o suprimento nervoso está íntegro, é possível maior clareza do músculo a ser trabalhado, indicada para diminuição de percepção e fraqueza muscular perineal. Abrange a frequência de 40 a 50 Hz com duração de 20 minutos.[30,31] Na técnica de estimulação transcutânea em nervo tibial posterior, é utilizada a corrente de baixa frequência, estimulando as fibras e gerando impulsos nervosos aferentes ao complexo nervoso sacral, promovendo uma via de neuromodulação no reto e esfíncteres anais.[42] Aplicam-se dois eletrodos de superfície, colocados no trajeto do nervo, um eletrodo posicionado próximo ao maléolo medial e o outro aproximadamente 10 centímetros acima, na região do ventre do músculo. Os parâmetros utilizados preconizam o limiar sensitivo, com corrente de baixa frequência de 10 a 20 Hz e largura de pulso de 200 a 250 µs.[39,43]

Na aplicação da estimulação em região sacral, os estudos mostram que sua possível vantagem de uso é a aproximação da via ao nervo, isso pode restringir a probabilidade de dissipação da corrente, aumentando, assim, a sua eficácia. O local da colocação do eletrodo de superfície é em região de S3 em paralelos e, nesse estudo, os parâmetros utilizados incluem a frequência de 10 Hz e largura de pulso de 200 µs. Entretanto, não há comprovação em estudos afirmando que a estimulação em região sacral é mais eficiente que em nervo tibial posterior.[44]

De maneira geral, a corrente de baixa frequência é dominantemente utilizada entre os estudos, apesar de a corrente de média frequência ser empregada recentemente, com parâmetros ainda não muito padronizados entre os estudos.

O uso da eletrestimulação é contraindicado principalmente em paciente com denervação completa do assoalho pélvico, portadores de marca-passos e grávidas.[42]

Considerações Finais

A reabilitação pélvica incluindo terapia comportamental, treinamento do assoalho pélvico, *biofeedback* e eletrestimulação é eficaz no gerenciamento da incontinência fecal, no entanto são necessários uma boa avaliação e diagnóstico para o direcionamento do melhor tratamento. É importante resaltar que a motivação e a capacidade cognitiva estão diretamente associadas à conquista do resultado do tratamento.

Observa-se, em alguns estudos, que, quando agregam-se as terapias eletrestimulação e *biofeedback*, por exemplo, o resultado é mais eficaz. No entanto, ainda não foi possível constatar em estudos, de forma concludente, que o índice de melhora seria mais elevado se houvesse uma combinação mais ampla de terapias, entre treinamento muscular do assoalho pélvico, *biofeedback* e eletrestimulação.

São necessários, para estabelecer o adequado papel da reabilitação, mais estudos com bons resultados e mais protocolos de tratamentos eficazes.

Referências Bibliográficas

1. Benezech A, Bouvier M, Vitton V. Faecal incontinence: current knowledges and perspectives. World J Gastrointest Pathophysiol. 2016 Feb 15;7(1):59-71.
2. Rao SSC, Bharucha AE, Chiarioni G, Felt-Bersma R, Knowles C, Malcolm A, et al. Anorectal disorders. Gastroenterology 2016 May;150:1430-42.
3. Alavi K, Chan S, Wise P, Kaiser AM, Sudan R, Bordeianou L. Fecal incontinence: etiology, diagnosis, and management. J Gastrointest Surg. 2015 Oct;19(10):1910-21.
4. Kang HW, Jung HK, Kwon KJ, Song EM, Choi JY, Kim SEet al. Prevalence and predictive factors of fecal incontinence. J Neurogastroenterol Motil. 2012 Jan;18(1):86-93.
5. Bharucha AE, Dunivan G, Goode PS, Lukacz ES, Markland AD, Matthews CA, et al. Epidemiology, pathophysiology, and classification of fecal incontinence: state of the science summary for the National Institute of Diabetes and Digestive and Kidney Diseases (NIDDK) workshop. Am J Gastroenterol. 2015 Jan;110(1):127-36.
6. Whitehead WE, Palsson OS, Simren M. Treating fecal incontinence: an unmet need in primary care medicine. N C Med J. 2016 May-Jun;77(3):211-5.
7. Bharucha AE, Seide BM, Zinsmeister AR. The effects of clonidine on symptoms and anorectal sensorimotor function in women with faecal incontinence. Aliment Pharmacol Ther. 2010 Sep;32(5):681-8.
8. Terra MP, Deutekom M, Dobben AC, Baeten CGMI, Janssen LWM, Boeckxstaens GEE, et al. Can the outcome of pelvic-floor rehabilitation in patients with fecal incontinence be predicted? Int J Colorectal Dis. 2008 Jan; 23:503-511.
9. Van Koughnett JA, Wexner SD. Current management of fecal incontinence: choosing amongst treatment options to optimize outcomes. World J Gastroenterol. 2013 Dec 28;19(48):9216-30.
10. Rao SS. Advances in diagnostic assessment of fecal incontinence and dyssynergic defecation. Clin Gastroenterol Hepatol. 2010 Nov;8(11):910-9.
11. Olson CH. Diagnostic testing for fecal incontinence. Clin Colon Rectal Surg.2014 Sep;27(3):85-90.
12. Townsend MK, Matthews CA, Whitehead WE, Grodstein F. Risk factors for fecal incontinence in older women. Am J Gastroenterol. 2013 Jan;108(1):113-9.
13. Costilla VC, Foxx-Orenstein AE, Mayer AP, Crowell MD. Office-based management of fecal incontinence. Gastroenterol Hepatol (N Y). 2013 Jul;9(7):423-33.
14. Ng KS, Sivakumaran Y, Nassar N, Gladman MA. Fecal Incontinence: Community prevalence and associated factors – a systematic review. Dis Colon Rectum. 2015 Dec;58(12):1194-209.
15. Roos AM, Abdool Z, Thakar R, Sultan AH. Predicting anal sphincter defects: the value of clinical examination and manometry. Int Urogynecol J. 2012 Jun;23(6):755-63.

Seção IV – Incontinência Fecal

16. Duelund-Jakobsen J, Worsoe J, Lundby L, Christensen P, Krogh K. Management of patients with faecal incontinence. Therap Adv Gastroenterol. 2016 Jan;9(1):86-97.

17. Lazarescu A, Turnbull GK, Vanner S. Investigating and treating fecal incontinence: when and how. Can J Gastroenterol. 2009 Apr;23(4):301-8.

18. Muñoz-Yagüe T, Solís-Muñoz P, Ciriza de los Ríos C, Muñoz-Garrido F, Vara J, Solís-Herruzo JA. Fecal incontinence in men: causes and clinical and manometric features. World J Gastroenterol. 2014 Jun 28;20(24):7933-40.

19. Ribeiro AM, Ferreira MN, dos Santos Ribeiro J, Pandochi H, Brito LG. Physical therapy at anal incontinence secondary to sexual abuse. Int J Colorectal Dis. 2015 May;30(5):715-6.

20. Laycock J, Jerwood D. Pelvic floor muscle assessment: the Perfect scheme. Physiotherapy. 2001 Dec;87(12):631-42.

21. Yusuf SAI, Jorge JMN, Habr-Gama A, Kiss DR, Rodrigues JG. Avaliação da qualidade de vida na incontinência anal: validação do questionário FIQL (fecal incontinence quality of life). Arq. Gastroenterol. 2004 Sep;41(3):202-8.

22. Italian Society of Colorectal Surgery (SICCR), Italian Association of Hospital Gastroenterologists (AIGO). Diagnosis and treatment of faecal incontinence: Consensus statement of the Italian Society of Colorectal Surgery and the Italian Association of Hospital Gastroenterologists. Dig Liver Dis. 2015 Aug;47(8):628-45.

23. Unger CA, Weinstein MM, Pretorius DH. Pelvic floor imaging. Obstet Gynecol Clin North Am. 2011 Mar;38(1):23-43.

24. Carter D. Conservative treatment for anal incontinence. Gastroenterol Rep (Oxf). 2014 May;2(2):85-91.

25. Wang JY, Abbas MA. Current management of fecal incontinence. Perm J. 2013Summer;17(3):65-73.

26. Lauti M, Scott D, Thompson-Fawcett MW. Fibre supplementation in addition to loperamide for faecal incontinence in adults: a randomized trial. Colorectal Dis. 2008 Jul;10(6):553-62.

27. Santoro GA, Eitan BZ, Pryde A, Bartolo DC. Open study of low-dose amitriptyline in the treatment of patients with idiopathic fecal incontinence. Dis Colon Rectum. 2000 Dec;43(12):1676-81.

28. Hayden MD, Weiss GE. Fecal incontinence: etiology, evaluation, and treatment. Clin Colon rectal surg. 2011 Mar;24(1):64-70.

29. Allison M. Conservative management of faecal incontinence in adults. Nursing Standard. 2010 Mar;24(26):49-56.

30. Scott KM. Pelvic floor rehabilitation in the treatment of fecal incontinence. Clin Colon Rectal Surg. 2014 Sep;27(3):99-105.

31. Probst M, Pages H, Riemann JF, Eickhoff A, Raulf F, Kolbert G. Fecal Incontinence part 4 of a series of articles on incontinence. Dtsch Arztebl Int 2010; 107(34–35): 596–601.

32. Bartlett L, Sloots K, Nowak M, Ho YH. Biofeedback for fecal incontinence: a randomized study comparing exercise regimens. Dis Colon Rectum.2011 Jul; 54(7):846-56.

33. Hung SL, Lin YH, Yang HY, Kao CC, Tung HY, Wei LH. Pelvic floor muscle exercise for fecal incontinence quality of life after coloanal anastomosis. J Clin Nurs. 2016 Jul 27.

34. Palma PCR, Berghmans B, Seleme MR, Riccetto CLZ, Pereira SB. Urofisioterapia: Aplicações clínicas das técnicas fisioterapêuticas nas disfunções miccionais e do assoalho pélvico. 2 ed. São Paulo): Andreoli, 2014. Capítulo XXXII, Treinamento dos músculos do assoalho pélvico; p.355.

35. Heymen S, Scarlett Y, Jones K, Ringel Y, Drossman D, Whitehead WE. Randomized controlled trial shows biofeedback to be superior to pelvic floor exercises for fecal incontinence. Diseases of the Colon & Rectum. 2009 Oct; 52(10):1730-7.

36. Ghahramani L, Mohammadipour M, Roshanravan R, Hajihosseini F, Bananzadeh A, Izadpanah A, et al. Efficacy of biofeedback therapy before and after sphincteroplasty for fecal incontinence because of obstetric injury: a randomized controlled trial. Iran J Med Sci. 2016 Mar;41(2):126-31.

37. Prichard D, Bharucha AE. Management of pelvic floor disorders: biofeedback and more. Curr Treat Options Gastroenterol 2014 Dec; 12(4):456-67.

38. Carter D. Conservative treatment for and incontinence. Gastroenterology Report. 2014 March;2:85-91.

39. Rao SS. Current and emerging treatment options for fecal incontinence. J Clin Gastroenterol. 2014 Oct;48(9):752-64.

40. Vonthein R, Heimerl T, Schwandner T, Ziegler A. Electrical stimulation and biofeedback for the treatment of fecal incontinence: a systematic review. Int J Colorectal Dis. 2013 Nov;28(11):1567-77.

41. Bols E, Berghmans B, Bie R, Govaert B, Wunnik VB, Heymans M, et al. Rectal balloon training as add-on therapy to pelvic floor muscle training in adults with fecal incontinence: a randomized controlled trial. Neurourol Urodyn. 2012 Jan;31(1):132-8.

42. Allison M. Percutaneous tibial nerve stimulation for patients with faecal incontinence. Nurs Stand 2011 Feb;25(24):44-8.

43. Knowles CH, Horrocks EJ, Bremner SA, Stevens N, Norton C, O'Connell PR, Eldridge S. Percutaneous tibial nerve stimulation versus sham electrical stimulation for the treatment of faecal incontinence in adults (CONFIDeNT): a double-blind, multicentre, pragmatic, parallel-group, randomised controlled trial. Lancet. 2015 Oct; 386(10004):1640-8.

44. Chew SS, Sundaraj R, Adams W. Sacral transcutaneous electrical nerve stimulation in the treatment of idiopathic faecal incontinence. Colorectal Dis. 2011 May;13(5):567-71.

21

Assistência em Enfermagem na Incontinência Fecal

Alides Maria Mendes Rasabone Garcia
Patricia da Silva

Introdução

Assim como descrito no capítulo 13, a incontinência fecal compreende um problema de saúde que atrai o interesse dos profissionais da saúde, uma vez que é necessário promover a melhoria da qualidade de vida dos pacientes incontinentes.

A perda involuntária de fezes sólidas, líquidas ou gases tem impacto negativo sobre a qualidade de vida do indivíduo, uma vez que prejudica a independência e pode trazer prejuízo social e econômico significativo.

Sentimentos negativos como constrangimento, baixa autoestima, vergonha e medo deverão ser percebidos e trabalhados pelo enfermeiro, para que o indivíduo conviva bem ou elimine a incontinência fecal, quando possível.

Condutas esclarecedoras e encorajadoras sobre o problema e as opções de tratamento podem ser fundamentais para melhor adesão ao tratamento, que geralmente é prolongado.

O objetivo do enfermeiro durante o auxílio ao paciente incontinente é elevar ao máximo a qualidade de vida, seja durante o diagnóstico, seja durante o tratamento. Para tal, a realização de anamnese e exame físico detalhados ajudam a conhecer profundamente a rotina desse indivíduo, trazendo elementos que auxiliem a melhorar o convívio social e a minimizar os sentimentos negativos. É neste momento que o profissional reconhecerá quais aspectos deverão ser abordados, ensinados ou corrigidos durante a assistência de enfermagem.

Anamnese e Exame Físico

Numa investigação minuciosa, o enfermeiro conseguirá informações importantes para definir o plano de ação e descobrir as reais necessidades daquele indivíduo incontinente.

Independentemente da forma como será realizada a anamnese, deveremos obter minimamente, os seguintes dados:

- Idade;
- Peso e altura (índice de massa corpórea);
- Etnia/Raça;
- Hábitos alimentares e de ingestão hídrica;
- Hábitos urinários e intestinais;
- Tipo de atividade física realizada no ambiente pessoal e de trabalho;
- Limitações físicas ou cognitivas;
- Antecedentes clínicos (patologias ou traumas pélvicos – ginecológicos, vesicais, prostáticos ou oncológicos, infecções do trato gastrintestinal e outros);
- Antecedentes cirúrgicos (cirurgias prostáticas, ginecológicas ou pélvicas, paridade e tipo de parto, atenção ao tratamento cirúrgico da IU anteriormente);
- Medicações de uso habitual (diuréticos, anti-hipertensivos, terapia de reposição hormonal e outros);
- Histórico familiar;
- Manejo da incontinência (tipo de dispositivo utilizado para a proteção da pele e frequência de troca).

Conhecer a história do paciente, assim como realizar exame físico meticuloso, é fundamental para esclarecer a gravidade dos sintomas, identificar causas tratáveis, permitir uma intervenção adequada e detectar anormalidades precocemente.

A incontinência fecal é mais comum em mulheres, principalmente que foram gestantes, porque os músculos podem sofrer alguns danos durante a gestação e o parto. Entretanto, homens também podem ter incontinência fecal por outras razões.

Causas da Incontinência Fecal

Quando as causas da incontinência fecal não são conhecidas, é necessário encaminhar o paciente ao médico especialista. Cabe a ele esclarecer o tipo de incontinência e instituir o tratamento mais adequado.

Caso paciente e médico optem pelos diversos tratamentos cirúrgicos existentes, será preciso orientar todos os cuidados envolvidos com o período perioperatório, como jejum, tipo de cirurgia, necessidade de cuidados com a pele, curativos, realização de exames, necessidade de fisioterapia ou reabilitação pós-operatória e outros.

Se o tratamento for clínico, será indispensável orientar o paciente, transmitindo-lhe conhecimento sobre a doença e a terapêutica escolhida, que dependerá da causa da incontinência fecal. Os tipos de tratamento clínicos comumente usados compreendem terapia medicamentosa, fortalecimento muscular (muitas vezes indicado por fisioterapeuta especializado) ou eletrestimulação neuromuscular.

O objetivo é orientar o paciente sobre as possibilidades de tratamento, favorecendo a tomada de decisão.

Durante a orientação, o enfermeiro poderá perceber os déficits relacionados à adesão ao tratamento, atuando ativamente na educação do paciente e família.

Integridade Tecidual

A avaliação da pele é um dos fatores mais importantes a serem observados. A orientação quanto aos cuidados para manter ou recuperar a integridade tecidual é exclusiva do enfermeiro.

Um dos cuidados fundamentais em relação à pele é estimular a higiene íntima utilizando-se água e sabonete neutro. Após a higienização adequada, é indicado uso de hidratantes cutâneos que mantenham a pele seca. O uso de protetores como barreiras filme ou produtos específicos para recuperação da pele lesionada dependerá da conduta estabelecida por cada instituição.

Existe uma variedade de termos utilizados para descrever as lesões de pele associadas à incontinência, como dermatite perineal, erupção cutânea pelo uso e fraldas ou absorventes, maceração por umidade, dermatite de contato, entre outros.

Após encontro entre um grupo de enfermeiros especialistas, em 2007, foi padronizada a expressão dermatite associada à incontinência (DAI). DAI é uma manifestação clínica de lesões de pele associada à umidade. Comum em pacientes com incontinência fecal, em que a pele sofre uma inflamação na região perineal, perigenital, perianal e adjacências, devido ao contato com fezes, caracterizado por erupções cutâneas, erosões de epiderme e aspecto macerado.

Essa dermatite se desenvolve com a presença de elementos irritantes em contato com a pele. O pH alcalino na pele dos incontinentes é o maior responsável pela ativação de lipases e proteases responsáveis pela lise de proteínas, contribuindo para a lesão da epiderme.

Outros fatores irritantes são a hiper-hidratação associada à maceração do tecido e o aumento da temperatura devido ao uso de fraldas ou absorventes, contribuindo, assim, para a ruptura da integridade tecidual. Uma vez acometido pela dermatite, o paciente pode apresentar dor e desconforto local.

O desafio dos profissionais de saúde é detectar, precocemente, o risco de prejuízo da integridade tecidual, instituindo ações que contribuam para a melhoria do cuidado e a qualidade de vida dos incontinentes.

Conhecendo os Sinais e Sintomas

O enfermeiro deve garantir que o paciente tenha o máximo de conhecimento sobre o motivo de sua incontinência fecal. Além disso, esse conhecimento permite o entendimento e pode melhorar a adesão ao tratamento, uma vez que o paciente compreende cada passo estabelecido e a importância de tomar decisões embasadas nas melhores evidências científicas.

Um instrumento que pode auxiliar na criação de bons hábitos para melhorar a qualidade de vida do paciente incontinente é o recordatório fecal. Semelhantemente a um diário, o paciente registra quantas vezes precisou trocar o dispositivo absorvente que utiliza para manter-se seco, quando e como os escapes acontecem e outras informações valiosas no tratamento da incontinência fecal.

Esse recordatório poderá ser útil para determinar se a incontinência fecal está associada com a ingestão elevada de laxantes ou outros medicamentos que favoreçam o trânsito intestinal, além de identificar o intervalo de tempo máximo para realização de esvaziamento da ampola retal, favorecendo o treinamento da porção final do intestino.

Hábitos Alimentares e de Hidratação

Os pacientes com hábitos alimentares e de hidratação inadequados necessitam de orientações importantes no controle da incontinência, sendo possível o acompanhamento nutricional, quando este profissional está disponível na instituição.

Entretanto, o enfermeiro deverá iniciar a orientação, atendendo-se aos hábitos desse paciente, valorizando aqueles que diminuirão os episódios de perda involuntária de fezes.

O enfermeiro deve orientar a necessidade de evitar alimentos e bebidas que acelerem movimentos intestinais, como alimentos picantes, gordurosos, dietéticos, enlatados, cafeína e álcool. Durante as refeições, ingerir porções menores e mais frequentes pode reduzir a frequência de movimentos intestinais e o desejo de evacuar ou a perda involuntária.

O consumo de fibras pode aumentar o volume das fezes e, muitas vezes, melhorar a consistência para favorecer o controle da eliminação. Entretanto, a quantidade de fibra deve ser aumentada gradualmente, ao longo de semanas, reduzindo a possibilidade de distensão abdominal e flatulência.

Hábitos de Higiene

Como mencionado nos cuidados com a integridade tecidual, a higiene íntima é fundamental para o paciente incontinente.

122   Seção IV – Incontinência Fecal

O enfermeiro precisa estar atento para déficits de autocuidado, orientando e corrigindo quando necessário, oferecendo opções que facilitem o processo de higienização e monitorando se os bons hábitos permanecem após a orientação.

Geralmente, água e sabonete neutro promovem a remoção de resíduos de forma adequada. As instituições poderão indicar outras soluções de limpeza ou dispositivos que facilitem a higiene, impeçam a perda involuntária e absorvam o resíduo liberado involuntariamente, com o objetivo de manter a pele seca na maior parte do tempo.

Dependendo do comprometimento do paciente para o autocuidado, o enfermeiro deverá perceber e decidir, juntamente com o paciente e a família, quem exercerá o papel de cuidador dentro da realidade social desse paciente. Sendo assim, as orientações poderão ser focadas em um ou dois cuidadores.

Idas programadas ao banheiro podem reduzir os episódios de incontinência, mesmo que a vontade de evacuar não seja vivenciada naquele momento. Sentar-se no vaso sanitário, em um horário regular, todos os dias, depois de uma refeição, seria uma alternativa, uma vez que os intestinos são esvaziados regularmente.

Apoio Psicológico

A incontinência fecal também traz impacto negativo na qualidade de vida, mesmo nos casos de pacientes institucionalizados, uma vez que está associada a situações como depressão e ansiedade, dificuldades no trabalho e isolamento social.

Apesar de não estar associada a um aumento da mortalidade, a incontinência fecal pode impactar em outros aspectos de saúde do paciente.

Pensando nisso, duas situações precisarão de atenção especial do enfermeiro. São elas: autoestima prejudicada; e suporte familiar falho ou inexistente.

Inicialmente, o enfermeiro poderá atuar na prevenção ou enfrentamento dessas duas situações. Favorecer o aumento da autoestima e o envolvimento familiar no manejo da incontinência por meio da oferta de conhecimento sobre o problema e sobre as mais modernas intervenções clínicas e cirúrgicas existentes pode auxiliar o paciente e a família a lidarem com as dificuldades ao longo do tratamento.

Entretanto, se a instituição contar com psicólogos, estes são os profissionais mais adequados para oferecer apoio no enfrentamento da baixa autoestima e na busca do suporte familiar adequado. Em alguns casos, não se pode esquecer de envolver o serviço social, que apoiará e auxiliará o paciente e a família na reestruturação e obtenção de recursos necessários para o manejo da incontinência fecal.

O enfermeiro, por ter um contato maior com a realidade do paciente e seu meio social, deverá atentar-se aos comportamentos ou discursos que apontem para o aparecimento dessas situações, estimulando a participação do indivíduo e sua família, de acordo com necessidade e permissão do paciente.

Cuidados com o Uso de Medicamentos

Uso de alguns medicamentos pode reduzir os episódios de incontinência fecal. Existem substâncias que tornam as fezes mais volumosas, como fibras; medicamentos que reduzem a frequência das fezes, normalmente prescritos para a diarreia; anticolinérgicos que reduzem as contrações do intestino grosso e outros.

Cabe ao enfermeiro conhecer, avaliar e orientar a melhor forma de uso desses medicamentos, monitorando a evolução do paciente e transmitindo a este e sua família, todas as informações necessárias para uma adequada adesão.

Caso a instituição tenha profissionais farmacêuticos, eles são os mais indicados para envolver-se nessa orientação, contribuindo no aumento do conhecimento do enfermeiro, dos pacientes e das famílias.

Considerações Finais

Para aplicar este fluxograma em sua realidade de trabalho, o enfermeiro ou a equipe que trata o paciente incontinente deverá definir alguns protocolos de conduta.

Com relação aos cuidados com a pele, deve-se estabelecer quais serão os cuidados para manter ou restaurar a integridade tecidual, escolhendo produtos ou dispositivos que facilitem a prevenção ou o tratamento do paciente incontinente, conforme rotina institucional.

Quanto aos cuidados perioperatórios, cada instituição tem rotinas próprias, porém o enfermeiro deverá garantir que o paciente e a família recebam todas as informações necessárias, principalmente relativas aos cuidados pós-operatórios e à importância da reabilitação, quando pertinentes.

O enfermeiro dever estar ciente das possibilidades oferecidas pela instituição onde trabalha, avaliando, rotineiramente, a necessidade de encaminhamento a outros membros da equipe multidisciplinar, favorecendo, desse modo, a adesão e a qualidade de vida do indivíduo incontinente.

Cap. 21 Assistência em Enfermagem na Incontinência Fecal

Seção V

Prolapsos de Órgãos Pélvicos

22 Importância da Abordagem Multidisciplinar na Avaliação dos Prolapsos de Órgãos Pélvicos

Lilian Renata Fiorelli Arazawa

Introdução

O prolapso de órgão pélvicos (POP) é afecção muito frequente na prática clínica, cuja prevalência é crescente devido principalmente ao envelhecimento populacional; atinge 37,8 a 56,3% das mulheres acima dos 40 anos.[1] O risco de uma mulher ser submetida à cirurgia para correção de POP ou incontinência urinária (IU) ao longo da vida é de 11,8%, risco que dobra a cada década de vida.[2] Após a cirurgia, o risco de recidiva do POP é de aproximadamente 29%, para a qual os principais motivos são fatores genéticos e história de prolapso de qualquer compartimento na histerectomia eletiva com correção inadequada ou ausência de correção no ato operatório.[3] Em seguimento pós-operatório de 6 meses até 13 anos, constatou-se que 33% dos casos que evoluem com prolapso no pós-operatório não são recidivas, e sim prolapso de outros compartimentos.[4]

Para compreender a importância da abordagem multidisciplinar na avaliação dos prolapsos de órgãos pélvicos, faz-se necessária a compreensão de conceitos anatomofisiológicos do assoalho pélvico.

Conceitos Anatomofisiológicos do Assoalho Pélvico Feminino

Segundo Ulstem e Petros,[5] os órgãos pélvicos componentes dos diferentes aparelhos (aparelho urinário, reprodutor e intestinal) estão em sinergia, de forma que a disfunção anatômica de um deles pode gerar alteração das demais. Isso é explicado pela Teoria Integral da Mulher, em que se propõe que a estática pélvica é mantida pela ação sinérgica entre músculos, fáscias e ligamentos conforme a Figura 22.1. A estrutura mais importante para entendimento do POP é a fáscia endopélvica. Essa estrutura reveste e sustenta todas as vísceras pélvicas e seu espessamento origina os ligamentos.

A fáscia pubocervical reveste a parede vaginal anterior prevenindo o prolapso anterior (geralmente a bexiga) e a fáscia retovaginal reveste a parede vaginal posterior prevenindo o prolapso posterior (geralmente o reto). Essas fáscias se juntam na porção proximal em volta do colo uterino originando o anel pericervical, estrutura forte e fibrosa em que são inseridos os ligamentos uterossacros e cardinais (ou paramétrios), que participam na manutenção da angulação da vagina e prevenção do prolapso uterino.

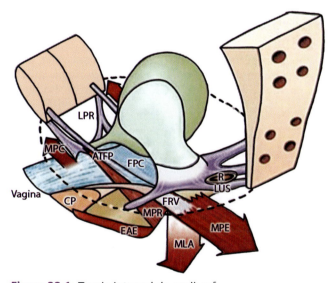

Figura 22.1. Teoria integral da mulher.[5]
Setas representam a direção da força muscular. Zona anterior: meato uretral externo para o pescoço da bexiga; Zona média: colo da bexiga para o colo do útero; Zona posterior: ápice vaginal, parede vaginal posterior e corpo perineal. R = reto; FRV = fáscia retovaginal; CP = corpo perineal; MPR = músculo puborretal; MPE = músculo prato elevador; MLA= músculo longitudinal do ânus; MPC = músculo pubococcígeo; LPR = ligamento puborretal; LUS = ligamento uterossacral; FPC = fáscia pubocervical; ATFP = arco tendíneo da fáscia da pélvis; EAE = esfíncter anal externo.
Fonte: The Integral Theory of continence. Disponível em: https://www.researchgate.net/publication/5878653_The_Integral_Theory_of_continence [acesso em Jul 13, 2017].

A musculatura esquelética do assoalho pélvico é formada pelos músculos levantadores do ânus, coccígeos, esfíncter anal externo, esfíncter estriado da uretra e os superficiais e profundos do períneo. O complexo dos músculos levantadores do ânus é composto pelos ramos do pubovisceral (antes conhecido como pubococcígeo), puboretal e iliococcígeo.

O prolongamento posterior, em direção ao sacro, da porção medial dos levantadores do ânus, é denominado platô dos levantadores. Este atua como uma plataforma forte e dinâmica contra a qual a porção superior da vagina e do reto é comprimida durante as manobras de Valsava e esforço. É estrutura dinâmica, alterando constantemente sua tensão e ajustando-se às alterações da pressão intra-abdominal. Assim, com o aumento da pressão abdominal, as vísceras são empurradas contra esse platô que, juntamente com a contração da musculatura do hiato do levantador, atua impedindo o prolapso genital. O adequado funcionamento desse mecanismo de oclusão depende do correto posicionamento das vísceras sobre o platô do elevador que, por sua vez, é determinado pelo eixo vaginal.

O eixo vaginal normal depende da integridade da parede vaginal posterior e de seus pontos de fixação proximal (anel pericervical) e distal (corpo perineal). O eixo vaginal apresenta sua porção distal verticalizada e a proximal oblíqua, quase horizontal, formando angulação que varia entre 120 e 150º. Durante o aumento da pressão intra-abdominal, a parte horizontalizada acentua essa angulação, determinando oclusão da vagina e do reto, o que favorece mecanismos fisiológicos de continência e desfavorece os prolapsos.

O corpo perineal é uma estrutura fibromuscular com formato piramidal localizado na região da linha média entre o ânus e a vagina, cujo teto dessa pirâmide é o septo retovaginal (parte da fáscia retovaginal). A fáscia retovaginal estabiliza o corpo perineal por meio de sua fixação cranial aos ligamentos uterossacros. O corpo perineal localiza-se na região de confluência dos músculos bulboesponjoso, transverso superficial e profundo do períneo, membrana perineal, esfíncter anal externo, fibras do puboretal e pubococcícego e a musculatura da parede vaginal posterior. Lateralmente, insere-se no ramo isquiopúbico, por meio dos músculos transverso do períneo e a membrana perineal. Tem papel importante na sustentação da vagina distal e na função anorretal normal, propiciando resistência às forças aplicadas à porção distal do reto.

A membrana perineal é composta de tecido fibroso espesso que envolve o triângulo urogenital (diafragma urogenital). Liga-se lateralmente ao arco púbico e tem uma extremidade livre posteriormente ancorada na linha média do corpo perineal. A uretra e a vagina atravessam essa membrana pelo hiato dos levantadores, exteriorizando-se através do vestíbulo. Portanto, a membrana perineal promove fixação da porção distal da uretra, vagina e do corpo perineal ao arco púbico, além de funcionar indiretamente com ação semelhante a um esfíncter na porção distal dessas estruturas. Os músculos transverso superficial e profundo do períneo e a borda inferior da membrana perineal propiciam estabilização do corpo perineal.

Em 2006, Daneshgari[6] introduziu a teoria do trampolim, em que, além da interdependência das estruturas pélvicas mencionadas na Teoria Integral da Mulher, para que haja IU, de fato, é necessário uma combinação de defeitos, não só anatômicos, mas funcionais, como integralidade dos vasos, tecido conectivo entre outros, conforme a Figura 22.2.

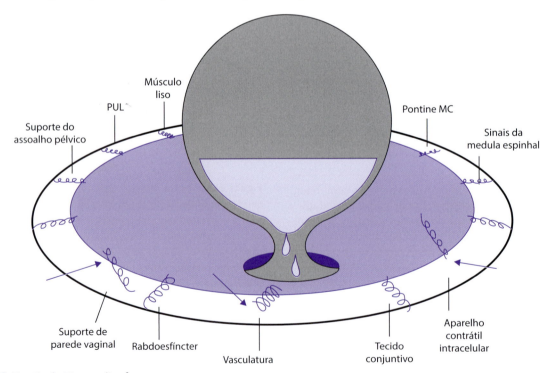

Figura 22.2. Teoria do Trampolim.[6]

Avaliação Multidisciplinar da Paciente ccom Prolapso de Órgãos Pélvicos

A avaliação da paciente com POP deve ser meticulosa e, dependendo dos achados, é importante incluir avaliação do ginecologista, urologista (uroginecologista), coloproctologista e fisioterapeuta antes de definir o tratamento final.

Para esta avaliação é importante:

- Anamnese completa;
- Exame físico ginecológico, uroginecológico e coloproctológico;
- Avaliação complementar no consultório;
- Exames complementares.

A anamnese deve incluir doenças concomitantes, uso de medicamentos, cirurgias prévias, correção prévia de prolapsos ou incontinências, antecedente de hérnias (pode indicar algum grau de deficiência de colágeno), sintomas urinários concomitantes (intervalo miccional, urgência, incontinência urinária por urgência, incontinência urinária ao esforço, uso de forro, infecções urinárias, noctúria, enurese, tipo de jato urinário), sintomas intestinais concomitantes (frequência, sangramento, tenesmo, incontinência fecal, retenção fecal). Questionar se há necessidade de redução do prolapso para urinar ou evacuar.

Perguntar ainda sobre idade de menopausa e uso de terapia hormonal; antecedentes de partos, se foram hospitalares ou domiciliares, se foi normal, fórcipe ou cesárea, peso dos recém-nascidos (fetos com mais de 4 kg tem maiores índices de laceração do canal de parto) e se foram partos rápidos (partos taquitócitos também têm maiores índices de laceração do canal de parto). Perguntar sobre sintomas durante a atividade sexual.

O exame físico deve incluir:

- Exame do abdome/dorso: atenção especial às cicatrizes, realizar palpação de hemiabdome inferior, procurar hérnias. Em dorso: procurar sinais de disrafismos espinais (podem ser associados à bexiga neurogênica)
- Exame dos órgãos genitais externos:
  - Inspeção estática: procurar cicatrizes de episiotomia e/ou sinais de rotura do corpo perineal e sinais de hipotrofia genital. Verificar pregas anais (onde não há pregas, pode haver rotura do esfíncter anal);
  - Inspeção dinâmica: avaliar incontinência urinária com e sem redução do prolapso. São necessários pelo menos 6 segundos de Valsalva contínua para que o prolapso atinja 80% de seu máximo[7]. O teste de esforço pode ser realizado na posição ortostática com um pé apoiado ou em posição ginecológica. É recomendado que a paciente esteja com repleção vesical e pernas afastadas. Em caso de procedência de paredes vaginais, verificar se a mucosa é lisa (local sem fáscia indica defeito central ou defeito transversal da fáscia) ou rugosa (local com fáscia indica defeito lateral/paravaginal da fáscia);
  - Palpação: verificar afastamento dos músculos no corpo perineal (que indica rotura de corpo perineal), verificar diagnósticos diferenciais como cisto da glândula de Bartholin.
- Exame dos órgãos genitais internos: exame ginecológico habitual com toque vaginal e exame especular.
- Toque retal;
- POP-Q (Pelvic Organ Prolapse Quantification) - Realizar este exame com a bexiga e, se possível, o reto vazios. As medidas são realizadas com instrumento graduado em centímetros. As medidas estáticas são realizadas no repouso (Figura 22.3), enquanto as dinâmicas durante a Valsalva. Examinar isoladamente cada um dos compartimentos, por exemplo, para examinar a parede vaginal anterior afastar a posterior com espéculo e vice-versa. O ponto de referência para a classificação é a carúncula himenal; assim, prolapso que durante a Valsalva se exteriorizam da carúncula himenal recebem o sinal de mais (+) e os que permanecem acima desse ponto recebem o sinal de menos (-). A classificação do prolapso no POP-Q deve ser feita separadamente para cada compartimento (anterior, posterior e apical) e varia dos estádios 0 a 4:
  - Estádio 0: ausência de prolapso;

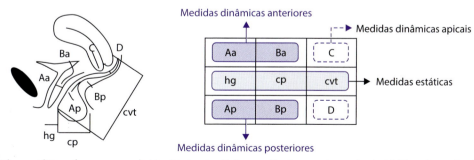

Figura 22.3. Medidas estáticas (no repouso): Hg: hiato genital – medir do meato uretral até fúrcula vaginal; Cp: corpo perineal – medir da fúrcula vaginal até orifício anal; Cvt: comprimento vaginal total – medir da carúncula himenal até fundo de saco vaginal posterior. Medidas dinâmicas (durante as manobras de esforço): Aa: ponto da parede vaginal anterior a 3 cm da carúncula himenal – varia de -3 a +3; Ba: ponto de maior prolapso da parede vaginal anterior; Ap: ponto da parede vaginal posterior a 3 cm da carúncula himenal – varia de -3 a +3; Bp: ponto de maior prolapso da parede vaginal posterior; C: colo uterino; D: fundo de saco vaginal posterior.

- Estádio 1: prolapso acima de -1;
- Estádio 2: prolasos entre -1 a +1 (incluindo estes pontos);
- Estádio 3: prolapsos abaixo de +1 e acima de cvt-2;
- Estádio 4: prolapso total ou até cvt-2.

O ideal é corrigir todos os defeitos diagnosticados para que a correção de um defeito não acarrete a piora do outro. Outro dado interessante é que o hiato genital maior que 3,75 cm e altamente preditivo de perda do suporte apical,[8] portanto pode ser aplicado no planejamento de histerectomia ou cirurgias de prolapso em geral. Já a medida do hiato do levantador (Gh + Pb) prediz sinais e sintomas de prolapso, defeitos dos levantadores do ânus e recorrências,[9] conforme a seguir:

- 7,0-7,9 cm – média
- 8,0-8,9 cm – moderada
- 9,0-9,9 cm – grande
- ≥ 10 cm – severa

- Avaliação Funcional do Assoalho Pélvico (AFA): com o dedo do examinador na vagina, pede-se para a paciente fazer a contração dos levantadores do ânus (é possível auxiliar a paciente orientando que seria força de segurar urina ou fezes) (Tabela 22.1);

Tabela 22.1. Escala de Oxford modificada

Grau de Força	Escala de Oxford modificada
0	Sem contração
1	Esboço de contração não sustentada
2	Contração pequena intensidade sustentada
3	Contração moderada (comprime os dedos do examinador e eleva a vagina cranial)
4	Contração satisfatória (eleva os dedos do examinador em direção à sínfise púbica)
5	Contração forte dos dedos do examinador em direção à sínfise púbica

- **Sensibilidade:** palpar grandes e pequenos lábios e avaliar se a paciente sente igual dos dois lados (sensibilidade desta região é dada pelo nervo pudendo);
- **Reflexos perineais:** contração voluntária indica conexão com o córtex, já reflexos involuntários indicam integridade do nervo pudendo. São reflexos clitoriano (leve toque próximo ao clitóris geral contração dos músculos bulbocavernosos), perianal (leve toque próximo ao ânus leva contração do esfíncter externo do ânus) e reflexo da tosse (contração do assoalho pélvico durante a tosse).

Avaliação Complementar no Consultório

- Teste do cotonete (Q-tip test): realizar assepsia e antissepsia semelhante à cateterização uretral, inserir cotonete estéril com xilocaína gel na uretra até que a ponta do cotonete ultrapasse o colo vesical. Com a paciente em repouso, o cotonete fica paralelo ao solo, mas, durante a Valsalva é normal haver certa mobilização. Caso esta mobilização seja maior ou igual a 30° é teste positivo para hipermobilidade do colo vesical (Figura 22.4). Estudo mostra que este teste pode ser substituído por *swab* na vagina com os mesmos parâmetros e sem prejuízo da avaliação.[10]

- Ultrassonografia perineal: quando disponível no consultório, é importante ferramenta para avaliar mobilidade do colo vesical, além de ser um bom *biofeedback* para paciente que pode observar a mobilidade do colo vesical na Valsalva também com a contração concomitante do assoalho pélvico. É bom *feedback* para o entendimento da paciente sobre seu prolapso, já que é possível avaliar a herniação do órgão para a vagina durante a valsava.

- Teste do absorvente ou pad teste: avalia quantidade de perda urinária. Pede-se para a paciente ingerir 500 mL de água em 15 minutos e fazer exercícios específicos por 1 hora. Pesa-se o absorvente antes e após os exercícios:
  - < 2 g: sem incontinência
  - 2 a 10 g: incontinência leve a moderada
  - 10 a 50 g: incontinência intensa
  - > 50 g: incontinência muito intensa

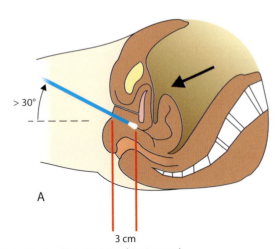
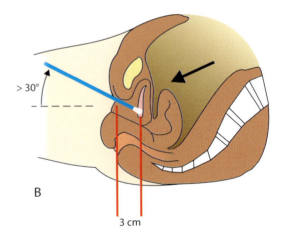

Figura 22.4. Teste do cotonete (Q-tip test).

- Diário miccional: pede-se para paciente fazer uma tabela com data, hora, ingestão hídrica, micção, eventos/sintomas. É importante instrumento para fazer o diagnóstico mais preciso da causa da incontinência urinária.

Alguns possíveis exames complementares:

- Fluxometria;

- Estudo urodinâmico (inclui fluxometria, cistometria e estudo miccional);

- Ressonância de abdome e pelve;

- Defecorressonância;

- Manometria retal.

Com o conhecimento da anatomia e avaliação multidisciplinar, é possível fazer o diagnóstico de POP mais preciso e, assim, discutir com a paciente as diferentes terapia disponíveis para o caso e decidir em conjunto (paciente e equipe multidisciplinar) o que melhorará a qualidade de vida.

Referências Bibliográficas

1. Klingele CJ, Carley ME, Hill RF. Patient characteristics that are associated with urodynamically diagnosed detrusor instability and genuine stress incontinence. Am J Obstet Gynecol. 2002 May;186(5):866-8.

2. Fialkow MF, Newton KM, Lentz GM, Weiss NS. Lifetime risk of surgical management for pelvic organ prolapse or urinary incontinence. Int Urogynecol J 2008;19:437-40.

3. Salvatore S, Siesto G, Serati M. Risk factors for recurrence of genital prolapse. Curr Opin Obstet Gynecol. 2010 Oct;22(5):420-4.

4. Lavelle RS, Christie AL, Alhalabi F, Zimmern PE. Risk of prolapse recurrence after native tissue anterior vaginal suspension procedure with intermediate to long-term followup. J Urol. 2016 Apr;195(4P1):1014-20.

5. Petros PE, Ulmsten UI. An integral theory of female urinary incontinence. Experimental and clinical considerations. Acta Obstet Gynecol Scand Suppl. 1990;153:7-31.

6. Daneshgari F, Moore C. Advancing the understanding of pathophysiological rationale for the treatment of stress urinary incontinence in women: the 'trampoline theory'. BJU Int. 2006 Sep;98 Suppl 1:8-14; discussion 15-6.

7. Orejuela FJ, Shek KL, Dietz HP. The time factor in the assessment of prolapse and levator ballooning. Int Urogynecol J. 2012 Feb;23(2):175-8.

8. Lowder JL, Oliphant SS, Shepherd JP, Ghetti C, Sutkin G. Genital hiatus size is associated with and predictive of apical vaginal support loss. Am J Obstet Gynecol. 2016 Jun;214(6):718.e1-8.

9. Gerges B, Kamisan Atan I, Shek KL, Dietz HP. How to determine "ballooning" of the levator hiatuson clinical examination: a retrospective observational study. Int Urogynecol J. 2013 Nov;24(11):1933-7.

10. Meyer I, Szychowski JM, Illston JD, Parden AM, Richter HE. Vaginal swab test compared with the urethral Q-tip test for urethral mobility measurement: a randomized controlled trial. Obstet Gynecol. 2016 Feb;127(2):348-52.

23 Investigação e Tratamento do Prolapso Genital

Rodrigo Cerqueira de Souza
Mariano Tamura Vieira Gomes
Raquel Martins Arruda
Rodrigo de Aquino Castro

Conceito

Prolapso (do latim: *prolapsus* – deslizar para trás) é a queda ou deslocamento para baixo de uma parte ou de um órgão. "Órgão pélvico" refere-se mais comumente ao útero e/ou os diferentes compartimentos vaginais e seus órgãos vizinhos, tais como a bexiga, o reto ou o intestino. O prolapso de órgãos pélvicos (POP) é, portanto, uma definição de mudança anatômica. Essas alterações podem ser consideradas normais por algumas mulheres.[1]

Definição anatômica de prolapso: "a descida de um ou mais de parede vaginal anterior, parede vaginal posterior, útero (colo do útero) ou ápice da vagina (cúpula vaginal após histerectomia). A presença desses sinais deve estar correlacionada a algum dos sintomas relevantes de POP, ou seja, deve ser sintomático. Mais comumente, esses sintomas ocorrem quando o prolapso está no nível do hímen ou além".[2-6]

Definição de sintomas de prolapso: "alteração da normalidade experimentado pela mulher referente à posição de seus órgãos pélvicos em relação à sensação, à estrutura ou à função. Os sintomas são geralmente piores em situações em que a gravidade tende a piorar o prolapso (longos períodos em pé, exercícios) e melhores quando a gravidade não é um fator (posição supina). Os sintomas podem ser exacerbados quando há aumento da pressão abdominal (defecação, tosse)".[2]

Os sintomas de prolapso mais comuns são listados na Tabela 23.1.

Diagnóstico

Clínico

O diagnóstico do POP é baseado nos sintomas (descritos na Tabela 23.1) e nos sinais.

Tabela 23.1. Sintomas de POP mais referidos pelas mulheres[1]

Sintomas potencialmente relacionados ao prolapso	
Prolapso vaginal	Sensação ou visualização de "bola" na vagina; pressão pélvica; dor lombar (sacral); sangramentos ou corrimentos (úlceras).
Trato urinário	Aumento da frequência; urgência; hesitância; intermitência; esforço para iniciar micção; esvaziamento incompleto ou retenção urinária; fluxo fraco; necessidade de reduzir prolapso para urinar; disúria.
Anorretal	Constipação; defecação incompleta; necessidade de reduzir prolapso para defecar; puxo e tenesmo; esforço para defecar; urgência fecal; saída de fezes pós-defecação.
Sexual	Dispareunia; sensação de vagina larga; vagina obstruída; diminuição ou perda da libido.
Outros sintomas associados possíveis	
Incontinência urinária	Perda ao esforço; urgeincontinência; incontinência mista; enurese noturna; incontinência ao coito; perdas insensíveis.
Sintomas de armazenamento urinário	Síndrome da bexiga hiperativa, noctúria
Sintomas sensoriais	Sensação urinária: aumentada, reduzida ou ausente.
Infecção do trato urinário (ITU)	Infecção do trato urinário; ITU recorrente.

Os sinais de POP são avaliados no exame físico. Neste, idealmente a bexiga deve estar vazia (bexiga cheia pode dificultar descida do prolapso)[7] e, se possível, também o reto. Pode ser realizado em várias posições: supina; lateral de Sims; litotomia; em pé. O importante é que o prolapso seja bem visualizado e que a mulher confirme que a extensão do prolapso demonstrada no exame físico seja realmente a maior que ela apresenta (pode ser utilizado espelho ou palpação por ela mesma para essa confirmação).

Realizado o exame físico, já temos o diagnóstico de POP, conforme a definição anatômica descrita. O passo seguinte é definir qual (ou quais) estrutura(s) desce(m) e quantificar o(s) prolapso(s).

Assim, podemos ter:[2]

- Prolapso uterino/cervical: observação da descida do útero ou colo do útero;
- Prolapso de parede vaginal anterior (PVA): observação da descida da parede vaginal anterior. Mais comumente, é a descida da bexiga (cistocele). Graus maiores de prolapso de PVA costumam ser acompanhados por descida do útero ou da cúpula vaginal (se útero ausente). Ocasionalmente, pode haver enterocele anterior (hérnia do peritônio, às vezes com conteúdo abdominal), principalmente após cirurgias reconstrutivas prévias;
- Prolapso de parede vaginal posterior (PVP): observação da descida da parede vaginal posterior. Mais comumente é a descida do reto para dentro da vagina (retocele). Graus maiores de prolapso de PVP após histerectomia normalmente envolvem descida da cúpula vaginal e também pode haver formação de enterocele. Esta, porém, pode ocorrer mesmo na presença de útero intacto;
- Prolapso de cúpula vaginal: observação da descida da cúpula vaginal (cicatriz no fórnice vaginal após histerectomia).

A quantificação é realizada pelo *pelvic organ prolapse quantification* (POPQ),[2,8,9] devendo o prolapso ser classificado em (ver Figura 23.1):

- Estádio 0: não há prolapso demonstrado;
- Estádio I: porção mais distal do prolapso está a mais de 1 cm acima do nível da cicatriz himenal;
- Estádio II: porção mais distal do prolapso está situada entre 1 cm acima do nível da cicatriz himenal e 1 cm abaixo dela;
- Estádio III: porção mais distal do prolapso está a mais de 1 cm abaixo do nível da cicatriz himenal, mas evertida menos que 2 cm menos o comprimento vaginal total;
- Estádio IV: eversão completa ou a porção mais distal do prolapso está a mais de 2 cm menos o comprimento vaginal total.
- Toque vaginal-anal: durante esforço da paciente, para provocar o máximo prolapso. Ajuda a diferenciar enterocele de retocele alta;
- Teste do cotonete: ajuda a avaliar hipermobilidade de colo vesical e uretra;
- Avaliação do elevador do ânus: palpação via vaginal de defeitos musculares do assoalho pélvico.

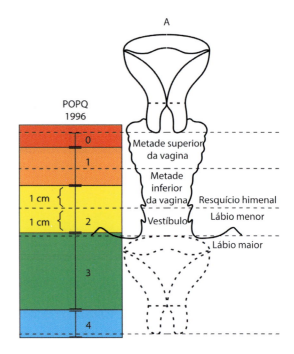

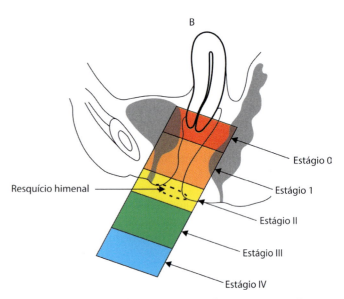

Figura 23.1. POPQ*Há algumas manobras no exame físico que podem ajudar no diagnóstico.[1] *Adaptado de "Manual de Uroginecologia e Cirurgia Vaginal" – FEBRASGO 2010.

Outras avaliações:[1]

- Incontinência urinária: com e sem redução do prolapso.
- Outros: exame de vulva, exame da uretra (carúncula uretral, divertículos), exame vaginal (atrofia, lesões), toque bimanual, avaliação da musculatura perineal e do assoalho pélvico, toque retal (avaliação do esfíncter anal, paredes retais, fecalomas). Avaliação neurológica.

Investigação Laboratorial

Exames de imagem.

- Ultrassonografia 2D: pode ser realizada via abdominal, transvaginal e perineal. Este último é o mais utilizado em nosso meio.
- Avalia: mobilidade do colo vesical em repouso e no esforço, abertura da uretra durante o esforço, resíduo pós-urinário, alterações na bexiga (corpo estranho, tumores), alterações da uretra (divertículo), alterações de útero e anexos, descida de órgãos pélvicos ao esforço, resposta da musculatura do assoalho pélvico ao esforço, defeitos na musculatura do assoalho pélvico.
- Avalia também resultados pós-operatórios, como a mobilidade do colo vesical, posição de telas e implantes.
- Ultrassonografia 3D: pode ser realizada via transvaginal, transanal ou perineal. Este último é o mais utilizado.
- Avalia as mesmas alterações que a ultrassonografia 2D, porém tem algumas vantagens sobre este. As principais são:
- Avaliação uretral: em ressonância nuclear magnética (RNM) e ultrassonografia 2D, as medidas do esfíncter estriado uretral são calculadas por fórmulas matemáticas, o que é incorreto. O 3D faz a medida exata da uretra feminina e do esfíncter uretral.[10] Esta avaliação mais precisa da uretra também facilita a injeção de agentes selantes.
- Avaliação do levantador do ânus: a presença de traumas do levantador do ânus parece ser relacionada com prolapsos genitais.[11]
- Avaliação do hiato do levantador: a excessiva distensibilidade do hiato do levantador à manobra de Valsalva tem sido associada à severidade do prolapso genital. Assim, áreas maiores que 25 cm², 30 cm², 35 cm² e 40 cm² são definidos como distensibilidade leve, moderada, acentuada e severa respectivamente.[12]
- Ressonância nuclear magnética (RNM): permite avaliar ligamentos e músculos do assoalho pélvico em detalhes. As imagens são captadas nos planos axial, sagital e coronal.

A RNM tem sido proposta para diagnosticar e estadiar o POP. Há vários modos para avaliação descritos na literatura, sendo os mais utilizados: a partir de uma linha iniciada na margem inferior da sínfise púbica à articulação coccígea (linha pubococcígea); ou de uma linha estendendo-se caudalmente ao longo do eixo longitudinal da sínfise púbica no plano sagital.[13,14]

As avaliações mais utilizadas na RNM são a posição do colo vesical e do colo uterino em repouso e à manobra de Valsalva. Se o colo vesical ou colo do útero descerem 2 cm ou mais abaixo da linha pubococcígea ao esforço, há indicação de fraqueza do assoalho pélvico.[13]

- Tomografia computadorizada (TC): a TC helicoidal pode oferecer boa visualização do assoalho pélvico e das estruturas ósseas pela reconstrução das imagens axiais usando cortes de 1 mm, o que aumenta a acurácia no diagnóstico das alterações anatômicas (lesões do levantador do ânus, por exemplo).[1]

O diagnóstico do POP é feito pela associação da queixa clínica relevante com o exame físico detalhado. Se necessário, algum exame de imagem pode ser solicitado, embora não haja ainda consenso na literatura sobre seu papel real neste diagnóstico.

Tratamento

Conservador

- Mudança de estilo de vida: intervenções que evitem a exacerbação dos sintomas do POP pelo aumento da pressão intra-abdominal (perder peso, cessar tabagismo, tratar tosse crônica, evitar exercícios pesados etc.).[1]
- Pessário: é um dispositivo inserido na vagina para dar suporte às estruturas vaginais que descem; seja útero, parede vaginal anterior (e bexiga), parede vaginal posterior (e reto), e/ou ápice vaginal (com ou sem intestino delgado após histerectomia prévia).[15]

Os pessários podem ser divididos em dois tipos: pessário de suporte (anel, anel com suporte, *gellhorn* etc.) e pessário de preenchimento (*donut*, cubo, pessários infláveis etc.). Não há evidências sobre quais devem ser prescritos preferencialmente, nem em quais estádios de POP.[16] Em nossa prática, utilizamos os de suporte em estádios menores e os de preenchimento nos maiores. Podem ser vistos alguns exemplares na Figura 23.2.

Não está claro na literatura quais são as pacientes elegíveis para o uso do pessário. Aparentemente, as pacientes mais idosas são mais propensas a utilizá-los. Já a escolha pela cirurgia é mais comum quanto maiores o grau de prolapso, a intensidade dos sintomas e a interferência do POP

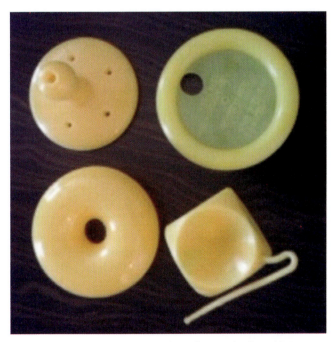

Figura 23.2. Modelos de pessários.[1] Sentido do relógio, a partir do primeiro à esquerda: anel com suporte; *gellhorn*; cubo; *donut*.

no bem-estar geral. Além disso, mulheres sexualmente ativas costumam preferir a cirurgia ao pessário ou a outros métodos conservadores.[16-18]

Há pacientes que parecem não se adaptar ao pessário em razão do desconforto com o aparelho e a maioria delas desiste nas primeiras consultas. Já outras desistem em algumas semanas por desconforto e expulsões repetidas. Não existe consenso sobre quando considerar que o uso do pessário é bem-sucedido. Alguns consideram que é o uso confortável, outros quando não há expulsão ao Valsalva e à micção, e outros quando a paciente retorna ainda utilizando o aparelho.[16,19] A taxa de sucesso parece estar por volta de 85%, e os maiores fatores de risco para abandono são vagina curta, hiato genital grande, cirurgias prévias (histerectomia ou cirurgias para POP). Por outro lado, um fator independente para o uso prolongado do dispositivo é idade acima de 65 anos.[16,20]

Quanto à qualidade de vida, há melhora importante com o uso dos pessários. Ocorre alívio significativo nos sintomas de POP em geral e nos sintomas irritativos urinários, além de melhora na vida sexual – maior desejo sexual, lubrificação e satisfação sexual. Esses resultados podem estar ligados à melhoria do bem-estar geral, refletindo-se em todos os aspectos da mulher.[16,21]

Há estudos comparando o uso de pessário e a cirurgia em POP sintomático. Houve melhora similar nos sintomas urinários, intestinais, função sexual e qualidade de vida nos dois braços do estudo. Assim, o uso do pessário pode ser tão eficaz quanto a cirurgia na melhora da qualidade de vida.[16,22]

Tratamento fisioterápico

Avaliação, prevenção e/ou tratamento de disfunções do assoalho pélvico podem ser realizadas por meio de fisioterapia. No caso do tratamento, este tem o objetivo de reduzir os sintomas de POP ou sintomas associados, bem como melhorar a função do assoalho pélvico. Há várias modalidades fisioterápicas que podem ser utilizadas para atividade física, terapia comportamental e cognitiva, treinamento vesical, treinamento do hábito intestinal, treinamento de grupos musculares, treino de coordenação, *biofeedback*, estimulação elétrica.[23]

Cirúrgico

Apresentamos aqui uma classificação que descreve a correção de casos específicos. Casos mais complexos podem requerer mais de um tipo de cirurgia, eventualmente até procedimentos não relacionados a POP. Cada cirurgia deve ser descrita de acordo com a especificidade do defeito, e também se a cirurgia é primária ou para correção de recidiva. Assim, as cirurgias podem ser divididas conforme se vê na Tabela 23.2:[24]

Via Vaginal

- ■ Correção de parede vaginal anterior com tecido nativo: correção dos prolapsos com excisão e sutura das bordas dos defeitos apresentados. Pode ser subdividida em:

Tabela 23.2. Cirurgias corretivas de prolapso[24]

Via vaginal	Correção de parede vaginal anterior com tecido nativo.	
	Correção de parede vaginal anterior com telas (que podem ser biológicas autólogas ou heterólogas; ou sintéticas)	
	Correção de parede vaginal posterior com tecido nativo.	
	Correção de parede vaginal posterior com telas (que podem ser biológicas autólogas ou heterólogas; ou sintéticas)	
	Correção do ápice vaginal envolvendo o útero	
	Correção do ápice vaginal (pós-histerectomia)	
Via abdominal	Correção via abdominal com telas (que podem ser biológicas autólogas ou heterólogas; ou sintéticas)	
	Correção via abdominal sem telas	
Cirurgias obliterativas	Colpocleise	
	Colpectomia total	

- ▫ Plicatura da fáscia na linha média: é a correção mais comum.[25]
- ▫ Reparo sítio-específico:
  - • Paravaginal – sutura das bordas laterais do defeito no arco tendíneo da fáscia pélvica (linha branca).
  - • Transverso
  - • Combinado – associação dos anteriores
  - • Correção de enterocele anterior – habitualmente só ocorre em pacientes histerectomizadas.
- ■ Correção de parede vaginal anterior com telas: adição ou inclusão de algum material para reforçar o reparo. Este material pode ser biológico, sintético absorvível ou sintético não absorvível. As cirurgias podem ser subdivididas em:
- ■ Correção com tela sem suporte de ápice vaginal/útero e com ou sem plicatura da fáscia;
- ■ Correção com tela com suporte de ápice vaginal/útero:
  - • Via transobturadora: os dois braços anteriores são colocados por meio de duas agulhas helicoidais que passam pelas membranas obturadoras. Os braços posteriores, também via transobturadora, passam pela inserção do arco tendíneo da fáscia pélvica na espinha isquiática, estabilizando a área central da tela que corrige o prolapso de parede vaginal anterior.
  - • Fixação no ligamento sacroespinhoso: a tela é fixada em apoios com formato de arpão colocados no ligamento sacroespinhoso por meio de um dispositivo que passa pelo espaço paravesical e pararretal bilateralmente.
- ■ Correção de parede vaginal posterior com tecido nativo: correção dos prolapsos com excisão e sutura das bordas dos defeitos apresentados. Pode ser subclassificado dependendo do tipo de reparo:

136 Seção V – Prolapsos de Órgãos Pélvicos

- Plicatura da fáscia na linha média: correção mais comum. Dissecção da mucosa vaginal seguida pela plicatura da fáscia pré-retal sobre o prolapso do reto, seguida da excisão do excesso de mucosa e sutura;
- Reparo sítio-específico: lateral (uni ou bilateral), transverso (superior e/ou inferior), combinado;
- Correção de enterocele: fechamento e/ou excisão de enterocele com ou sem correção de prolapso de parede vaginal posterior.

- **Correção de parede vaginal posterior com telas:** adição ou inclusão de algum material para reforçar o reparo. Este material pode ser biológico, sintético absorvível ou sintético não absorvível. As cirurgias podem ser subdivididas em:
  - Correção com tela sem suporte de ápice vaginal/útero e com ou sem plicatura da fáscia;
  - Correção com tela com suporte de ápice vaginal/útero, que se subdivide em:
    - *Kit* com fixação da tela no ligamento sacroespinhoso;
    - *Kit* com passagem da agulha no espaço isquiorretal;
    - Tela em parede vaginal posterior com suspensão do ápice vaginal empregando fixação no ligamento sacroespinhoso;
    - Inserção da tela via transperineal.

- **Cirurgias concomitantes à correção de parede vaginal posterior:**
  - Reparo perineal (perineorrafia, perineoplastia);
  - Plicatura do levantador do ânus;
  - Reparo/fechamento de enterocele;
  - Reparo de esfíncter anal.

- **Correção do ápice vaginal envolvendo o útero:**
  - Histerectomia vaginal: remoção do colo do útero e útero via vaginal.
  - Histerectomia vaginal com culdoplastia de McCall: as suturas da culdoplastia incluem os ligamentos uterossacros no fórnice vaginal posterior, obliterando o fundo de saco e suspendendo o ápice vaginal após a histerectomia;
  - Cirurgia de Manchester (operação de Fothergill): combina o reparo de parede vaginal anterior com amputação do colo e suspensão pelos ligamentos uterossacros com ou sem correção de parede vaginal posterior.[14]
  - Histeropexia sacroespinhosa: fixação do útero no ligamento sacroespinhoso. Há diversas variações técnicas: uni ou bilateral, acesso anterior ou posterior, utilização de fios absorvíveis ou não, número de pontos colocados, dispositivo utilizado para fixar os pontos, visão direta ou palpação do ligamento;
  - Histerectomia vaginal videoassistida: com ou sem plicatura laparoscópica dos ligamentos uterossacros.

- **Correção do ápice vaginal (pós-histerectomia):**
  - Colpopexia sacroespinhosa: fixação da cúpula vaginal no ligamento sacroespinhoso. Tem as mesmas variações técnicas da histeropexia sacroespinhosa;

- Fixação intraperitoneal do ápice vaginal nos ligamentos uterossacros: normalmente associada à correção de parede vaginal posterior e excisão/fechamento de enterocele;
- Fixação extraperitoneal do ápice vaginal nos ligamentos uterossacros: normalmente combinada à correção de parede vaginal posterior e excisão/fechamento de enterocele;
- Suspensão com tela usando agulha por meio do espaço isquiorretal: a tela é fixada na cúpula vaginal e a elevação se faz pelos braços superiores da tela por meio do levantador do ânus bilateralmente;
- Traquelectomia vaginal: após histerectomia subtotal prévia. O colo é removido da mesma maneira que na histerectomia vaginal.

Via Abdominal

- **Procedimentos abdominais com telas:**
  - Sacrocolpopexia aberta/laparoscópica/robótica: suspensão da vagina no ligamento anterior longitudinal do sacro (normalmente no nível do promontório) utilizando tela (biológica ou sintética);
  - Sacrocervicocolpopexia aberta/laparoscópica/robótica: suspensão do colo do útero (e habitualmente vagina) no ligamento anterior longitudinal do sacro (normalmente no nível do promontório) utilizando tela (biológica ou sintética). Normalmente é realizada em conjunto com histerectomia subtotal em prolapsos uterocervicais avançados;
  - Sacro-histeropexia aberta/laparoscópica/robótica (com ou sem fixação vaginal): suspensão do útero (na altura do colo) no ligamento anterior longitudinal do sacro (normalmente no nível do promontório) utilizando tela (biológica ou sintética). Realizada em mulheres que querem preservar o útero.

- **Procedimentos abdominais sem tela:**
  - Reparo paravaginal aberto/laparoscópico/robótico: sutura das bordas laterais da fáscia lesada no arco tendíneo da fáscia pélvica (linha branca);
  - Histeropexia aberta/laparoscópica/robótica: plicatura e ressutura dos ligamentos uterossacros ao colo do útero;
  - Reparo de enterocele aberto/laparoscópico/robótico:
    - Procedimento de Moschowitz: suturas concêntricas são colocadas no fundo de saco posterior, incluindo parede vaginal posterior, paredes pélvicas laterais e serosa do sigmoide;
    - Procedimento de Halban: fechamento do fundo de saco posterior com suturas colocadas no plano sagital entre os ligamentos uterossacros;
    - Plicatura do ligamento uterossacro: plicatura transversa dos ligamentos uterossacros, obliterando o fundo de saco posterior. Pontos sucessivos são colocados na porção medial de um ligamento, na parede vaginal posterior e na borda medial do ligamento oposto.

- □ Colpossuspensão de Burch aberta/laparoscópica/robótica: elevação e fixação do tecido parauretral superior adjacente ao colo vesical no ligamento iliopectíneo bilateralmente. É um tratamento reconhecido para incontinência urinária, mas frequentemente alivia sintomas associados ao prolapso de parede vaginal anterior.

Cirurgias Obliterativas

- Colpocleise: cirurgia para obliteração do lúmen da vagina;
- Colpectomia total: ressecção total da vagina em mulheres com eversão da vagina e sem útero.

O tratamento cirúrgico pode melhorar completamente a qualidade de vida das mulheres com POP. Já o treinamento pélvico não parece ter esse efeito.[26,27]

A explicação mais provável é que o treinamento pélvico não tem efetividade em estádios mais avançados de POP. Em compensação, é altamente efetivo na melhora da qualidade de vida quando associado à cirurgia.[26,27] O tratamento fisioterápico é efetivo também em estádios iniciais de POP.[28]

Mulheres com cirurgias para POP (via vaginal, abdominal, laparoscópica, robótica) tiveram melhoria na qualidade de vida quando comparada com a do período pré-operatório. Houve ainda melhora nos pontos de vista mental, social e físico da qualidade de vida. Isso provavelmente se deve ao rápido alívio dos sintomas ligados ao POP.[26,29] Mesmo se houver complicações desconfortáveis do pós-operatório (sangramento, dor pós-operatória, anemia, repouso no leito, jejum), o bem-estar pelo alívio dos sintomas de POP as compensam.[30]

As cirurgias com tela sintética parecem ser mais efetivas na melhoria de qualidade de vida do que as cirurgias convencionais.[26] Porém, em razão da heterogeneidade de análise de dados e de tipos de cirurgia, a metanálise fica dificultada.

Quanto à escolha da cirurgia, as evidências na literatura são poucas, a despeito da abundância de trabalhos relacionados ao POP. Os resultados de uma grande metanálise de 2013 foram:[31]

- Colpopexia sacral abdominal é associada a menor taxa de recorrência do prolapso apical e menos dispareunia, quando comparada à fixação no ligamento sacroespinhoso. Porém, a cirurgia abdominal tem maior tempo operatório, maior tempo de recuperação e custo maior que a vaginal. Estudos pequenos mostram que a colpopexia sacral tem melhores resultados objetivos e menos reoperações que suspensão uterossacra e telas de polipropileno. Não há grandes estudos com colpopexia sacral laparoscópica ou robótica;
- As evidências sugerem que o uso de telas absorvíveis de poliglactina ou derme suína, ou de polipropileno no reparo de prolapso de parede vaginal anterior reduz o risco de cistocele recidivada ao exame físico. No entanto, a melhora na satisfação da paciente, qualidade de vida e a redução de cirurgias para recidivas não está ainda demonstrado. Quando utilizada isoladamente, a tela de polipropileno mostrou melhores resultados de melhora subjetiva quando comparada com o grupo de tecido nativo, sem diferença quanto à dispareunia. Porém, o tempo de cirurgia, a perda sanguínea, a taxa de prolapsos apicais e posteriores e a incontinência urinária de esforço foram maiores no grupo de tela. Além disso, a taxa de erosão da tela foi de 11,4% e 6,8% requereram intervenção;

- Evidências limitadas sugerem que o reparo da parede vaginal posterior pode ter resultado anatômico melhor que o reparo transanal na cirurgia do prolapso de parede vaginal posterior. Não há evidências que apoiem o uso de telas no compartimento posterior;

- As evidências atuais não recomendam o uso dos *kits* de telas transvaginais totais, que corrigem todos os compartimentos, ou mais de um. Três estudos demonstraram melhora dos resultados anatômicos com as telas quando comparadas com tecido nativo, mas sem diferença em qualidade de vida. A exposição da tela foi de 18% e metade (9%) requereu intervenção. A taxa total de reoperação com as telas foi de 11% contra 3,7% da cirurgia com tecido nativo;

- Fazer a cirurgia de incontinência urinária em mulheres com IUE parece ser benéfico, bem como em mulheres continentes que demonstrarem incontinência oculta no pré-operatório.

A conclusão final da metanálise é que faltam informações em quase todos os campos no estudo do POP. Faltam informações sobre cirurgia de ápice vaginal (vaginal, abdominal e laparoscópica), cirurgia de parede vaginal anterior (vaginais, abdominais, laparoscópicas e uso de telas), cirurgia de parede vaginal posterior (vaginais, abdominais, laparoscópicas e uso de telas), cirurgia para incontinência concomitante à de prolapso e avaliação de diferentes tipos de fios e telas absorvíveis ou não.

Em nossa prática, recomendamos, em geral, as cirurgias com tecido nativo como cirurgia primária. Deixamos o uso de telas sintéticas para recidivas ou para mulheres cujo tecido nativo seja muito frágil ou inexistente.

Porém, como visto, os procedimentos possíveis são vários, há grande heterogeneidade de técnicas e táticas cirúrgicas. Não há como sugerir um tratamento somente baseado em evidências científicas. Este deve, portanto, ser individualizado e amplamente discutido com a paciente. É fundamental a apresentação de todas as técnicas possíveis, com suas vantagens e complicações. A decisão final é conjunta, cirurgião e paciente escolhendo um tratamento que os deixe a ambos confortáveis. É imprescindível que a mulher receba e assine um consentimento livre e esclarecido detalhado, em linguagem simples e direta, que comprove que ela recebeu todas as informações necessárias para tomar sua decisão.

O algoritmo ilustrado na Figura 23.3 resume a investigação e o tratamento do prolapso genital.

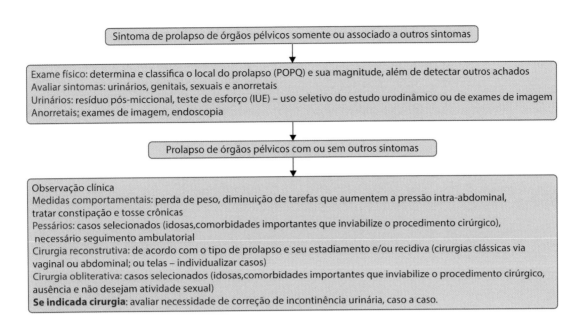

Figura 23.3. Algoritmo para investigação e tratamento do prolapso genital.

Referências Bibliográficas

1. Haylen BT, et al. An International Urogynecological Association (IUGA) -International Continence Society (ICS) joint report on the terminology for female pelvic organ prolapse (POP). Int Urogynecol J 27:165-194, 2016.
2. Haylen BT, Freeman RM, de Ridder D, et al. An International Urogynecological Association (IUGA) – International Continence Society (ICS) Joint report into the terminology for female pelvic floor dysfunction. Neurourol Urodyn 29:4-20, International Urogynecology J 2010;21:5-26, 2010.
3. Toozs-Hobson P, Swift S. POP-Q stage 1 prolapse: is it time to alter our terminology? Int Urogynecol J 25:445-446, 2014.
4. Swift SE, Woodman P, O'Boyle A, et a. Pelvic Organ Support Study (POSST): the distribution, clinical definition and epidemiology of pelvic organ support defects. Am J Obstet Gynecol 192:795-806, 2005.
5. Swift SE, Tate SB, Nichols J. Correlation of symptomatology with degree of pelvic organ support in a general population of women: what is pelvic organ prolapse? Am J Obstet Gynecol 189: 372-379, 2003.
6. Barber MD, Brubaker L, Nygaard I, et al. Pelvic floor disorders network. Obstet Gynecol 114:600-609, 2009.
7. Yang A, Mostwin J, Genadry R, et al. Patterns of prolapse demonstrated with dynamic fastscanMRI; reassessment of conventional concepts of pelvic floor weaknesses. Neurourol Urodyn 12: 310-311, 1993.
8. Abrams P, Cardozo L, Fall M, et al. The standardisation of terminology of lower urinary tract function. Report from the standardisation subcommittee of the International Continence Society. Neurourol Urodyn 21:167-178, 2002.
9. Bump RC, Mattiasson A, Bo K, et al. The standardization of female pelvic organ prolapse and pelvic floor dysfunction. Am J Obstet Gynecol 175:10-11, 1996.
10. Digesu GA, Calandrini N, Derpapas A, et al. Intraobserver and interobserver reliability of the three-dimensional ultrasound imaging of female urethral sphincter using a translabial technique. Int Urogynecol J 8:1063-1068, 2012.
11. Rodrigo N, Wong V, Shek KL, et al. The use of 3-dimensional ultrasound of the pelvic floor to predict recurrence risk after pelvic reconstructive surgery. Aust N Z J Obstet Gynaecol 3:206-211, 2014.
12. Dietz HP, Shek C, De Leon J, et al. Ballooning of the levator hiatus. Ultrasound Obstet Gynecol 6:676-680, 2008.
13. Colaiacomo MC, et al. Dynamic MR imaging of the pelvic floor: a pictorial review. Radiographics 29, e35, 2009.
14. DeLancey JO, Morgan DM, Fenner DE, et al. Comparison of levator ani muscle defects and function in women with and without pelvic organ prolapse. Obstet Gynecol 109:295-302, 2007.
15. Lamers BH, Broekman BM, Milani AL. Pessary treatment for pelvic organ prolapse and health-related quality of life; a review. Int Urogynecol J 6:637-644, 2011.
16. Babet HC, et al. Pessary treatment for pelvic organ prolapse and health-related quality of life: a review. Int Urogynecol J 22:637–644, 2011.
17. Heit M, Rosenquist C, Culligan P, Graham C, Murphy M, Shott S. Predicting treatment choice for patients with pelvic organ prolapse. Obstet Gynecol 101(6):1279-1284, 2003.
18. Kapoor DS, Thakar R, Sultan AH, Oliver R.Conservative versus surgical management of prolapse: what dictates patient choice? Int Urogynecol J Pelvic Floor Dysfunct 20(10):1157-1161, 2009.
19. Nager CW, Richter HE, Nygaard I, Paraiso MF, Wu JM, Kenton K, et al. Incontinence pessaries: size, POPQ measures, and successful fitting. Int Urogynecol J Pelvic Floor Dysfunct 20(9):1023-1028, 2009.
20. Mutone MF, Terry C, Hale DS, Benson JT. Factors which influence the short-term success of pessary management of pelvic organ prolapse. Am J Obstet Gynecol 193(1):89-94, 2005.
21. Kuhn A, Bapst D, Stadlmayr W, Vits K, Mueller MD. Sexual and organ function in patients with symptomatic prolapse: are pessaries helpful? Fertil Steril 91(5):1914-1918, 2009.
22. Abdool Z, Thakar R, Sultan AH, Oliver RS. Prospective evaluation of outcome of vaginal pessaries versus surgery in women with symptomatic pelvic organ prolapse. Int Urogynecol J Pelvic Floor Dysfunct 16, 2010.
23. Bo K, Frawley H, Haylen BT, et al. An International Urogynecological Association (IUGA)/International Continence Society (ICS) Joint report on the terminology for the conservative management of pelvic floor dysfunction. (In Committee Review), 2015.
24. Toozs-Hobson P, Freeman R, Barber M, et al. An International Urogynecological Association (IUGA)/International Continence Society (ICS) joint report on the terminology for reporting outcomes of surgical procedures for pelvic organ prolapse. Int Urogynecol 23: 527-35. Neurourol Urodyn 31:415-26, 2012.

25. Toozs-Hobson P, Swift S. POP-Q stage 1 prolapse: is it time to alter our terminology? Int Urogynecol J 25:445-446, 2014.
26. Doaee M, et al. Management of pelvic organ prolapse and quality of life: a systematic review and meta-analysis. Int Urogynecol J25:153-163, 2014.
27. Manonai J, Harnsomboon T, Sarit-apirak S, Wattanayingcharoenchai R, Chittacharoen A, Suthutvoravut S. Effect of colpexin sphere on pelvic floor muscle strength and quality of life in women with pelvic organ prolapse stage I/II: a randomized controlled trial. Int Urogynecol J; 23(3):307-312, 2012.
28. Ghroubi S, Kharrat O, Chaari M, Ben Ayed B, Guermazi M, Elleuch MH. Effect of conservative treatment in the management of low-degree urogenital prolapse. Ann Readapt Med Phys 51(2):96-102, 2012.
29. Bui CBM, Chereau E, Guillo E, Darai E. Résultats fonctionnels et qualité de vie après double promontofixation coelioscopique pour la cure du prolapsus génital. Gynecol Obstet Fertil 38(10):563-568, 2010.
30. Cundiff GW, Amundsen CL, Bent AE, Coates KW, Schaffer JI, Strohbehn K, et al. The PESSRI study: symptom relief outcomes of a randomized crossover trial of the ring and Gellhorn pessaries. Am J Obstet Gynecol 196(4):405 e1-405 e8, 2007.
31. Maher C, Feiner B, Baessler K, Schmid C. Surgical management of pelvic organ prolapse in women. Cochrane database of systematic reviews 2013, Issue 4. Art. No.: CD004014. DOI: 10.1002/14651858. CD004014.pub5.

140   Seção V – Prolapsos de Órgãos Pélvicos

24 Investigação e Tratamento da Intussuscepção Retoanal e do Prolapso Retal

Sergio Eduardo Alonso Araujo
Victor Edmond Seid
Arceu Scanavini Neto
Sidney Klajner

Introdução e Importância

A procedência ou prolapso de espessura total do reto é definido como a exteriorização de todas as paredes do reto por meio do ânus. Quando o prolapso de espessura total do reto é somente interno, ou seja, não ultrapassa a rima anal, é chamado de intussuscepção retal ou prolapso retal oculto.

Entende-se que a intussuscepção retal é o estágio inicial ou que precede a procidência do reto, no entanto desconhece-se se todos os casos de intussuscepção retal evoluem com procidência do reto e quais são os fatores. No século 19, Moschowitz postulou que a procidência do reto é resultado de uma hérnia de deslizamento causada por uma fraqueza da fáscia do assoalho pélvico associadamente a condições de aumento da pressão abdominal. No entanto, conforme já mencionado, a teoria mais aceita (Broden e Snellman) é a de que a intussuscepção do reto é o evento inicial na procidência.

O pico de incidência da procidência do reto em mulheres ocorre na sétima década. Os homens acometidos têm mais frequentemente 40 anos de idade ou menos. Mulheres com 50 anos de idade ou mais têm aproximadamente seis vezes mais chances de desenvolver a procidência do reto do que os homens. Alguns fatores de risco estão associados à procidência do reto. Apesar de a multiparidade representar um fator de risco conhecido, em cerca de 30% dos casos de procidência ou intussuscepção retal, as pacientes são nulíparas. Entre os pacientes mais jovens, há distúrbios neurológicos frequentemente associados tais como o autismo, síndrome associadas ao atraso de desenvolvimento neuropsicomotor, bem como distúrbios psiquiátricos tais como a esquizofrenia e os transtornos obsessivo-compulsivos.

Entre 50 e 75% dos pacientes com prolapso do reto relatam incontinência fecal. Entre 25 e 50% são constipados. A neuropatia do pudendo pode ser diagnosticada em até 50% dos casos.

Diagnóstico Clínico

Os sintomas mais frequentes decorrem da presença do prolapso. No entanto, desconforto abdominal, evacuação incompleta e escape de gases, fezes ou muco podem ser relatados. Esforço evacuatório e história pregressa de manobras digitais realizadas com a intenção de facilitar a evacuação podem ser recuperadas com alguma frequência.

O diagnóstico é feito pela observação direta do reto exteriorizado com o paciente na posição de genupeitoral ou de cócoras. Geralmente, o ânus exibe acentuada hipotonia esfincteriana (ânus patuloso). A úlcera retal solitária pode ser identificada na face anterior do reto à retoscopia em cerca de 10 a 15% dos casos. Para os casos em que a exteriorização ocorre de forma intermitente, pode-se pedir ao paciente que traga uma fotografia.

Em até 30% dos casos, há relato de incontinência urinária associada e também prolapso genital. Daí a importância da avaliação multiespecialidades para todos os casos de procidência do reto.

Investigação Complementar e Funcional

Deve ser individualizada. De modo geral, a indicação dos principais exames são as seguintes:

- Colonoscopia: para todos os pacientes com 50 anos de idade ou mais. Para os pacientes mais jovens, a colonoscopia pode ser indicada seletivamente com base no quadro clínico. Muito raramente, a colonoscopia pode levar a informações que resultem em mudança da conduta clínica. Por outro lado, pode levar a diagnóstico que exija conduta específica antes do tratamento cirúrgico da procidência;
- Avaliação radiológica: além da defecografia ou da videodefecografia que devem ser indicadas para

os casos em que não se consegue demonstrar a exteriorização do reto, a defecorressonância magnética pode levar ao diagnóstico de outras anomalias funcionais ou anatômicas do assoalho pélvico tais como a sigmoidocele, a enterocele e graus variáveis de prolapso genital. Para os pacientes intensamente constipados, a maioria dos especialistas concorda em indicar a realização do tempo de trânsito colônico total no pré-operatório. Novamente, parece ser raro constatar as situações clínicas nas quais o resultado do tempo de trânsito modifica a conduta operatória. No entanto, para os casos em que se prevê a colectomia do sigmoide como parte do tratamento cirúrgico, a comprovação da obstrução de saída parece ser um requisito interessante;

- Eletromanometria anorretal: em que pese desejável para os pacientes com incontinência anal para se aferir e documentar o grau de incontinência, os resultados da eletromanometria anorretal mais frequentemente não contribuem para o processo decisório dobre o tipo de correção a ser empregada. Associadamente, esperava-se que valores acentuadamente reduzidos de pressões de repouso ou de contração poderiam ter repercussão prognóstica sobre o tratamento ou mesmo contribuir para a indicação de *biofeedback* após a correção do prolapso. No entanto, essa vertente ainda é investigacional.

Tratamento Cirúrgico

O tratamento cirúrgico da procidência do reto e da intussuscepção retoanal pode ser realizado pelas vias abdominal ou perineal. Quando a via abdominal está indicada, a realização do procedimento empregando-se a via de acesso por vídeo é favorecida uma vez que todas as operações abdominais para a correção da procidência já foram realizadas por videolaparoscopia com essencialmente os mesmos resultados. A via de acesso robótica vem também sendo descrita cada vez com maior frequência com segurança e eficácia. De modo geral, a via de acesso perineal está reservada para os pacientes com condições clínicas mais frágeis, uma vez que as correções transperineais prescindem de anestesia geral. No entanto, a via de acesso perineal tem a preferência de muitos cirurgiões, uma vez que evidências obtidas por comparações diretas entre as operações abdominais e perineais ainda não estão disponíveis.

Operações abdominais

Sacropromontofixação do reto

Descrita inicialmente por Cutait, em 1959, na sacropromontofixação do reto ou retopexia sem prótese, o reto, após dissecção posterior até o nível dos elevadores do ânus, é fixado por sutura direta entre a sua camada muscular própria e a fáscia endopélvica. Como resultado, a procidência e a intussuscepção são corrigidas pelas subsequentes alterações cicatriciais e fibrose. Está relacionada com baixas taxas de recidiva, que variam historicamente de 3 a 9%. É uma operação

segura, pois prescinde de prótese, de ressecção retal e de anastomose. No entanto, a piora de constipação intestinal pregressa (ocorrem em 50% dos pacientes) ou seu aparecimento de novo (até 15% dos casos) representam a principal preocupação associada à indicação das retopexias.

Retopexia com tela

Antes de 2004, quando D'Hoore e colaboradores descreveram a retopexia ventral laparoscópica com o uso de prótese, as opções de retopexia com prótese incluíam a retopexia anterior (atribuída a Ripstein em 1952) e a posterior (atribuída a Wells em 1959).

Ambas as opções são relativamente de rara indicação em nosso meio, pois não ganharam a preferência da maioria dos especialistas envolvidos no tratamento da procidência do reto. Na retopexia anterior, a prótese, geralmente de polipropileno, era fixada na forma de uma banda ao reto na altura da reflexão peritoneal. Apesar da baixa recidiva de prolapso (inferior a 10%), numerosas complicações são atribuídas à colocação de prótese na forma de um *sling*, sendo a mais temida a complicação infecciosa decorrente da erosão do reto pela tela. Por outro lado, como todas as variações de retopexias, a melhora sobre a incontinência fecal é significativa.

A descrição original da retopexia posterior incluía a utilização de uma prótese de Ivalon (já não mais comercialmente disponível). Ainda que a colocação da prótese em posição posterior ao reto leva potencialmente a uma redução nos casos de erosão retal, complicações infecciosas pós-operatórias relacionadas à prótese continuaram a ser reportadas.

D'Hoore e colaboradores descreveram a retopexia ventral laparoscópica em 2004 como uma opção de tratamento cirúrgico da procidência do reto caracterizada pela não necessidade de se dissecar o reto na sua face posterior (apenas na sua face anterior) e também pela possibilidade de se corrigir o prolapso uterino associado. Nessa operação, o septo retovaginal é dissecado, assim como a região do promontório sacral. Uma fita de prótese de material inabsorvível (originalmente o polipropileno) é fixada à face anterior do reto e ao promontório sacral sendo o reto tracionado cranial e posteriormente. O prolapso genital pode ser corrigido ao se fixar a essa tela a face posterior da vagina, após adequada dissecção. Associadamente à maior facilidade técnica para a realização dessa operação, há evidência razoável de que possa estar associada a uma menor taxa de piora da constipação bem como a uma menor taxa de aparecimento de constipação de novo.

Retossigmoidectomia com retopexia

Durante muito tempo, a retossigmoidectomia com retopexia (operação de Frykman e Goldberg) foi a operação de escolha para o tratamento da procidência do reto. Essa opção sempre esteve relacionada aos baixos resultados de recidiva (0% a 5%) que persistem associados ao método. Mais modernamente, no entanto, essa operação está reservada para os pacientes com constipação importante associada a procidência e bom risco cirúrgico na medida em que está prevista a confecção de uma anastomose colorretal.

Seção V – Prolapsos de Órgãos Pélvicos

É provável que a retossigmoidectomia com retopexia esteja associada a ótimos resultados cirúrgicos de longo prazo. Associadamente, parece-nos uma excelente opção de operação para o tratamento cirúrgico da procidência em pacientes constipados e com bom risco cirúrgico. No entanto, defendemos a opinião de que deva ser realizada somente após a avaliação funcional da constipação. Associadamente, é possível que não se possa concluir pela superioridade dessa operação no que se refere ao potencial de recidiva quando comparada às operações de retopexia em pacientes sem constipação.

Operações perineais

Operação de Delorme

Descrita em 1900, é procedimento em que se procede à separação por dissecção entre a mucosa e a muscular própria desde uma distância próxima à linha pectínea até o topo do reto exteriorizado. Em seguida, a musculatura própria do reto exteriorizado é submetida a uma plicatura no sentido longitudinal e a mucosa é ressuturada. A operação de Delorme é uma alternativa para os pacientes com risco cirúrgico considerado demasiado para operações maiores e também para os pacientes com prolapso pequeno para os quais a correção por via perineal foi indicada. A taxa de recidiva associada ao procedimento está estimada entre 4 e 38%.

Retossigmoidectomia perineal (operação de Altemeier)

Na retossigmoidectomia por via perineal, o reto e parte do colo sigmoide são ressecados por via transperineal. A reconstrução é imediata e feita por anastomose coloanal manual ou mecânica. Em associação à retossigmoidectomia, a maioria dos cirurgiões opta por realizar uma plastia ou rafia dos elevadores do ânus anteriormente ao reto com o objetivo de trazer algum impacto positivo sobre a continência anal. A operação pode ser feita sem a necessidade de anestesia geral e está associada a uma baixa taxa de complicações pós-operatórias. De modo geral, os pacientes submetidos à retossigmoidectomia perineal são, com maior frequência, mais idosos do que os submetidos a operações por via abdominal. A taxa de recidiva pós-operatória está estimada em 16 a 30%.

Considerar, a critério clínico, investigação funcional.

Cuidados Pós-operatórios

De modo geral, deambulação e alimentação precoces são normalmente praticados após as operações idealizadas para o tratamento cirúrgico da procidência do reto. Laxantes osmóticos são utilizados rotineiramente com o objetivo de se evitar o esforço evacuatório.

Referências Bibliográficas

1. Varma M, Rafferty J, Buie WD. Standards Practice Task Force of American Society of Colon and Rectal Surgeons. Practice parameters for the management of rectal prolapse. Dis Colon Rectum 2011; 54(11):1339-46.
2. Senagore AJ. Management of rectal prolapse: the role of laparoscopic approaches. Semin Laparosc Surg 2003; 10(4):197-202.
3. Tou S, Brown SR, Nelson RL. Surgery for complete (full-thickness) rectal prolapse in adults. Cochrane Database Syst Rev 2015; CD001758.
4. Gunner CK, Senapati A, Northover JMA, Brown SR. Life after PROSPER. What do people do for external rectal prolapse? Colorectal Dis 2016; 18(8):811-4.
5. Senapati A, Gray RG, Middleton LJ, Harding J, Hills RK, Armitage NCM, et al. PROSPER: a randomised comparison of surgical treatments for rectal prolapse. Colorectal Dis 2013; 15(7):858-68.

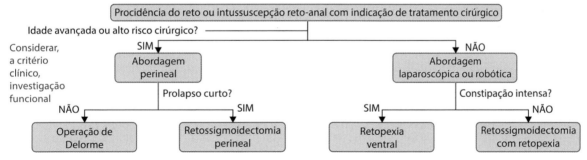

Figura 24.1. Algoritmo assistencial.

Seção VI

Miscelânea

25 Algia Pélvica Crônica na Mulher

Miriam Waligora

Algia pélvica crônica é definida classicamente[1] como a presença de dor na região pélvica por um período de pelo menos 6 meses e que pode ter origem ginecológica, urológica, gastrintestinal, musculoesquelética. Pode incluir a etiologia neurológica, sobre o que teceremos algumas considerações uma vez que novos conceitos integram a área da neuropelveologia.[2]

É de longa data o conhecimento de que grande parte do plexo lombossacro tem localização intra-abdominal, no espaço retroperitoneal. Entretanto, a maioria dos relatos de lesões desse plexo se refere a suas porções extra-abdominais enquanto as porções intra-abdominais são frequentemente negligenciadas. Estima-se que 15% das mulheres sofrerão de dor pélvica em algum momento de suas vidas, incorrendo em um custo médico elevado, o que exige estratégias diagnósticas e terapêuticas eficazes. O desafio do diagnóstico acurado reside no grau de sensibilização do sistema nervoso periférico e central associado com a cronicidade dos sintomas, assim como a influência potencial dos fatores afetivo e biopsicossocial sobre o desenvolvimento e persistência dos sintomas.[1] Uma vez identificada a origem musculoesquelética dos sintomas identificada, deve ser seguido um protocolo de exame clínico baseado na localização da origem dos sintomas (região lombossacra, coccígea, sacroilíaca, assoalho pélvico, inguinal ou abdominal) de modo a estabelecer uma conduta relativa ao gerador específico da dor e à disfunção tecidual.

A dor pélvica pode envolver os sistemas somático (T12-S5) e visceral (T10-S5).

Há várias explicações aceitas para a dor pélvica que incluem alterações dos sistemas uroginecológico, gastrintestinal, musculoesquelético e nervoso. Entre os diagnósticos, os mais frequentes são endometriose (33%) e outras condições ginecológicas (33%).[3] Inversamente, em 33 a 35% de mulheres com dor pélvica submetidas à laparoscopia diagnóstica, não foi identificada nenhuma patologia.[3,4]

A síndrome da congestão pélvica com veias pélvicas dilatadas, resultando em comprometimento do fluxo sanguíneo, é considerada causa conhecida de algia pélvica crônica.[5]

Assunto menos conhecido é que ramos dilatados ou malformados dos vasos ilíacos internos ou externos podem encarcerar nervos do plexo sacral contra a parede pélvica lateral causando sintomas que não são vistos comunmente na prática ginecológica como a dor ciática ou disfunções urinárias ou anorretais refratarias. E esse ponto merece nossa atenção no sentido de evitar condutas muitas vezes não apenas não resolutivas, como também agravantes do quadro original.[6]

Lemos e colaboradores descrevem caso de encarceramento vascular do plexo ciático como causa de sintomas ciáticos e urinários catameniais.[7]

Sintomas sugestivos de encarceramento intrapélvico de raiz nervosa são: dor perineal ou dor irradiada para membros inferiores na ausência de lesão espinhal e sintomas relativos ao trato urinário inferior na ausência de prolapso ou lesão de bexiga.[8]

É importante lembrar o conceito de que a algia pélvica crônica pode ser uma forma de síndrome de dor regional complexa ou de sensibilização do sistema nervoso central (SNC).

O desafio da identificação da origem da dor e seu tratamento efetivo explicam a tendência da algia pélvica em se tornar crônica e a frustração associada a seu tratamento tanto pelo paciente como pelos profissionais de saúde.

Embora a história, muitas vezes, sugira origem pélvica para a dor, deve-se sempre levar em consideração as dores referidas a partir de estruturas extrapélvicas.[9]

Como ferramenta diagnóstica, a ressonância nuclear magnética (RNM), em incidências específicas, pode ilustrar a porção intrapélvica do plexo sacral.

Assim, o exame clínico deve obrigatoriamente incluir a história detalhada sobre os antecedentes médicos, cirúrgicos, obstétricos, sociais e comportamentais, além de avaliação dos sistemas ginecológico, gastrintestinal, urológico, neurológico e musculoesquelético desde a caixa torácica até as coxas.

A seguir, são listados possíveis diagnósticos diferenciais da algia pélvica:

- Lesão do músculo adutor Adenomiose;
- Coccidinia Aderências;
- Encarceramento do nervo femoral Dismenorreia;
- Patologia do labrum do quadril Endometriose;
- Osteoartrite de quadril Leiomioma;
- Discopatia lombar Dispositivo intrauterino;
- Fasciite lombar Dor do meio Desequilíbrio muscular Doenças inflamatórias pélvicas;
- Síndromes de dor miofascial Síndrome da congestão pélvica;
- Encarceramento neural - não cirúrgico Hipertonia pós-operatória, fibrose;
- Encarceramento neural - pós-cirúrgico Dor pélvica prolongada da gestação;
- Hipermobilidade da cintura pélvica Prolapso;
- Instabilidade do assoalho pélvico, defeitos de suporte Vaginismo;
- Disfunção muscular da cintura pélvica Vulvodinia;
- Dor da articulação sacroilíaca Patologia ovariana;
- Estenose de canal espinhal;
- Lesão de sínfise púbica;
- Discopatia torácica.
- Gastrintestinais:
  - Colelitíase;
  - Moléstia de Chron;
  - Apendicite crônica;
  - Obstipação;
  - Doenças funcionais intestinais-síndrome do intestino irritável;
  - Colite ulcerativa- condições inflamatórias intestinais.
- Urologicas:
  - Cistite crônica intersticial;
  - Infecções crônicas do trato urinário;
  - Nefrolitíase;
  - Hiperatividade do detrusor;
  - Cistocele;
  - Síndrome uretral.
- Afetivas:
  - Depressão;
  - Ansiedade;
  - Trauma/abuso;
  - Fobias sociais.

A dor pélvica aguda, em geral, tem sua etiologia mais facilmente diagnosticada e tratada, enquanto as crônicas oferecem maior desafio pela dificuldade de identificação do processo patológico específico responsável pela origem da dor.

Diante de episódio de dor pélvica, cabe ao clínico descartar suas causas mais frequentes na mulher por meio de exame físico, exames laboratoriais e de imagem quando necessário. Deve-se lembrar que a cistite não complicada na mulher pode ser tratada com base apenas na queixa clínica: disúria de início súbito; polaciúria; hematúria acompanhados ou não de dor suprapúbica.

Diante de queixa de algia pélvica, deve-se sempre ser descartada infecção genital oculta. Urinálise + urocultura e bacterioscópico e cultura de secreção vaginal e cervical devem sempre ser solicitados com especial atenção às pacientes em idade fértil.

Alteração laboratorial, febre e Giordano positivo configuram infecção urinária alta ou pielonefrite que, por vezes, requer internação e tratamento parenteral. Tem também o risco de se tornar crônica.

Diante de suspeita de nefrolitíase, pode ser indicada a nefrotomografia.

Suspeita de endometriose pode ser pesquisada por ultrassonografia pélvica com preparo intestinal e ou RNM com preparo, embora o diagnóstico de certeza, que permite também inventário abdominal e, muitas vezes, tratamento de lesões, seja por laparoscopia.

Embora a algia pélvica possa ser intermitente ou contínua, é sua natureza potencialmente persistente que pode levar a comprometimento funcional.

Sempre deve ser lembrada a investigação de abuso físico, psicológico ou sexual. Este é fator não raro na prática clínica, uma vez que a queixa de dor não envolve necessariamente comprometimento afetivo com a etiologia. Identificar um pedido oculto de socorro de uma vítima potencial que tem, muitas vezes, o agressor como parte da família, exige atenção por parte do profissional de saúde.

Muitas vezes, por não conseguirmos identificar a fisiopatologia da dor apresentada, o objetivo do tratamento acaba sendo limitado à remissão da dor e ao seguimento das complicações.

O tratamento das algias pélvicas crônicas inclui aconselhamento ou psicoterapia, terapia hormonal, exclusão de patologia grave por laparoscopia e intervenções cirúrgicas.

Intervenções terapêuticas tais como bloqueios neurais, procedimentos de ablação neural, ou neuromodulação podem ser associados à terapêutica farmacológica com sucesso.

Já as dores de origem musculoesquelética, assim como as referidas no sistema musculoesquelético, geralmente respondem a medidas conservadoras.

Definições

Dor pélvica é definida como aquela originária dos sistemas somático ou visceral e compreende as estruturas supridas pela inervação originária a partir de T10 e abaixo:

- Síndrome da algia pélvica é a dor recorrente ou persistente associada a sintomas relativos aos sistemas musculoesquelético, ginecológico, urológico ou gastrintestinal na ausência de inflamação ou outra patologia especifica;[10]
- Algia pélvica crônica (APC) é definida como dor de origem não maligna, percebida nas estruturas relativas à pelve e que tenha estado presente por no mínimo 6 meses ou tenha um caráter de dor não aguda de duração mais curta;[11]

148 *Seção VI – Miscelânea*

- Assoalho pélvico se refere às camadas fascial e muscular que recobrem o hiato ósseo genital/pélvico.

Em virtude da grande superposição de sintomas na população portadora do diagnóstico de algia pélvica, tais como alterações de continência, bexiga dolorosa ou cistite crônica intersticial, até 87% das pacientes com cistite intersticial apresentam disfunção do assoalho pélvico, enquanto 94% das pacientes com bexiga dolorosa referem dificuldades miccionais ou de armazenamento, apenas 43% das pacientes com queixa miccional ou de continência também referem dor.

Diante desse quadro complexo, torna-se necessário, nas pacientes com diagnóstico de dor pélvica, avaliar todas as funções das estruturas do assoalho pélvico (suporte, armazenamento e sexual) de maneira a estabelecer diagnóstico e tratamento funcionais.

Considerações Anatômicas

- Anatomia coccígea - pontos importantes:
  - Ligamentos sacrococcígeos;
  - Saída da raiz espinhal S5;
  - Hipermobilidade coccígea (> 25 graus);
  - Origem dos músculos elevadores do ânus e de parte do glúteo máximo.
- Anatomia muscular – deve-se lembrar a anatomia, a função do assoalho pélvico e suas relações com a função estabilizadora dos músculos:
  - Transverso abdominal;
  - Obliquo interno e externo;
  - Glúteo máximo e glúteo médio;
  - Latíssimo dorsal, eretor da espinha e multifido, os quais contribuem sinergicamente na estabilização da pelve.

Quando se faz referência ao assoalho pélvico, a área definida como períneo tem seus limites estabelecidos por sínfixe púbica anteriormente, ramos púbicos inferiores e ramos do ísquio anterolateralmente, as tuberosidades do ísquio lateralmente, os ligamentos sacrotuberosos posterolateralmente e o cóccix e sacro posteriormente.

O espaço definido por esses limites e dividido em regiões por uma linha imaginária desenhada entre os aspectos anteriores das tuberosidades isquiáticas.

O triângulo anterior a essa linha imaginária é chamado de triângulo urogenital com a uretra e vagina atravessando os músculos do assoalho pélvico nessa área.

A membrana perineal se estende bilateralmente a partir do triângulo anterior.

O triângulo posterior é o triângulo anal com o ânus interrompendo os músculos do assoalho pélvico nessa área.

O corpo perineal consiste numa massa de fibras colágenas e elásticas, assim como fibras musculares lisas e esqueléticas. Tem sido considerado o local de fixação dos músculos bulboesponjosos, transversossuperficial e profundo do períneo e esfíncter anal externo.

Estudo recente[12] propôs que o corpo perineal seria o sítio no qual os músculos perineais cruzariam de um lado a outro o assoalho pélvico. É estrutura especialmente importante nas mulheres, pois representa o suporte final para as vísceras pélvicas.

Partos normais podem levar à rotura do corpo perineal, causando prolapso vaginal secundário à perda do suporte da parede posterodistal da vagina.

A episiotomia realizada durante o parto para evitar laceração irregular do períneo, quando não adequadamente reparada, pode ter como consequência enfraquecimento do corpo perineal.

O corpo perineal pode também ser enfraquecido por traumas outros além de partos, inflamações ou infecções. Mencione-se, aqui, sobrepeso crônico como fator de risco e dos exercícios perneais regulares como fator de proteção.

Ao longo do tempo, a dor pélvica pode se desenvolver consequente ao represamento contínuo dos estímulos nocivos do órgão propalado ao corno dorsal da medula espinhal, resultando numa *upregulation* do corno dorsal.

O assoalho pélvico consiste de vários músculos dispostos em camadas superficiais e profundas que se comportam de maneira similar a uma cinta ou *sling* que suporta o conteúdo pélvico. Os músculos elevadores do ânus, aos quais nos referimos como diafragma pélvico, incluem o pubococcígeo, puboretal/iliococcígeo e o coccígeo.

Os músculos elevadores do ânus se originam do arco tendíneo que se estende do osso púbico anteriormente até a espinha isquiática posteriormente. Esses músculos se inserem no corpo perineal, cóccix, ligamento anococcígeo, paredes vaginais, reto e canal anal. A camada superficial que compreende o diafragma urogenital inclui os músculos isquiocavernoso, bulboesponjoso e transverso superficial do períneo.

Os músculos uretral externo e esfíncter anal são considerados parte do assoalho pélvico.

Ambas as camadas são recobertas pela fascia que se conecta à fascia que, por sua vez, recobre os órgãos pélvicos, sendo responsável, assim, pelo seu suporte.

Enfraquecimento dos elevadores do ânus, das estruturas de suporte do reto, vagina, útero e bexiga pode levar a prolapso.

A predisposição a prolapso é multifatorial e inclui concentração e qualidade do colágeno. A perda da qualidade deste com a idade e a diminuição dos níveis de estrogênios na mulher e da capacidade de contração muscular levam alguns a considerar não ser possível corrigir ou reverter as consequências do prolapso com cirurgias. O mesmo também se aplicaria à realização de exercícios.

Entretanto, não há evidências suficientes para se considerar que os prolapsos cause a algia pélvica.

De qualquer maneira, deve haver coordenação entre os movimentos do assoalho pélvico e dos músculos abdominais para que a continência seja mantida e não ocorra prolapso dos órgãos pélvicos. Atividade da musculatura abdominal leva à atividade correspondente do assoalho pélvico. Portanto, a função do assoalho pélvico também está relacionada à estabilidade da articulação sacroilíaca e da cintura pélvica.

Cap. 25 Algia Pélvica Crônica na Mulher 149

Considerações Neuroanatômicas

Lesões musculoesqueléticas em estruturas próximas ao assoalho pélvico podem resultar em dor referida na região pélvica. Patologias do quadril, tais como artrose e fissura do labro (esportistas), resultam em dor inguinal profunda. A dor da articulação sacroilíaca (doenças autoimunes) pode ser referida nas nádegas, coxas e virilha. A sínfise púbica é enervada pelo nervo ilioinguinal, então a irritação dessa estrutura pode provocar dor pélvica, no abdômen inferior e virilha.

Casos de dor pélvica crônica podem ser secundários à convergência viscerossomática, o que pode explicar o fato de a paciente reclamar de dor pélvica originária dos sistemas uroginecológico ou gastrintestinal. Uma dor originária em víscera pélvica inervada por segmentos simpáticos sacrais pode ser sentida na região somática sacral.

Na dor pélvica crônica, a convergência sensória de informação de aferentes autonômicos pode levar a sintomas somáticos, enquanto a aferência das estruturas somáticas lombares pode provocar dor na região pélvica.

As síndromes de encarceramento não são raras na região pélvica, sobretudo como resultado de trauma tais como estiramento, compressão com hipóxia, trauma fechado, e encarceramento em sutura cirurgia.

A pelve é inervada pelos nervos ilio-hipogástrico, ilioingunal, femurocutâneo lateral e genitofemoral originários de T12 até L3, assim como pelo nervo do elevador do ânus e pudendos originários de S2 a S5.

Outros detalhes podem ser consultados nas referências ao final deste capítulo. Com finalidade prática, vamos nos ater aqui aos detalhes do exame clínico na dor pélvica.

Exame clínico na dor pélvica

Algia pélvica crônica (APC) tem prevalência semelhante à da asma e lombalgia com altíssimo custo médico estimado. Entre os aproximadamente 9 milhões (estimativa norte-americana) de mulheres entre 15 e 50 anos com APC, 60% não têm um diagnóstico específico e até 20% não realizaram nenhum exame para diagnóstico. O custo pessoal, social e econômico da APC é enorme. Com frequência, as pacientes com APC recorrem à cirurgia no sentido de tentar obter alívio para seus sintomas. Entre as laparoscopias ginecológicas, 40% são realizadas com o objetivo de descartar causas gastrintestinais, geniturinárias ou musculoesqueléticas em pacientes com APC e procurar identificar causa ginecológica. Até 40% das pacientes submetidas à histerectomia para alívio de APC permanecem no pós-operatório com os mesmos sintomas, sugerindo causa extraginecológica para sua dor pélvica.

A patogênese da APC ainda é pouco compreendida. Sua dificuldade diagnóstica e prevalência reforçam a necessidade de alertar os profissionais de saúde para investirem no esforço diagnóstico de cada caso. O objetivo deve ser o de restaurar a função e promover melhora da saúde de suas pacientes.

História e Exame Físico

Na historia é importante:

- Valorizar antecedentes e achados relevantes;
- Realizar exame clínico meticuloso por região anatômica (não se ater à região genital);
- Identificar disfunções mecânicas e motoras especificas;
- Determinar o grau de sensibilização do sistema nervoso;
- Avaliar a extensão do comprometimento biopsicossocial pela condição da paciente.

Uma vez examinada com critério, torna-se mais fácil selecionar os profissionais adequados para otimizar a conduta.

Muitas vezes, são necessárias várias sessões até que se possa orientar adequadamente a paciente. Conhecer essa complexidade ajuda o médico a dar segurança à paciente e favorece a adesão a condutas e exames sugeridos.

Na primeira consulta, procura-se obter o máximo de informação e determinar se será necessário encaminhar a paciente a outro especialista.

Quando a origem da dor for aparentemente musculoesquelética, o exame clínico já pode ser realizado nessa ocasião.

Na segunda visita, a paciente fornece informações sobre a sensibilidade dos diversos sistemas, aspectos que foram pontuados no primeiro exame, tais como estar atenta ao ritmo miccional e intestinal, sintomas sexuais e outros, e é feita a avaliação específica das estruturas do assoalho pélvico. E importante atentar para eventual antecedente de abuso, o que pode interferir no exame pélvico específico. Nesses casos, o médico deve estar preparado para abordar o assunto ou encaminhar a paciente para um especialista (psicólogo ou psiquiatra, ou grupo de apoio). O examinador deve estar familiarizado com os aspectos previamente apresentados: padrões de referência visceral e somático, assim como sinais de alerta.

Tempo de aparecimento e localização adequada da dor são fundamentais: dispareunia de introito ou de profundidade é um diferencial importante.

Pode-se recorrer ao seguinte roteiro de interrogatório para organizar a história da paciente:

- Quem? Identificar aspectos étnicos, de idade, menstruais, psicológicos e de abuso físico ou mental;
- O Que? Identificar o tipo de dor que a paciente apresenta em termos de qualidade e quantidade de sintomas;
- Quando? Tempo desde o início dos sintomas, fatores de melhora ou piora: horários específicos do dia ou da noite, relações sexuais, defecação, micção, estresse, atividade física e postura. Por exemplo, não é raro pacientes com prolapso e dor relatarem piora ao final de um dia de caminhada ou trabalho;
- Onde? Esta questão requer a localização da dor inicial, da dor atual e de eventuais sintomas primários e secundários. Incluem-se local, irradiação/refeência (padrões de inervação visceral, viscerossomático, viscerovisceral, viscerossomático, convergência) e neurogênico;

---

150 Seção VI – Miscelânea

- Em que extensão? Intensidade, irritabilidade, natureza e grau/estágio da dor.

Pode-se utilizar questionários padronizados para avaliação biopsicossocial, emocional e de dor; também questionários validados para avaliação do assoalho pélvico, como o *Pelvic Floor Impact Questionnaire* e o *Pelvic Floor Distress Inventory*, que são frequentemente utilizados em clinicas de incontinência e facilitam a avaliação específica.

Uso da escala analógica visual pode ser adaptado para mensuração da dor, comprometimento funcional, estados de humor e pode contribuir na avaliação de resultados.

É importante recolher dados relativos ao ambiente doméstico e de trabalho, estratégias cognitivas, e estilo do paciente – como lida com a dor e administra os diversos aspectos a ela relacionados – faltas, atrasos, exclusão de atividades sociais.

A Sociedade Internacional de Algia Pélvica (IPPS) desenvolveu um roteiro recomendado nem sempre de fácil execução, mas que pode contribuir para avaliação e seguimento (https://www.IPPS.org).

Os paradigmas da dor pélvica apontam para uma disfunção de sinalização sensória periférica e/ou central, assim como de mecanismos de processamento central.[13]

Como resultado, a atenção e foco do paciente em relação à dor parecem amplificar a manifestação da dor crônica.

Assim, a avaliação deve ser totalmente abrangente em quanto à avaliação e ao tratamento da patologia estrutural quando identificada, assim como para suporte aos aspectos emocional, psicológico, motivacional e cognitivo que possam contribuir para a persistência da dor.

Exame clínico regional

O objetivo do exame clínico é localizar o gerador específico da dor, identificar estratégias de controle de movimentos que sejam subótimas ou patológicas e estabelecer resultados funcionais que nortearão o plano de tratamento.[14]

Na ausência de sinais de alerta que incluam fratura, tumor, infecções ou doença grave inexplorada, o clínico deve prosseguir com o diagnóstico diferencial.

A algia pélvica crônica é multifatorial e, por meio do exame clínico, procura-se diferenciar as pacientes com dor mecânica periférica e sensibilização somática daquelas com alteração do processamento central ou envolvimento do sistema afetivo como causa primária da dor. Impõe-se a realização de exame clínico sistemático para se identificar as pacientes que devem receber tratamento mecânico específico.

O exame clínico por áreas se baseia na localização inicial da dor e pode ser dividido pelas áreas:

- Articulação sacrolilíaca e cintura pélvica;
- Assoalho pélvico;
- Espinha toracicolombar e lombar;
- Cóccix;
- Quadris com regiões inguinais, glútea e região trocantérica;
- Região suprapúbica/abdominal.

Cuidado especial deve ter a dor que tem início na gravidez com atenção para a cintura pélvica.

Uma vez identificada a área de início da dor, define-se a sequência do exame clínico.

A observação atenta da natureza, intensidade e frequência da dor, assim como estratégias reativas e movimentos antálgicos durante os testes mecânicos, fornece a base para determinar a patologia secundária e as estratégias cognitivas e afetivas incorporadas pela paciente.

Laslett e Sizer sugeriram uma série de testes provocativos para dor na articulação sacroilíaca. Considera-se resultado positivo a sequência de pelo menos três resultados positivos.[15,16]

A sequência de testes para avaliação das regiões sacroilíaca e pélvica inclui:

- Testes provocativos da articulação sacrolilíaca (desencadeadores de dor). O clínico procura uma sequência de pelo menos três testes positivos;[17]
- Contratação - paciente em posição supina. Aplica-se pressão bilateralmente nas espinhas ilíacas anterossuperiores em direção dorsal e lateral;
- Compressão - paciente deve estar deitada de lado. O clínico aplica pressão sobre o bordo lateral superior do osso ilíaco em direção medial;
- Sobrecarga da coxa - paciente deve estar em posição supina. A coxa testada é fletida a 90 graus. Aplica-se uma pressão mantida ao longo do eixo da coxa por 30 graus;
- Sobrecarga sacral - paciente deve estar inclinada. Aplica-se pressão direta sobre o sacro em direção ventral;
- Nutação - paciente deve estar na posição supina ou deitada de lado. O clínico flexiona uma coxa e quadril (lateral) enquanto estende totalmente o outro lado;
- Contranutação - o mesmo movimento é realizado com as pernas posicionadas na direção oposta;
  - Elevação ativa da perna estendida - observa-se a dificuldade da paciente em realizar o teste, com melhora do esforço após estabilização da pelve;
  - Abdução do quadril contrarresistência;
  - Palpação direta dos ligamentos pélvicos: palpa-se o ligamento sacroilíaco dorsal longo a partir da espinha ilíaca posterossuperior até o nível de S3S4. Os ligamentos sacrotuberoso e sacroespinhoso são palpados dorsalmente a partir da tuberosidade do ísquio até o sacro e a espinha ilíaca, até o sacro respectivamente;
  - Estratégias de controle motor: ativação dos músculos pélvicos, respiração diafragmática, musculatura abdominal e extensores do tronco, movimentos aberrantes da espinha.

Uma vez que os exames da articulação sacroilíaca e da cintura pélvica estejam completos e a história sugerir disfunção do assoalho pélvico com queixas como hesitação miccional ou outras alterações esfincterianas, procede-se à avaliação específica do assoalho pélvico após consentimento da paciente.

Testes relativos à função da espinha lombar:

- Flexão lombar ativa com flexão cervical;
- Extensão lombar;
- Flexão lombar lateral D e E;
- Elevação da perna estendida.

Caso nenhum desses testes provoque dor, deve-se pesquisar outros grupos musculoesqueléticos.

Rastreamento de patologia do quadril inclui:

- Flexão passiva do quadril;
- Rotação interna passiva em supina e prona;
- Testes do labrum com compressão axial e rotação interna.

Caso esses testes não provoquem dor, prossegue-se na avaliação de outros grupos musculoesqueléticos.

Exame do assoalho pélvico

Disfunção miofascial do assoalho pélvico pode ser considerada causa ou fator associado à algia pélvica.[18]

A literatura, a partir de 1970, descreve a relação entre alterações musculares do assoalho pélvico e a síndrome uretral e a cistite intersticial. O processo de as estruturas somáticas se manifestarem no SNC e periférico tem sido documentado, porém o processo de estruturas viscerais levarem a sintomas somáticos apenas foi descrito no contexto da síndrome da dor miofascial.[19]

Enquanto tratamentos locais podem ser eficazes no controle da dor e na melhora da função, o tratamento da causa da disfunção tem maior probabilidade de contribuir para a melhora duradoura.

No contexto do exame do assoalho pélvico, a sequência depende da ordem de aparecimento dos sintomas. Quando a paciente de algia pélvica crônica tem dor do assoalho pélvico como primeiro e mais importante sintoma, o exame do assoalho pélvico deve ser precoce e completo.

Nunca é demais lembrar que o exame ginecológico deve ser feito após consentimento da paciente e recomenda-se haver uma terceira pessoa na sala de exame.

O exame perineal pode ter finalidade educativa para a paciente, orientando-a sobre sua anatomia e função, capacidade de contratilidade e propriocepção, assim como recolher dados objetivos. O uso de espelho ou câmera para orientação da paciente pode ser útil.

Não há diferença significativa entre os exames em posição sulina e ereta, embora o exame na posição ereta seja útil em alguns casos de prolapso.

Devem ser observados, com a paciente em posição ginecológica:

- Posição da vulva, corpo perineal e clitóris e aspecto do vestíbulo, vagina e ânus quanto à presença de infecção, fissura ou inflamação;
- A seguir, utilizando uma haste de algodão, realiza-se o teste de sensibilidade dos lábios (nervos genitofemural e ilioinguinal), do vestíbulo vaginal (ramo clitoridiano do nervo pudendo e ramo perineal), clitóris (ramo clitoridiano do nervo pudendo), introito vaginal (ramo perineal) e introito retal (ramo do nervo pudendo – nervos específicos do elevador do ânus e do esfíncter anal);
- Inspeção dos movimentos do assoalho pélvico com a respiração e aos esforços, em busca de sinais de incontinência ou prolapso, é importante para avaliar a capacidade funcional da paciente e orientação desta. É natural a observação de discreta descida do assoalho pélvico à tosse sem que isso incorra em dor ou disfunção. Prolapso de órgãos ou dor configuram patologia.

Não há correlação evidente entre algia pélvica e incontinência. Disfunções do assoalho pélvico, hipotonia, hipertonia, fraqueza ou má coordenação podem ser causa de ambas, mas a presença de qualquer dessas disfunções não implica necessariamente a presença de incontinência e agia pélvica. Entretanto, a presença de incontinência merece valorização.

A seguir, realiza-se a avaliação específica dos músculos do assoalho pélvico, em que se deve observar a presença de espaço ou dor na topografia dos isquiocavernosos, bulboesponjosos, transverso superficial do períneo e corpo perineal.

A documentação dos achados se baseia no "relógio perineal" em que 12h00 é o monte púbico, uretra e clitóris alinhados. Ao longo das linhas de 1h00 e 11h00 estão os músculos isquiocavernosos esquerdo e direito; 2h00 e 10h00, estão os músculos bulboesponjosos esquerdo e direito; 3h00 e 9h00, os transversos profundo e superficial do períneo esquerdo e direito de cada lado do introito vaginal; 5h00 e 7h00, os músculos elevadores do ânus esquerdo e direito de cada lado do corpo perineal; e 6h00, o clínico encontra o corpo perineal.

Procede-se à palpação vaginal profunda até o limite da articulação interfalangeana proximal do dedo do examinador para acessar tônus e dor no grupo muscular do elevador do ânus (iliococcígeo, coccígeo, puboretal e pubovaginal) que circundam o introito vaginal. A área de sensibilidade desse grupo muscular pode ser anotada de acordo com a orientação do "relógio perineal".

Diversas escalas como o índice de PERF, descrito por Laycock,[20] são utilizadas para graduar a atividade muscular perineal em termos de desempenho, força e resistência. O perineômetro pode medir a pressão da contração. A eletromiografia de superfície mede o número de unidades motoras recrutadas e seu registro depende do tipo de eletrodo utilizado e sua localização.

O exame digital permite uma avaliação adequada em termos de força e elevação do períneo com a contração e é importante como método de medida da capacidade e correção desta. A graduação da força e resistência ainda apresenta grande variação interobservador mesmo quando se utilizam escalas.

A escala PERF consiste no exame digital vaginal (5 cm), em que a paciente é solicitada a realizar uma série de contrações vaginais mantidas e rápidas tendo sua força registrada de acordo com escala de Oxford modificada.

Vários pesquisadores encontraram diminuição de 25 a 35% na resistência dos músculos elevadores do ânus após parto. Trauma do esfíncter anal foi documentado em 1 a 5%

dos partos vaginais. Os maiores fatores de risco parecem ser primiparidade, microssomia fetal e parto operatório vaginal.

A ultrassonografia mostra alterações estruturais do esfíncter anal externo em 38% dos partos vaginais. Rotura das estruturas de suporte pélvico tem o potencial de aumentar a mobilidade dos órgãos pélvicos. O uso de Valsalva, com consequente aumento da pressão abdominal que ocorre quando a função da musculatura pélvica está comprometida, parece ter impacto sobre a incontinência e a algia pélvica. Disfunção do suporte, como ocorre com a flacidez dos ligamentos uterossacros, causando dor pélvica ou lombar baixa, pode ser exacerbada pela manobra de Valsava repetitiva.[21]

Novas tecnologias auxiliam o clínico na avaliação da função do assoalho pélvico, como a ultrassonografia transabdominal para os músculos abdominais, ultrassonografia transperineal para avaliação da contratilidade dos músculos do assoalho pélvico e Valsava. A ultrassonografia permite também a visualização das contrações do músculo transverso abdominal e assoalho pélvico E pode também ser utilizada com finalidade de educação dos pacientes.

Na sequência, deve-se avaliar o suporte pélvico aos esforços. Solicita-se à paciente que tussa e se curve; durante palpação se avalia se ocorre descida de parede vaginal anterior ou posterior, colo uterino e útero. Ainda não dispomos de grandes estudos correlacionando o grau de incontinência, prolapso e algia pélvica crônica. O objetivo do exame na APC é determinar a função das estruturas do assoalho pélvico, uma vez que já se estabeleceu a relação entre disfunção dos músculos do assoalho pélvico e seu impacto sobre o suporte postural.[22] Palpação do músculo obturador interno pode ser realizada com a paciente em posição supina e o tornozelo sobre o joelho oposto. A palpação do lado do quadril fletido é intravaginal, realizada na direção do forâmen obturatório. Quando se notam pontos dolorosos ou faixas de fibrose, podem ser sinal de disfunção localizada do assoalho pélvico ou um gerador periférico de dor.

Finalmente, deve-se suspeitar de encarceramento de nervo pudendo em casos de síndrome de dor do assoalho pélvico. A palpação para desencadear sintomas relativos ao nervo pudendo pode ser realizada nos ligamentos sacroespinhoso e sacrotuberoso, assim como na borda medial dos ramos públicos onde ele penetra no túnel osteofibroso. A paciente deve estar deitada e curvada. O nervo pudendo pode ser palpado ao longo do canal pudendo na borda medial da tuberosidade isquial e ao longo de sua passagem pelo espaço entre os ligamentos sacrotuberoso e sacroespinhoso, assim como intravaginal . Quando intravaginal , o examinador dirige o dedo para a espinha sacral. O nervo pudendo tem localização muito próxima à do nervo elevador do ânus e, por meio dessa palpação, não é possível diferenciar qual dos dois está sendo estimulado.

O exame do cóccix pode ser realizado com a paciente em posição supina lateral. Deve-se procurar alterações de sensibilidade e dor, embora a avaliação da função e da posição só são completas com a palpação intrarretal. A radiografia pode ser realizada com a paciente sentada e em pé para confirmar alterações anatômicas. Alteração de ângulo do cóccix de 5 até 25 graus com a mudança de posição é considerada normal. Contração dos músculos iliococcígeos, coccígeos e isquiococcígeos provoca flexão do cóccix, como acontece quando um indivíduo sentado se levanta. Quando há dor com a contração muscular, e não com a palpação do cóccix, isso indica envolvimento dos músculos elevadores do ânus.

Quando há queixa de dor abdominal e cirurgia abdominal pregressa, há suspeita de encarceramento de nervo, sendo o ilioinguinal o mais provavelmente envolvido.

O ilio-hipogástrico pode ser palpado ao longo da linha axilar média da crista ilíaca até a espinha ilíaca anterossuperior e área suprapúbica.

O ramo sensório do nervo ilioinguinal pode ser palpado ao longo do ligamento inguinal num ponto 2 cm medial à espinha ilíaca anterossuperior até a virilha e região suprapúbica. Os mesmos nervos podem ser encarcerados por uma série de incisões cirúrgicas. Quando não há antecedente de cirurgia, a causa mais provável é viscerosomática.

Deve-se também buscar parenterais ao longo do trajeto dos nervos.

Avaliação do Controle Motor

Devem ser avaliadas as estratégias de movimento com a paciente em alguns momentos concentrada nelas e, em outros momentos, distraída. Observam-se os movimentos da cintura pélvica e da espinha lombar. Devem ser observadas posturas, tais como hiperextensão da coluna, movimentação da espinha, suporte uni ou bipodalico e marcha. Devem ser avaliadas a contratilidade dos diversos grupos musculares e a capacidade de suporte do tronco. O objetivo do exame é avaliar a capacidade do paciente de ativar voluntariamente músculos selecionados (assoalho pélvico, transverso abdominal, diafragma, intercostais), de acessar a realização de estratégias preventivas com contrações prévias ao início de um movimento do tronco ou extremidade. Ultrassonografia pode auxiliar no diagnóstico, assim como a eletromiografia em conjunto com a palpação.

Avaliação da atividade dos músculos do assoalho pélvico é sutil e pode ser de difícil identificação pela paciente . Alteração da resposta do transverso abdominal foi identificada em pacientes com dor lombar baixa, dor na articulação sacroilíaca e dor perineal pós-parto. O treinamento muscular pode melhorar essa condição.

Há indícios de que alterações da resposta elástica do assoalho pélvico a aumentos de pressão intra-abdominal podem estar associadas à algia pélvica crônica. Em paciente com tosse crônica, a sobrecarga sobre um assoalho pélvico já comprometido poderia causar a perda irrecuperável da função esfincteriana do assoalho pélvico.

A compreensão das funções e das disfunções do assoalho pélvico com a determinação do evento inicial, se lesão muscular ou neural ou deslocamento fascial, é informação importante na avaliação da APC. Ultrassonografia e palpação podem ser associadas.

Exame da sensibilidade

O grau de sensibilização do sistema nervoso influi sobre a percepção da paciente com APC.

Quando sensibilizada, a paciente pode se queixar de dor difusa, dor sem disfunção mecânica e de uma série de consequências biopsicossociais, requerendo a intervenção de equipe multidisciplinar, com componente de terapia cognitiva comportamental.

Sinais de hipersensibilidade incluem hiperalgesia ou alodínea, náusea, mal-estar e hipersensibilidade visceral.

Diagnóstico Diferencial e Tratamento

Em tópicos anteriores, foi enfatizada a importância do diagnóstico etiológico da algia pélvica crônica, o que, obviamente se constitui em um desafio, uma vez que com frequência o ginecologista é o primeiro médico a ser consultado pela paciente e o ginecologista geral não tem formação específica em neurologia ou ortopedia. Como foi visto, a pesquisa dos sinais de comprometimento neuromuscular passa pela realização de uma série de testes que ginecologistas ou urologistas não estão habituados a realizar. Cabe, então, ao clínico esgotar as possibilidades diagnósticas ao seu alcance e pensar sempre em termos de equipe multidisciplinar para a algia pélvica crônica. Neurologista, ortopedista, fisioterapeuta, psicólogo devem integrar grupos de tratamento da patologia e, na clínica privada, o encaminhamento apropriado a colega especialista ou a discussão do caso em grupos de especialistas é obrigatório.

A prevalência de dor pélvica chega a 25% em diversas casuísticas. O objetivo de cura e otimização funcional é difícil de ser atingido dadas a complexidade de alternativas terapêuticas aplicadas e a diversidade de especialistas envolvidos ao longo de, em geral, extensa busca pelo diagnóstico e tratamento.

O melhor que se pode fazer é estabelecer uma rotina de diagnóstico diferencial, iniciando-se pelas patologias de menor complexidade e tratamento e afinando a busca na medida do necessário. Estabelecer uma relação de confiança com a paciente é mister. Esclarecendo-a sobre a natureza do desafio e arregimentando-a como parceira na busca dos melhores resultados.

Patologias dos sistemas ginecológico, urológico, gastrintestinal, musculoesquelético e/ou nervoso podem ser responsáveis por algia pélvica: destas, os diagnósticos mais frequentes são: enodemetriose (33%), aderências (24%) e "nenhuma patologia encontrada" (35%) em mulheres submetidas à laparoscopia diagnóstica. A síndrome da congestão pélvica, com dilatação venosa comprometendo o fluxo sanguíneo, pode ser explicação para alguns dos casos de APC. Janicki[23] propõe o conceito de que a algia pélvica crônica pode ser uma forma de síndrome de dor regional complexa ou pode ser uma forma de sensibilização central do sistema nervoso.

Dor pélvica originária do sistema ginecológico

A disfunção de qualquer dos componentes do assoalho pélvico (muscular, conjuntivo e neural) pode acarretar insuficiência do suporte e perda do mecanismo esfincteriano de bexiga e ânus/reto, assim como perda do suporte postural.

As patologias que mais frequentemente cursam com dor pélvica são:

- Doença inflamatória pélvica (DIP);
- Endometriose;
- Patologia anexial (cistos, tumores);
- Patologia uterina (leiomioma, adenomiose);
- Dor na cintura pélvica associada à gestação.

Embora o diagnóstico destas condições não seja difícil, a dor e a sensibilização dos nervos autonômicos e somáticos que inervam estas estruturas podem levar ao comprometimento funcional que as mulheres com APC apresentam.

Doenças de transmissão sexual podem causar algia pélvica e vulvar; estas incluem as de notificação compulsória como sífilis, clamídia, gonorreia e HIV; e as menores como tricomoníase, vaginites e herpes genital.

A maior causa de infertilidade na mulher jovem é a possibilidade de uma DTS (principalmente clamídia e gonococos) comprometer o trato genital superior e órgãos reprodutivos resultando em DIP. O maior risco é o retardo no tratamento pela eventual ausência de sintomas.

Sintomas de DTS incluem corrimento vaginal fétido, frequência miccional, dispareunia, sangramento vaginal após relações, ou intermenstrual, ou pós-menopausa.

Fatores de risco na população jovem são sexo desprotegido, início precoce de vida sexual, história de DST e parceiro com antecedente de DST.

História de DIP na faixa dos 18 a 25 anos é fator de risco para APC.

"É preferível tratar a jovem que se apresente com dor e tenha, ao exame físico dor" a mobilização lateral da cervix, mesmo na ausência de outras patologias . DIP, em geral, responde bem ao tratamento antibiótico e é papel do clínico estar atento às populações de risco. Casos cronificados podem cursar com dor viscerosomática. Nesses casos, pode-se indicar fisioterapia aplicada à região lombar ou abdominal com o objetivo de permitir que a paciente volte a suas atividades diárias.

Endometriose é definida como a presença de glândulas e estroma endometrial fora da cavidade uterina. Etologia ainda controversa, considerada multifatorial com predisposição genética. Fatores linfáticos e vasculares parecem estar envolvidos, o que explicaria a presença de tecido endometrial em sítios tais como cérebro, pulmões pele e olhos, assim como fluxo menstrual retrogrado, alterações da imunidade ou hormonais.

A paciente típica é aquela de 30 anos, nulípara, infértil com dismenorreia e algia pélvica.[24] A dificuldade diagnóstica reside na não visualização de tecido endometrial em 30 a 50% das mulheres.

- Sintomas: dispareunia, disquezia, dismenorreia.

A dor da endometriose pode ser cíclica de início pré-menstrual, até dor viscerossomática crônica incapacitante. Nem toda endometriose identificada em laparoscopias cursa com dor ou infertilidade, e nem toda dor pélvica em paciente com endometriose é devida a esta.

- Opções terapêuticas: medicamentosas, cirúrgicas e outras.

154 Seção VI – Miscelânea

- Medicamentosas: antinflamatórios não hormonais, progestagenos, androgênios, combinações estrogênio – progestagênio e agonistas da liberação de gonadotrofinas.

O objetivo é levar à atrofia dos implantes endometriais.

- Cirúrgicas: excisão laparoscópica de implantes, histerctomia total abdominal com ou sem salpingo – oforectomia, neurectomia pressacra, ablação laparoscópica de inervação uterina.

- Alternativas possíveis: bloqueio de nervo hipogástrio superior e neuromodulação e acupuntura.

Fisioterapia pode ser útil pela intervenção manual ou elétrica nas vias de convergência da dor viscerossomática das áreas toracolombares.

- Mobilização dos tecidos, TENS: estimulação elétrica neuromuscular transcutânea é utilizada.

Avaliar alterações posturais e estabilidade lombossacral.

Mulheres grávidas podem apresentar algia pélvica por comprometimento musculoesquelético da cintura pélvica. Até 50% das mulheres apresentam dor pélvica durante a gestação, mas em apenas 16% destas a dor persiste 12 meses após o parto. A causa da persistência da dor não é bem compreendida e pode ser musculoesquelética, hormonal ou outras.

As opções terapêuticas sugeridas incluem programa individualizado de exercícios, cintas ortopédicas, injeções intra-articulares para dor da articulação sacroilíaca. Medicamentos devem ser indicados apenas depois de esgotadas as opções anteriores.

Drogas de categoria A e B da Food and Drug Administration (FDA) parecem não representar risco para o feto. Categoria C, D e X não são recomendadas pelo risco fetal.

Drogas incluídas nas categorias A e B: acetaminofem, opioides, anestésicos locais e esteroides epidurais com limitações. Esteroides intra-articulares (ASI) e injeções em pontos-gatilho de dor .

Síndrome da congestão pélvica (SCP) – descrita em 1857, inicialmente considerada varicocele tubo-ovariana, é doença da idade reprodutiva (20 aos 30 anos), embora tenha sido descrita em idades mais avançadas. Sintomas: dispareunia profunda e dor pós-coital durante desde algumas horas até vários dias são patognomônicos. Algumas mulheres referem piora da dor com caminhada, longos períodos em pé, ou aumento da pressão intra-abdominal. Podem ser encontradas manifestações como aumento uterino, espessamento endometrial, ovários multicísticos, hemorroida e varicosidades vulvares. O exame de escolha, em razão do retardo na drenagem do contraste, é a venografia transfundida. A associação com intestino irritável, cistite intersticial, cefaleia crônica e síndrome de urgência miccional pode ocorrer.

Tratamento: medicamentos para supressão hormonal: medroxiprogesterona pode trazer alívio sintomático, mas com a possibilidade de efeito rebote. Goserelina tem algum sucesso. Embolização de veias ovarianas e pélvicas pode ser usada. Fisioterapia é útil com drenagem linfática manual, exercícios e medidas posturais descongestionantes.

Vulvodinia

Desconforto vulvar crônico com duração de pelo menos 3 meses. O desconforto pode ser descrito como dor, queimação, prurido, dispareunia, formigamento, ressecamento ou irritação contínua ou intermitente. É primária quando tem início com a primeira experiência sexual ou de uso de tampão; secundária quando tem início após a primeira experiência sexual ou de tampão; pura quando sentida apenas à palpação; e mista quando presente com e sem palpação. Pode ser orgânica ou idiopática.

Ha suspeitas de que seja uma neuropatia. As pacientes podem apresentar alodinia, hiperalgesia ou disenteria. Uma etiologia poderia ser a lesão de estiramento do nervo elevador do ânus ou do pudendo consequentes ao segundo período do trabalho de parto prolongado ou descenso de assoalho pélvico. Esta lesão pode ser secundária à episiotomia ou lesão por queda a cavaleiro. Outras causas são alterações hormonais, tumores, cistos, sequela de cirurgia ou uso de antivirais ou outros produtos na área.

Deve-se descartar condilomatose, líquen e outras condições dermatológicas por meio do perfil vaginal.

Fisioterapia com *biofeedback*, manual ou com eletroterapia, aplicada às áreas toracolombar e sacral. Cremes tópicos como gel de lidocaína e estrogênios, antidepressivos tricíclicos, antiepilépticos tipo gabapentina ou pregabalina, *biofeedback* e injeções locais de toxina botulínica. Injeções locais de esteroides, crioneurolise do plexo hipogástrico superior/ inferior e neuromodulação. Suporte psicológico, terapia cognitivo-comportamental e aconselhamento sexual podem ser considerados. A cirurgia, quando realizada, são a vestibulectomia, vestibuloplastia ou a perineoplastia. Pode ocorrer remissão espontânea.

Síndrome da vestibulite vulvar

Geralmente idiopática, com dor na região vulvar especialmente caracterizada por dispareunia de penetração. Etiologia pouco clara, pode estar associada à bartolinite e ao uso de antibióticos. Estrogenioterapia típica pode ajudar, assim como dieta pobre em oxalatos. Vestibulectomia ou perineoplastia podem estar indicadas.

Dispareunia

Dor às relações na ausência de vaginismo. Pode ser de introito, de vagina média ou profundidade. As causas podem ser psicogênicas ou físicas e incluem lubrificação inadequada, atrofia de mucosa vaginal, infecção, ou cicatriz de episiotomia ou outras cirurgias. Dispareunia de profundidade pode ocorrer na DIP, endometriose, ou outras condições. Pode também ser sinal de dor simpática a partir de alterações de cérvix ou de ovários. Os sintomas incluem queimação, ressecamento ou prurido que, em geral, são acompanhados por ansiedade e desconforto. O tratamento inclui massagens, dilatação mecânica com ou sem o uso de cremes anestésicos ou estroinemos e treinamento de relaxamento com o objetivo de restauro funcional e alívio dos sintomas.

Cap. 25 Algia Pélvica Crônica na Mulher 155

Clitóris doloroso

Outro aspecto da vulvodinia é a dor clitoridiana causada por neuralgia do nervo pudendo. Os sintomas são restritos ao clitóris com ou sem síndrome dolorosa associada. As causas podem ser metabólicas tais como diabetes ou trauma (roupas justas), estimulação violenta ou idiopática.

- **Fatores desencadeantes:** intercurso, com ingurgitamento clitoridiano e compressão do nervo pudendo ou roupas justas, exercício ou estresse. O exame físico é conduzido com uma haste de algodão sobre o clitóris e em outros locais da vulva. O tratamento contempla medicamentos estabilizadores de membrana como pregabalina, amitriptilina, bloqueios neurais e aconselhamento; pode ser realizado bloqueio do nervo pudendo ou dorsal do clitóris; neuromodulação sacral pode ser indicada.

Dor Pélvica de Origem Urológica

Alterações das estruturas musculares, neurais ou fasciais do assoalho pélvico, comprometimento vascular da mucosa uretral, doenças uroginecológicas, alterações relacionadas à idade e alterações da musculatura estriada uretral podem repercutir sobre a função do assoalho pélvico.

Cistite crônica intersticial

Causa comum de dor do sistema urinário é a cistite crônica intersticial. Esta condição afeta a função vesical e se apresenta com dor vesical, frequência, urgência e noctúria na ausência de infecção. A dor pode ser suprapúbica ou difusa no períneo. Mais da metade das pacientes com CCI tem também dispareunia. O diagnóstico é feito pela observação das úlceras de Hunner na mucosa vesical após distensão hídrica e teste de sensibilidade positivo ao cloreto de potássio.[25] Coorbidades incluem:

- Infecção urinária aguda;
- Endometriose;
- Fibromialgia;
- Vulvodinia;
- Algia pélvica crônica;
- Síndrome do intestino irritável;
- Ansiedade;
- Depressão.
- **Tratamento:** dieta restritiva, terapias intravesicais, *biofeedback*, fisioterapia.

Anti-inflamatórios não hormonais, opioides, pentosan polissulfato de sódio, amitriptilina, hidroxizina, gabapentina. Dimetilsulfóxido intravesical isolado ou com heparina tem sido eficaz. Injeções intravesicais de toxina botulínica também apresentam resultados quando associadas com hidrodistensão; neuromodulação, estimulação neural sacral pode ser indicada.

A síndrome uretral também pode ser causa de algia pélvica crônica. Apresenta-se como dor suprapúbica ou uretral e disúria sem noctúria. É causada por alterações estenóticas ou fibrose secundárias a infecções, trauma ou atrofia.

Dor Pélvica de Origem Gastrintestinal

Síndrome do intestino irritável

Dor abdominal exacerbada pela ingestão de alimentos, flatulência, obstipação e diarreia, sendo os dois últimos predominantes na SII; a síndrome ocorre em associação com dismenorreia em 60% dos casos. Uma vez identificada a síndrome, o caso deve ser encaminhado ao gastroenterologista.

Outras causas de dor pélvica de origem digestiva e facilmente identificáveis pelo clinico:

- Doença diverticular;
- Doença de Chron;
- Colite ulcerativa;
- Apendicite crônica.

As doenças funcionais gastrintestinais são síndromes dolorosas mal compreendidas, das quais a síndrome do intestino irritável é um exemplo, e devem ser tratadas pelo especialista.

Dor Pélvica de Origem Musculoesquelética

Aqui se incluem as já descritas:

- Disfunção sacroilíaca e das articulações da sínfise púbica e sacrococcígea.
- Trauma ou deslocamento do cóccix (irritação dural por hérnia, compressão de raiz nervosa, schwanomas de raízes sacrais, neurinomas, cistos de cauda equina). As lesões expansivas podem começar com dor somática por comprometimento osteoligamentar e, à medida que crescem, afetam estruturas neurais ou viscerais, levando à dor neuropática ou visceral. Nesses casos, a dor somática resultante pode ocorrer em resposta à convergência viscerossomática. Além do trauma, obesidade e hérnias lombossacras podem gerar dor coccígea.
- **Tratamento:** fisioterapia, injeções intra-articulares e psicoterapia;
- Bloqueio dos componentes simpáticos ou viscerais do gânglio de Walther. Injeções locais de esteroides, crioneurólise, radiofrequência e neuromodulação sacral.
- Coccigectomia pode ser sugerida quando outros tratamentos falham.
- Trauma das estruturas nervosas torácicas baixas, lombares e do plexo sacral.
- Hipermobilidade da cintura pélvica, comum na gravidez: geralmente dor localizada na espinha ilíaca posterossuperior e na sínfise púbica.
- Alternativas de tratamento para patologia da articulação sacroilíaca incluem injeções locais de esteroides 87% de melhora por 12 meses,[26] termocoagulação por radiofrequência, radiofrequência fria, crioneurólise dos nervos da ASI sob controle fluroscópico. Todas têm resultados descritos durando de meses a anos.

Proctalgia fugax

- Dor retal de início agudo, geralmente à noite. Desaparece após alguns minutos e tem etiologia pouco clara. Tem sido considerada variante da síndrome do intestino irritável, mialgia por tensão do assoalho pélvico, ou resultado da neuralgia do pudendo. A etiologia pode ser espasmo de esfíncter anal interno.

- Tratamento: esfincterotomia, fisioterapia, dilatação esfincteriana;

- nitroglicerina tópica, banhos de assento, nifedipina, clonidina, salbutamol inalado, lidocaína endovenosa, dilatação retal digital e esfincterotomia interna lateral quando ha hipertrofia de esfíncter.

- Estudos com o uso de toxina botulínica para proctalgia fugax são promissores.[27] Neuromodulação sacral pode ser opção em pacientes com dor anal crônica com má resposta à terapêutica farmacológica.

Dor Pélvica de Origem Neurológica

Irritação ou encarceramento de ramos nervosos causando dor pélvica pode ocorrer como resultado de trauma nos segmentos lombares altos, levando à irritação dos nervos sensórios ao tronco anterior ou a partir de trauma direto de incisões abdominais ou pelo uso de afastadores durante cirurgias abdominais.

Lesões dos nervos ilio-hipogástrico, ilioinguinal, genitofemoral, pudendo e obturatório são as que mais ocorrem em pacientes com agia pélvica. O tratamento inclui massagens ao longo do trajeto do nervo com o intuito de promover liberação miofascial e recuperação do nervo. Testes específicos para localização da lesão devem ser realizados. Lesão do ilio-hipogástrico causa dor lateral na pelve ou suprapúbica e pode causar fraqueza abdominal. Lesões dos ilioinguinal e genitofemoral cursam com parestesia inguinal, dor no abdômen inferior e dor irradiada para os lábios. Fisioterapia para mobilização neural, injeções localizadas, excisão cirúrgica do nervo afetado podem ser opções de tratamento. As injeções podem ser aplicadas através da parede abdominal ou dos foramens de L1 - L2.

O nervo obturatório pode estar envolvido em casos de dor pélvica ou dos membros inferiores, potencialmente acompanhada de fraqueza dos adutores e alterações de sensibilidade da porção medial da coxa e joelho. Em razão de seu trajeto, o nervo obturatório pode sofrer lesão a partir de gestação, massas pélvicas, cirurgias viscerais, traumas ortopédicos, hérnias e bandas faciais no canal obturatório, causando dor e disfunção.

Mobilização neural, injeções locais no nervo obturatório ou liberação do canal obturatório são opções de tratamento.

O nervo pudendo pode estar envolvido na dor pélvica. Ele pode sofrer lesão ou encarceramento durante cirurgias de fissuras ou de fístulas anais, parto, ciclismo, e por hipertrofia dos ligamentos sacroespinhoso e sacrotuberoso. A neuralgia pudenda apresenta-se como sensação de dor ou queimação no períneo quando a pessoa está sentada e melhora quando ela se levanta. Mobilização dos músculos do assoalho pélvico, injeções locais, almofadas especiais podem trazer alívio. Neuromodulação e neurectomia são opções quando não há resposta a medidas conservadoras.

Considerações Adicionais

Acompanhar pacientes de algia pélvica crônica oferece um grande desafio e há maior chance de sucesso quando se esclarece a paciente sobre cada etapa diagnóstica e tentativa terapêutica. A paciente deve ser motivada a aprender os exercícios e assumir mudanças comportamentais tais como sono adequado e técnicas de relaxamento necessárias ao melhor resultado.

Modalidades de Tratamento da Dor

Terapia comportamental, fisioterapia, terapia farmacológica e cirúrgica têm sido idealizadas para o tratamento da APC.

- Bloqueios diagnósticos: ferramenta importante na localização da dor. Localizada a dor, pode-se proceder ao bloqueio definitivo com lidocaína com ou sem esteroides (bloqueio terapêutico).

- Neuroablação: neurólise cirúrgica ou química.

- Termocoagulação por radiofrequência: aplicação de corrente elétrica contínua com a finalidade de promover termocoagulação. A destruição neural se inicia a partir de 45 graus de temperatura. O uso da radiofrequência pode aliviar a dor em casos de alterações da articulação sacroilíaca, coccidinia, neuralgia do ilio-hipogástrico, ilioinguinal, genitofemoral e pudendo. Ha o risco de formação de neuroma com esta modalidade de tratamento.

- Radiofrequência pulsada: técnica de neuroablação que promove analgesia sem destruição de tecido neural. A baixa temperatura promove efeito de neuromodulação com baixo risco de formação de neuroma.

- Radiofrequência de resfriamento: na qual eletrodo adequadamente posicionado, corrente por 2 minutos e 30 segundos na temperatura máxima de 60°C, a intervalos de 1 cm sobre o trajeto do nervo, técnica promissora.

Crioneurólise

Técnica neuroablativa não destrutiva com aplicação de baixa temperatura na extremidade do nervo periférico para induzir um bloqueio reversível semelhante ao efeito de anestesia local. O nervo é parcialmente comprometido nesta técnica e pode se regenerar. Tem sido usada para vulvodinia, dor sacroilíaca, coccidinia e dor nos nervos ilio-hipogástrico, ilioinguinal, genitofemoral, pudendo e obturatório.

Neurólise química

Procura-se bloquear ou inibir os tratos sensitivos envolvidos na dor visceral. Tratamento sugerido quando já se esgotaram outras opções e a dor é grave. Os agentes neurolíticos utilizados são: álcool; fenol; e solução salina hipotônica.

Toxina botulínica

Injeções de toxina botulínica A tem sido usada no tratamento de cistite intersticial, proctalgia fugax, espasmo de

Cap. 25 Algia Pélvica Crônica na Mulher 157

assoalho pélvico e vulvodinia. A toxina pode tratar a APC originária nessas estruturas assim como na dispareunia, disquezia e dismenorreia (a toxina botulínica A é mais potente que a B e tem maior duração de ação: age evitando a liberação de acetilcolina nas junções neuromusculares). Pela sua ação analgésica, a toxina botulínica está se tornando mais popular no tratamento da APC. Também tem aplicação no tratamento da vulvodinia, cistite crônica intersticial, espasticidade da musculatura do assoalho pélvico e proctalgia fugax.

Neuromodulação

E técnica não destrutiva de neuromodulação com liberação de corrente elétrica para a medula espinhal ou nervos periféricos para o tratamento de varias modalidades de dor crônica. Indicada em casos de falha em cirurgia lombar, doença vascular periférica, angina de peito refratária. Tem sido usada também no tratamento das APC.

- Neuromodulação do espaço epidural dorsal: ou estímulo da coluna dorsal, tem sito usada no tratamento de dores crônicas com bom resultado em dores da região inguinal.
- PNS (estimulação de nervos periféricos): estímulo direto dos nervos afetados por posicionamento dos eletrodos, seja no nervo, seja em suas proximidades, para elicitar parestesia no território afetado.[28]
- PTNS: estimulação do nervo tibial posterior tem demonstrado bons resultados no tratamento da dor da APC e da urgência e frequência miccionais.

Considerações a Respeito das Modalidades de Tratamento

As várias modalidades de tratamento, aqui descritas, das algias pélvicas e é importante salientar que muitas delas ainda não têm aceitação incondicional e que dependem do esclarecimento e colaboração da paciente, entretanto o clínico deve lançar mão de toda e qualquer modalidade que possa trazer alívio à paciente.

Estimulação elétrica neuromuscular transcutânea (TENS)

- Tratamento da dor miofascial e pontos gatilho com ultrassom aplicado a estruturas pélvicas ou abdominais.
- Fisioterapia manual: massagem, liberação miofascial e outras;
- Reabilitação de disfunção do assoalho pélvico por meio de técnicas de alongamento destes músculos para aliviar a hipertonia;
- Técnicas de relaxamento.

Tratamento dos déficits de controle motor do abdômen e assoalho pélvico

Treinamento muscular específico para ativação do músculo transverso do abdômen por meio da contração do assoalho pélvico com o uso de *biofeedback* com finalidade de conscientização do paciente. Após a educação para autopercepção e manutenção da contração dos diversos grupos musculares, inicia-se o trabalho de melhora da resistência. Um programa específico de treinamento adequado inclui autoconsciência postural e manutenção da contração. Esse treinamento progressivo tem impacto positivo sobre a função do assoalho pélvico e esfíncteres. A paciente é instruída quanto à realização dos exercícios em casa com reavaliação periódica.

Tratamento da cintura pélvica

A associação de alterações da cintura pélvica com instabilidade e disfunções de transferência de carga pode ser tratada com o uso de faixas ou cintas que adicionam força externa ao fechamento da cintura pélvica. Esta conduta é seguida com treinamento de controle motor por meio de exercícios ensinados a paciente.

Tratamento da dor de convergência viscerossomática

- Consiste no alívio do mecanismo secundário de dor.
- Como muitas mulheres com endometriose apresentam síndrome do intestino irritável, cistite crônica intersticial e síndrome da fadiga crônica, acredita-se que ocorra, nesses casos, alteração no processamento central da dor. A dor secundária pode ser tratada localmente em ambiente multidisciplinar. O tratamento tem por objetivo o alívio da dor por meio do relaxamento do SNC. Ensina-se a respiração diafragmática. Relaxamento miofascial e técnicas de massagem associados a medicamentos.

Tratamento das alterações somáticas do assoalho pélvico

Alterações caracterizadas por hipertonia do assoalho pélvico que podem ser tratadas com técnicas manuais de compressão e alongamento de cada músculo. Deve ser realizada palpação intravaginal em busca de nódulos dolorosos ou fibrose e a paciente é instruída a contrair contrarresistência da mão do examinador.

Em termos de tratamento medicamentoso da agia pélvica crônica, há consenso quanto ao uso de:

- Opioides com monetarização médica;
- Hormonioterapia para algia pélvica de origem ginecológica incluindo contraceptivos orais, progestagenos, danazol e agonistas do GnRh;

- Adjuvantes: antidepressivos e ansiolíticos.

Estas podem ser acompanhadas de qualquer das modalidades de fisioterapia já descritas assim como acupuntura e terapias alternativas tais como craniosacral ou outras.

O envolvimento da paciente e a confiança depositada na equipe de saúde contribuem fortemente para o sucesso no tratamento.

Referências Bibliográficas

1. Gail Apte, et al. Chronic female pelvic pain. Pain Practice. v. 12, issue 2:2012: 88-110.
2. Lemos N, Possover M. Laparoscopic approach to intrapelvic nerve entrapment. Journal Hip Preserv Surgery, june 6, 2015vol 0 n 0 pp 1-7.
3. Garry R. Diagnosis of endometriosis and pelvic pain. Fertil Steril, 2006;86:1307-1309.
4. Chong Y, William Stones R. Chronic pelvic pain: aetiology and therapy. Best Practice Res Clin Obstet Gynecol. 2006;20: 695-711.
5. Beard RW, et al. Diagnosis of pelvic varicosities in women with chronic pelvic pain. Lancet, 1984; 2: 946-949.
6. Possover, et al. The laparoscopic approach to control intractable pelvic neuralgia: from laparoscopic pelvic neurosurgery to the LION procedure. Clin J Pain 2007;23:821-825.
7. Lemos, et al. Vascular entrapment of the sciatic plexus. Int Urogynecol J, july 26, 2015- video.
8. Gunter J. Chronic pelvic pain: an integrated approach to diagnosis and treatment. Obstet and Gynecol Survey vol 58 nr 9 2003 pp 615-623.
9. Nader A, Candido KD. Pelvic pain. Pain Pract. 2001;1;187-196.
10. Abrams P, Schalken JA. Etiology and management of pelvic pain syndrome. Urology, 2004;63-74.
11. Frawley H, et al. Evidence based physical therapy for the pelvic floor. Bridging Science and Clinical Practice. Edimburgh: Elsevier, 2007:249-265.
12. Shafik A, et al. A novel concept for the surgical anatomy of the perineal body. Dis Colon Rectum. 2007;50:2120-2125.
13. Baker K. Recent advances in the neurophysiology of chronic pain. Emerg Med Australas .2005;17:65-72.
14. Apte G, et al. Chronic female pelvic pain. Pain Practice. V. 12, issue 2,2012:88-110.
15. Sozer P, et al. Disorders of the sacroliac jpint. Pain Pract.2002;2:17-34.
16. Laslet M. Pain provocation tests for diagnosis of sacroiliac joint pain. Aust J Physiother, 2006:52:229.
17. Laslet M, et al. Provocation sacroiliac joint tests have validity in the diagnosis of sacroiiac joint pain. Arch Phys Med Rehabil. 2006;87:874; author reply:874-875.
18. Weiss JM. Pélvica floor myofascial trigger points: manual therapy for intersticial Moseley GL, et al. Does anticipation of back pain predispose to back trouble? Brain. 2004;127:2339-2347.
19. Laycock J. Jerwood D. Pelvic floor assessment: the P.E.R.F.E.C.T. scheme. Physiotherapy. 2001;87:631-642.
20. Thompson JA, et al. Differences in muscle activation paterns during pelvic floor muscle contract and Valsava maneuver. Neurourol Urodyn. 2006;25:148-155.
21. Shagam JY. Pelvic organ prolapse. Radiol Technol. 2006;77:389-400.
22. Janicki TI. Chronic pelvic pain as a form of complex regional pain syndrome. Clin Obstet Gynecol. 2003;46:797-803.
23. Pernoll ML. Benson & Pernoll's Handbook of Obstetrics & Gynecology. Blacklick OH: McGraw-Hill Companies, 2001:7.
24. Clemons JL, et al. Diagnosing intersticial cystitis in women with chronic pelvic pain. Obstet Gynecol 2002;100: 337-341.
25. Fischer, et al. Sacroiliitis in children with spondyloarthropathy: therapeutic effect of Sanches Romero AM, et al. Treatment of proctalgia fugax with botulinim toxin: resultsin 5 patients. Rev Clin. Esp. 2006: 206:137-140.
26. Possover M, et al. The laparoscopic approach to control intractable pelvic neuralgia from laparoscopic pelvic neurosurgery to the LION procedure. Clin J Pain. 2007;23:821-825.

26 Algia Pélvica Crônica no Homem

Edson Gurfinkel

Introdução

A prostatite crônica/síndrome da dor pélvica crônica (PC/SDPC) e a cistite intersticial/síndrome da bexiga dolorosa (CI/SBD) são consideradas síndromes de dor pélvicas crônicas urológicas (SDPCU) definidas por dor crônica e sintomas urinários na ausência de infecção bacteriana como fator etiológico.

A PC/SDPC é responsável por mais de 90% dos casos de prostatite atendidos ambulatoriamente e é caracterizada por sintoma de dor pélvica crônica que persiste por 3 meses ou mais nos últimos 6 meses na ausência de infecção bacteriana do trato urinário e com sintomas do trato urinário e ou disfunção sexual.[1] É uma entidade presente na população masculina de todas as idades, com uma prevalência variando entre 2 a 10%.[2] Pode acometer 11,5% dos homens abaixo dos 50 anos e 8,5% dos acima dos 50 anos.[3]

A CI/SBD ocorre em 10% dos casos de dor pélvica no homem, mas acredita-se que é subestimada. É caracterizada por frequência urinária e urgência, noctúria e dor/pressão suprapúbica (bexiga e pelve) sem causa identificável, como uma infecção bacteriana, por exemplo.[4]

Essas condições provocam um efeito deletério na qualidade de vida do paciente comparável com o diabetes melito, infarto do miocárdio ou doença de Crohn.[5]

Apesar de sua prevalência considerável, a etiologia e fisiopatologia da PC/SDPC, bem como da CI/SBD, são desconhecidas.

Pela sua prevalência, daremos ênfase para a PC/SDPC como a principal entidade envolvida no processo de dor pélvica crônica masculina, destacando algumas peculiaridades da CI/SBD quando necessário.

Etiologia

Pela sua semelhança com a CI/SBD, existem autores que propõem que a PC/SDPC não seja realmente uma síndrome relacionada ao problema de um órgão, mas uma manifestação urogenital de um problema regional ou sistêmico.[6]

Várias hipóteses procuram explicar a etiologia da PC/SDPC:[7]

- Microrganismos que não crescem em culturas habituais resistentes aos antibióticos;
- Refluxo de urina para os ductos prostáticos;
- Processo autoimune;
- Alterações genéticas;
- Pinçamento do nervo pudendo;
- Dor miofascial;
- Disfunção dos músculos do assoalho pélvico;
- Dor neuropática.

Entre os mecanismos patogenéticos potencialmente envolvidos,[6] citamos:

- Inflamação anormal local ou sistêmica;
- Desregulação imunológica;
- Desequilíbrio do sistema nervoso autônomo ou endócrino;
- Predisposição genética.

O paciente com PC/SDPC ou CI/SBD apresenta, provavelmente, um espectro de etiologias interligadas e entender a etiologia principal por trás de cada paciente é fundamental para estabelecer a melhor estratégia de tratamento.

Fisiopatologia

O International Collaborative Prostatitis Network (NIH) desenvolveu, em 1995, um sistema de classificação de prostatites:[1]

- Tipo 1 – Prostatite bacteriana aguda: Sintomas intensos de prostatite, de infecção sistêmica e infecção bacteriana urinária aguda, com bacteriúria e leucocitúria.

- Tipo 2 – Prostatite bacteriana crônica: Infecção bacteriana crônica da próstata, com ou sem sintomas de prostatite, com ITU recorrente causado pela mesma bactéria.
- Tipo 3:
  - A – PC/SDPC (subtipo inflamatório): Dor pélvica crônica e sintomas miccionais sem infecção bacteriana, leucócitos presentes na expressão prostática ou sêmen.
  - B – PC/SDPC (subtipo não inflamatório): Dor pélvica crônica com prováveis sintomas miccionais e sem infecção bacteriana do trato urinário e sem evidências de inflamação.
- Tipo 4 – Prostatite inflamatória assintomática: Evidencias de inflamação sem sintomas de prostatite ou infecção do trato urinário.

A PC/SDPC pertence às prostatites tipo 3, com ou sem processo inflamatório.

Essa classificação leva em consideração a coleta de urina de quatro frascos proposta por Meares-Stamey:

- Frasco 1: 10 mL (representa a flora uretral);
- Frasco 2: 150/200 mL (representa a flora vesical);
- Frasco 3: colheita da secreção uretral após massagem prostática;
- Frasco 4: 10 mL de urina colhida logo após a massagem prostática.[8]

O aspecto central e característico da PC/SDPC é a dor. De modo geral, esta pode ser dividida em três ou quatro categorias, de acordo com o seu mecanismo:

- Dor nociceptiva;
- Dor inflamatória;
- Dor neuropática;
- Dor disfuncional.[9]

Acredita-se que a dor neuropática seja um dos mecanismos importantes envolvidos na PC-SDPC e alguns dos tratamentos propostos objetivam o seu controle (Tabela 26.1).

Uma das teorias mais aceitas da fisiopatologia da síndrome da dor pélvica crônica seria a de um agente incidental (infecção, trauma, disfunção miccional, reação autoimune) que causaria um processo inflamatório ou dano nervoso na próstata e nas estruturas ao redor (assoalho pélvico, bexiga, períneo etc.). Se não tratada efetivamente no início, poderia levar a uma sensibilização periférica e central.

Sensibilização periférica

Aumento da sensibilidade nas terminações dos nervos periféricos. A inflamação e a lesão tecidual liberam substâncias que ativam os nociceptores e os sensibiliza, reduzindo o gatilho de ativação e tornando-os mais respondíveis. O aumento da sensibilidade se dá por meio de alterações na transcrição, translação e pós-translação dos receptores. Como exemplo, aumento da sensibilização das terminações dos nervos autonômicos somatossensitivos que inervam a próstata na PC/SDPC.

Tabela 26.1. Tipos de dor

Dor nociceptiva: resulta da ativação de neurônios aferentes nociceptivos primários, como fibras C ou A delta, por estímulos químicos, térmicos ou mecânicos que indicam perigo ou dano e disparam o gatilho de ativação dos mesmos, resultando em dor nociceptiva.
Dor inflamatória: é o resultado da interação entre o sistema nervoso central (SNC) e os mediadores inflamatórios. Pode causar uma sensibilização periférica e do SNC, levando a sintomas como hiperalgesia, alodinia ou dores espontâneas. A dor inflamatória é considerada adaptativa, uma vez que protege os tecidos em cicatrização; porém, no contexto de um processo inflamatório crônico, existe uma má adaptação.
Dor neuropática: é dor de origem neural. O termo pode ser usado tanto para dor originada por lesão de nervo periférico como para dor disfuncional. Por meio de mecanismos periféricos e centrais, a lesão de nervo periférico leva a um aumento de transmissão de sinais dolorosos para o cérebro. Essa dor geralmente é caracterizada como pontada, facada ou queimação/choque.
Dor disfuncional: pode ser considerada um subtipo de dor neuropática. É de origem central, mas sem agressão ao sistema nervoso. Pode estar relacionada com a remodelação das vias de transmissão de dor e envolveria dano neural por toxicidade por excesso de estimulo. Esse processo pode estar envolvido em dores clínicas inexplicáveis, como a fibromialgia

Sensibilização central

Aumento da sensibilidade nas sinapses entre o neurônio aferente primário e o secundário, no nível do corno posterior da medula, pelos mesmos mecanismos descritos na sensibilização periférica. A sensibilização central, consequência de fortes sinais nociceptivos, estímulo crônico ou sinais espontâneos de neurônios periféricos danificados, leva a uma remodelação neuronal em vários níveis – sinapse, medula e vias neurais de transmissão de dor. A sensibilização central tem um papel importante nas dores crônicas.

- Hiperalgia, alodinia e dores espontâneas são sintomas que ocorrem em situações em que surgem dores de forte intensidade ou condições com dores crônicas.
- Hiperalgia é a percepção de um estímulo, que normalmente é doloroso, de forma mais intensa ou severa.
- Alodinia é uma resposta dolorosa para um estímulo que normalmente não é doloroso.
- Dor espontânea é a dor na ausência de estímulo.
- Esses sintomas podem ser a consequência de processos como a sensibilização periférica ou central. Entre os mecanismos envolvidos, podemos supor: perda de mecanoreceptores que normalmente inibem os sinais dolorosos (dessensibilização); reorganização estrutural fazendo com que mecanorreceptores passem a transmitir sinais dolorosos para neurônios secundários na altura da medula espinal ou nociceptores danificados que se reorganizam e passam a enviar sinais dolorosos ectópicos.

162 Seção VI – Miscelânea

Diagnóstico

Pacientes que se enquadram nos critérios de síndromes de dor pélvica crônica urológicas (PC/SDPC ou CI/SBD) podem se apresentar com sintomas dos mais variados tipos. Em geral, queixas de dor pélvica crônica (reto, períneo, próstata, testículo, pênis e abdômen inferior) sem evidência de infecção no trato urinário (segundo critério de Smears e Stamey). Frequentemente, acompanha quadro de sintomas do trato urinário inferior obstrutivo (hesitância, jato urinário fraco) e/ou irritativo (urgência, frequência). Também é frequente a queixa de disfunção sexual (ejaculação dolorosa, ejaculação precoce e disfunção erétil).

O exame físico e laboratorial dos pacientes com PC/SDPC não apresenta nenhuma especificidade, porém afasta outros diagnósticos como retenção urinária e processos inflamatórios ou obstrutivos das vesículas seminais (ultrassonografia) ou câncer de próstata (PSA e toque digital).

Shoskes[10] idealizou uma classificação por grupos baseada nos principais sintomas que o paciente apresenta além da dor pélvica, que denominou UPOINT. Por meio dessa categorização, é possível subclassificar os pacientes de acordo com suas características sintomáticas principais (além apenas de dor pélvica crônica) e orientar melhor a estratégia de tratamento:

- U (urológica): contagem do índice de sintomas de prostatite crônica (PCSI) > 4; sintomas de frequência, urgência e noctúria; resíduo pós-miccional > 100 mL.

- P (psicossomática): depressão; desesperança; desassistência.

- O (órgão específico): dor prostática; leucócitos na expressão prostática; hemospermia.

- I (infecção): pacientes já excluídos de apresentarem prostatite categoria I ou II, apresentando cultura positiva na secreção prostática (bacilos gram-negativos, enterococos).

- N (nervos/sistema): presença de outras dores além da pélvica – fibromialgia, síndrome do colo irritável, síndrome da fadiga crônica, enxaquecas.

- T (sensibilidade muscular): presença de espasmos na musculatura do assoalho pélvico; presença de pontos gatilhos ativos em abdômen e pelve.

Cada segmento é classificado como SIM ou NÃO, segundo a presença ou ausência de sintomas.

Alguns autores acreditam que, quando os sintomas convergem mais para o aspecto urinário (sintomas do trato urinário inferior), a síndrome álgica poderia ser considerada uma CI/SBD de forma que, falhando os tratamentos preconizados para PC/SDPC, iniciaríamos tratamentos específicos para essa síndrome dolorosa.

A intensidade dos sintomas e seu impacto na qualidade de vida do paciente pode ser avaliada pela classificação da NIH CPSI.[11] Trata-se de 13 itens distribuídos em três segmentados: dor; sintomas urinários; e impacto na qualidade de vida (Tabela 26.2).[12]

Essas ferramentas podem ser utilizadas tanto para pesquisa clínica como para acompanhamento da evolução de pacientes em tratamento.

Tratamento

Existem vários tratamentos propostos para o tratamento de PC/SDPC, em função das várias hipóteses de sua etiologia. Alguns apresentam algum grau de resultado favorável. Porém, todos esses tratamentos têm evidência grau I, ou seja, indeterminada – não existem trabalhos ou trabalhos de qualidade que evidenciem a relação entre benefícios e prejuízos do tratamento.[13] De todo modo, cada proposta de tratamento beneficia apenas alguns pacientes e com modestos efeitos clínicos.

Atualmente, a abordagem desses pacientes é multidisciplinar, atuando nos diversos sintomas que os acometem de maneira simultânea. Nessa estratégia, a segmentação dos sintomas dos pacientes segundo a classificação UPOINT pode potencializar as possibilidades de bons resultados. Por exemplo: pacientes com destaque para dor dos músculos do assoalho pélvico podem se beneficiar de tratamento com fisioterapia do assoalho pélvico na qual uma das diversas técnicas para tratamento de dor miofascial podem potencializar o resultado. Pacientes com destaque para o trato urinário podem ser tratados como uma cistite intersticial.

Tratamentos farmacológicos

Antibióticos

Menos de 10% dos pacientes com PC/SDPC têm cultura positiva, porém 57% dos pacientes referiram melhora considerável com o uso de antibióticos,[14] talvez por uma ação em organismos que não crescem em culturas habituais, por um efeito anti-inflamatório do antibiótico ou mesmo por um efeito placebo. Assim, o uso inicial de antibióticos é recomendado por alguns autores. Contudo, em pacientes que já fizeram uso de antibióticos sem resultados favoráveis, não é recomendada a sua manutenção por médio ou longo prazo.[15]

Anti-inflamatórios

Pacientes com processos inflamatórios localizados na próstata podem se beneficiar de anti-inflamatórios, como inibidores de COX2 celecoxib.[16]

Mecanismos autoimunes podem estar envolvidos na PC/SDPC; nesse caso, corticosteroides poderiam trazer algum benefício. Alguns trabalhos evidenciam o benefício do uso de corticosteroides em casos de PC/SDPC não muito severos.[17]

Medicamentos para aliviar obstrução infravesical

Alfabloqueadores e inibidores da 5-alfa redutase (I5AR) são medicamentos utilizados para tratar a hiperplasia benigna da próstata (HBP). A sua utilização na PC/SDPC baseia-se nos sintomas comuns a ambas, como a disfunção miccional; e na sobreposição das possíveis patogêneses de ambas, como a hiperativação simpática e o desequilíbrio endócrino. Alguns trabalhos evidenciam melhora discreta com o uso de alfabloqueadores em PC/SDPC;[18] todavia, outros sugerem não haver vantagem estatística em sua utilização.[19] Trabalhos com alfabloqueadores mais específicos estão em curso.

Cap. 26 Algia Pélvica Crônica no Homem 163

Tabela 26.2

NIH-CPSI Versão brasileira do NIH-CPSI

NIH – CHRONIC PROSTATITIS SYMPTOM INDEX (Braz)
(ÍNDICE DE SINTOMAS DA PROSTATITE CRÔNICA)

Dor ou Desconforto

1. Na última semana, você sentiu alguma dor ou desconforto nas seguintes áreas?

		Sim	Não
a.	Entre o ânus e os testículos	$\Box_1$	$\Box_0$
b.	Testículos	$\Box_1$	$\Box_0$
c.	Na ponta do pênis (Não relacionada com o ato de urinar)	$\Box_1$	$\Box_0$
d.	Na área abaixo da cintura (região púbica ou área da bexiga)	$\Box_1$	$\Box_0$

2. Na última semana, você sentiu:

		Sim	Não
a.	Dor ou queimação ao urinar?	$\Box_1$	$\Box_0$
b.	Dor ou desconforto durante ou após a ejaculação?	$\Box_1$	$\Box_0$

3. Com que frequência você apresentou algum dos sintomas relacionados às questões 1 e 2?

- $\Box_0$ Nunca
- $\Box_1$ Raramente
- $\Box_2$ Algumas vezes
- $\Box_3$ Frequentemente
- $\Box_4$ Quase sempre
- $\Box_5$ Sempre

4. Durante a última semana, que número melhor descreve sua dor ou desconforto MÉDIO, sendo zero nenhuma dor e 10 a pior dor que você possa imaginar.

$\Box_0$ $\Box_1$ $\Box_2$ $\Box_3$ $\Box_4$ $\Box_5$ $\Box_6$ $\Box_7$ $\Box_8$ $\Box_9$ $\Box_{10}$

NENHUMA DOR   A PIOR DOR QUE VOCÊ POSSA IMAGINAR

Micção

5. Durante a última semana, com que frequência você teve a sensação de não esvaziar completamente a bexiga depois de terminar de urinar?

- $\Box_0$ Nenhuma vez
- $\Box_1$ Menos de 1 em 5 vezes
- $\Box_2$ Menos de metade das vezes
- $\Box_3$ Metade das vezes
- $\Box_4$ Mais de metade das vezes
- $\Box_5$ Quase sempre

6. Durante a última semana, com que frequência você teve que urinar de novo antes de completar duas horas de ter urinado?

- $\Box_0$ Nenhuma vez
- $\Box_1$ Menos de 1 em 5 vezes
- $\Box_2$ Menos de metade das vezes
- $\Box_3$ Metade das vezes
- $\Box_4$ Mais de metade das vezes
- $\Box_5$ Quase sempre

Impacto dos Sintomas

7. Na última semana, até que ponto os sintomas o impediram de fazer as coisas que você normalmente faz?

- $\Box_0$ Nada
- $\Box_1$ Apenas um pouco
- $\Box_2$ Algumas vezes
- $\Box_3$ Muito

8. Na última semana, quanto você pensou sobre seus sintomas?

- $\Box_0$ Nada
- $\Box_1$ Apenas um pouco
- $\Box_2$ Algumas vezes
- $\Box_3$ Muito

Qualidade de Vida

9. Se você passasse o resto da sua vida com os sintomas que sentiu durante a última semana, como você se sentiria?

- $\Box_0$ Contente
- $\Box_1$ Satisfeito
- $\Box_2$ Geralmente satisfeito
- $\Box_3$ Igualmente satisfeito e insatisfeito
- $\Box_4$ Geralmente insatisfeito
- $\Box_5$ Infeliz
- $\Box_6$ Péssimo

Índice final = _____ *(soma dos escores dos 3 domínios)*
Dor: *Total dos itens 1a, 1b, 1c, 1d, 2a, 2b, 3 e 4* = ____
Sintomas Urinários: *Total dos itens 5 e 6* = ____
Impacto sobre Qualidade de Vida: *Total dos itens 7, 8, e 9* = ____

Os I5AR têm a proposta de bloquear os receptores de 5 alfa redutase tipo 2, presentes na próstata, e minimizar o crescimento desta induzido pela DHT (di-hidrotestosterona). Trabalho realizado com a finasterida, um I5AR tipo 2, não mostrou vantagem estatística quando utilizada para PC/SDPC.[20]

A seguir, apresentamos os medicamentos que têm como estratégia atuar em alguns segmentos das vias de transmissão de dor. Aparentemente, eles podem beneficiar alguns pacientes com PC/SDPC, mas ainda faltam ensaios randomizados controlados de qualidade para melhorar a sua evidência clínica no tratamento dessa entidade.

Gabapentina e pregabalina

Estes medicamentos são utilizados como anticonvulsivantes e antiepilépticos, mas também são, geralmente, utilizados em tratamento de várias síndromes dolorosas neuropáticas incluindo neuropatias diabéticas, neuralgia pós-herpética e fibromialgia.

A pregabalina e a gabapentina atuam como antagonistas da subunidade alfa-2-teta do canal de cálcio (voltagem sensitiva). Um dos locais de atuação conhecidos é o corno dorsal de medula espinal, onde eles se ligam na subunidade alfa-2-teta dos canais de Ca e bloqueiam a liberação de glutamato e neurotransmissores peptídeos como a substância P, diminuindo a transmissão do estímulo doloroso.[21]

Um ensaio com o uso da pregabalina em PC/SDPC, em 2009,[22] demonstrou que 31% e 19% dos pacientes obtiveram uma melhora marcante ou moderada, respectivamente.

A pregabalina e a gabapentina têm, como medicamentos de ação central, efeitos analgésicos, antiepilépticos, ansiolíticos e atividade moduladora do sono. Seus principais efeitos adversos são vertigem, sonolência e edema de membros inferiores.[23]

Antidepressivos tricíclicos (ADT)

Os ADT, como a amitriptilina, apresentam tanto efeito antidepressivo como analgésico. Têm ação periférica[24] e ação no SNC (provavelmente sítio de ação analgésica).[25]

O mecanismo primário pelo qual os ADT atuam é, provavelmente, a inibição da receptação da norepinefrina e serotonina. Porém, para explicar a sua ação analgésica, outros fatores devem estar envolvidos.[26] Entre eles: antagonistas dos canais de sódio; receptores alfa-adrenérgicos; receptores histaminérgicos H1; receptores colinérgicos muscarínicos; ativação dos receptores opioides e agonista dos receptores do fator de crescimento dos nervos (efeito neurotrófico).[27]

A eficácia analgésica dos ADT em dores crônica e neuropáticas já foi evidenciada em uma série de condições clínicas como cefaleia, lombalgia, síndrome do colo irritável e fibromialgia.

Os efeitos colaterais dos ADT mais comuns são os anticolinérgicos, entre os quais, vertigens, hipotensão ortostática, sedação, sonolência e alterações miccionais. Doses acima de 75 mg podem causar arritmias cardíacas.[26]

Memantina

Antagonista dos receptores NMDA, é um medicamento liberado pela Food and Drug Administration (FDA) para tratamento da doença de Alzheimer. O receptor NMDA propaga sinais excitatórios no SNC. Quando hiperativos, podem provocar um excesso de influxo de Ca e causar danos neuronais (excito toxicidade). A memantina é um medicamento que tem ação antagonista não competitiva no receptor NMDA, modulando a hiperatividade. Assim, está sendo utilizada em muitas situações clínicas como tratamento de obesidade, dores crônicas e depressão.[28]

O uso da memantina na PC/SDPC vem da hipótese que um excesso de estímulos excitatórios pelas vias de dor poderia levar a uma hipersensibilização do SNC. Essa lesão e remodelação neuronal poderiam ser responsáveis pela manutenção de uma dor neuropática crônica. Além disso, a hiperatividade dos receptores NMDA podem diminuir a expressão dos receptores opioides. Assim, o bloqueio dos receptores NMDA poderia favorecer o controle da dor.[29]

Trabalho realizado por Dimitrakov demonstrou eficácia e segurança no uso de memantina no alívio dos sintomas da PC/SDPC.[30]

Os efeitos colaterais mais comuns da memantina são vertigem, sonolência, constipação, hipertensão arterial e cefaleia.

Opioides

Não têm uma ação analgésica tão efetiva nas dores neuropáticas como os medicamentos discutidos anteriormente (anti-inflamatórios não esteroides, gabapentina etc.). São necessárias altas doses para ter resultado e, mesmo assim, são limitados. Uma possível explicação seria que a lesão e remodelagem neuronal responsável pela dor neuropática pode afetar regiões do fluxo do estímulo aferente no SNC, como a sinapse do neurônio aferente no corno dorsal da medula. Assim, os opioides teriam uma ação limitada em modular a transmissão do sinal doloroso no corno dorsal desses pacientes.

Nos casos suspeitos de se tratar de uma CI/SBD, além do tratamento farmacológico descrito, comum às síndromes dolorosas pélvicas crônicas urinárias, podemos utilizar alguns dos tratamentos mais específicos, como: anti-histamínicos (hidroxizine);[31] e protetor da superfície da mucosa vesical: pentosan polisulfato (PPS).[31]

Tratamentos fitoterápicos e terapias

Extrato de pólen de abelha

Um ensaio multicêntrico randomizado controlado com cernilton, um extrato de pólen de abelha, demonstrou melhora significativa dos sintomas de PC/SDPC.[32]

Fisioterapias do assoalho pélvico

Têm como objetivo o relaxamento da musculatura do assoalho pélvico.

Uma porcentagem significativa de pacientes com PC/SDPC apresenta tensão e dor muscular sugerindo que esta entidade pode estar relacionada com dor miofascial. Disfunção dos músculos do assoalho pélvico é considerada uma consequência da desregulação do SNC.[33] Vários trabalhos não controlados demonstram benefícios em terapias corporais baseadas no tratamento dos pontos-gatilhos miofasciais em pacientes com PC/SDPC e outras condições geniturinárias,[34] bem como *biofeedback* com recondicionamento dos músculos do assoalho pélvico.[35]

Psicoterapia

Os quadros de dor crônica podem interferir nas tarefas diárias dos pacientes e comprometer negativamente a sua qualidade de vida, com a sensação de que muitas coisas que dão sentido à vida se perderam. Tornam-se depressivos ou com pensamentos de desesperança ou desassistência.[36] Os psicólogos, parte integrante do grupo multidisciplinar de assistência, podem contribuir no tratamento desses pacientes. Em geral, utilizam várias técnicas como imagens dirigidas, auto hipnose, relaxamento progressivo, *biofeedback* e terapia comportamental cognitiva.[37]

Da mesma forma, pacientes que apresentam quadros de dor crônica em outros sistemas como síndrome do colo irritável, síndrome da fadiga crônica ou fibromialgia podem ser acompanhados por especialistas das áreas comprometidas (gastrenterologistas, reumatologistas etc.).

Acupuntura

Existem poucos trabalhos de qualidade que comprovam a eficiência desta técnica muito antiga de tratamento de origem asiática. Em sua essência, trata-se de uma neuromodulação utilizando-se agulhas específicas em locais predeterminados, denominados pontos de acupuntura, seguindo uma estratégia de tratamento de acordo com a filosofia da medicina chinesa. Um trabalho realizado com eletroacupuntura (associação de um estimulador com agulhas e pontos de acupuntura) evidenciou bons resultados com esta técnica.[38]

Dieta

Nos casos em que os sintomas sejam predominantemente urinários, pode-se sugerir que o paciente evite alimentos que possam contribuir para o agravamento de seus sintomas, principalmente se ele estabelecer essa relação.

Geralmente, são alimentos condimentados, álcool, café, chás preto e mate, chocolates.

Cirurgias

As cirurgias como prostatectomias, ressecções transuretrais de próstata ou TUNA (ablação transuretral) não resultaram em benefício para o paciente com PC/SDPC. Porém, Kastner demonstrou, em um trabalho controlado com um pequeno número de pacientes com PC/SDPC refratário ao tratamento clínico, resultados satisfatórios com o a hipertermia transuretral de próstata por micro-ondas.[39]

Onabotulinotoxina-A

Pacientes com PC/SDPC submetidos à aplicação de 100U de onabotulinotoxina-A nos músculos bulboesponjosos evidenciaram melhora no índice de sintomas de prostatite crônica (NIH-ISPC), principalmente quanto ao questionário de dor. Assim, em pacientes selecionados, pode ser uma boa opção de tratamento, sendo bem tolerado.[40]

Perspectivas para o Futuro

Novas estratégias de tratamento para as SDPCU podem ser incorporadas no futuro. Dentre elas, podemos citar:

- Imunoterapia: trabalhos evidenciaram que alguns pacientes com PC/SDPC apresentavam aumento de uma molécula (B7-H3) em secreções prostáticas, envolvida em estimular a produção de células T, aumento de interferon e IL-2 e relacionada negativamente com o indicador de sintomas da prostatite crônica (PCSI).[41]

- Anticorpos antifator de crescimento de nervos (NGF): trabalhos evidenciaram a presença de NGF em quantidade elevada nos pacientes com PC/SDPC e sua relação com a gravidade do caso.[42] O NGF está envolvido na função dos nervos, na sua reparação quando lesados e na inflamação neurogênica.[43] Estudos bem desenhados com anticorpos monoclonais anti-NGF em pacientes com PC/SDPC estão em andamento.

O algoritmo ilustrado na Figura 26.1 sintetiza o tratamento com antibióticos por 4 a 6 semanas.

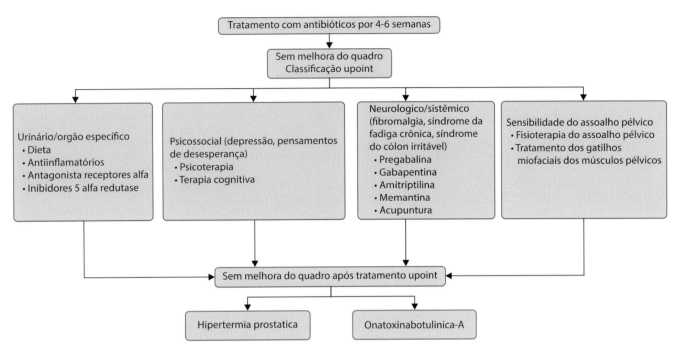

Figura 26.1. Algoritmo para tratamento com antibióticos por 4 a 6 semanas.

Referências Bibliográficas

1. Krieger JN, Nyberg L, Jr, Nickel JC. NIH consensus definition and classification of prostatitis. JAMA. 1999;282:236-7.
2. Nickel, JC. Campbell-Walsh Urology. 9 ed. Wein AJ, Kavoussi LR, Novick AC, Partin AW, Peters CA (eds.). Philadelphia: Saunders, 2007. p. 305-329.
3. Nickel JC, Downey J, Hunter D, et al. Prevalence of prostatitis-like symptoms in a population based study using the National Institutes of Health chronic prostatitis symptom index. J Urol 2001 Mar; 165 (3): 842-5.
4. Nigro DA, Wein AJ. Interstitial cystitis: clinical e endoscopic features. In: Sant GR. Interstitial Cystitis. Philadelphia: Lipincot-Raven, 1997. p.137-42.
5. McNaughton Collins M, et al. Quality of life is impaired in men with chronic prostatitis: the chronic prostatitis collaborative research network. J Gen Intern Med 200;16:656-662.
6. Potts J, Payne RE. Prostatitis: infection, neuromuscular disorder, or pain syndrome? Proper patient classification is key. Cleve Clin J Med 2007;74 (Suppl 3):63-71.
7. Potts JM. Chronic pelvic pain syndrome: a non-prostatocentric perspective. World J Urol 2003;21:54-56.
8. Schaeffer AJ. Epidemiology and evaluation of chronic pelvic pain syndrome in men. Int J Antimicrob Agents 2008; 31 (Suppl. 1): S108-11.
9. Woolf CJ. Pain: moving from symptom control toward mechanism-specific pharmacologic management. Ann Intern Med 2004;140:441-451.
10. Shoskes DA, Nickel JC, Rackley RR, Pontari MA. Clinical phenotyping in chronic prostatitis/chronic pelvic pain syndrome and interstitial cystitis: a management strategy for urologic chronic pelvic pain syndromes. Prostate Cancer Prostatic Dis 2009; 12:177-183.
11. Litwin MS, McNaughton-Collins M, Fowler FJ Jr, et al. The National Institutes of Health chronic prostatitis symptom index: development and validation of a new outcome measure. J Urol. 1999;162: 369-375.
12. https://repositorio.ufsc.br/xmlui/handle/123456789/122814.
13. US Department of Health and Human Services. US Preventive Services Task Force Grade Definitions. 2009. [online]. Disponível em: <http://www.ahrq.gov/clinic/uspstf/grades.html>.
14. Nickel JC, Downey J, Johnston B, Clark J. Predictors of patient response to antibiotic therapy for the chronic prostatitis/chronic pelvic pain syndrome: a prospective multicenter clinical trial. J Urol 2001;165:1539-1544.
15. Nickel, JC. Campbell-Walsh Urology. 9th. Wein, AJ.; Kavoussi, LR.; Novick, AC.; Partin, AW.; Peters, CA., editors. Saunders; Philadelphia: 2007. p. 305-329.
16. Zeng X, et al. Clinical evaluation of celecoxib in treating type IIIA chronic prostatitis [Chinese]. Zhonghua Nan Ke Xue 2004;10:278-281.
17. Bates S, Talbot M. Short course oral prednisolone therapy in chronic abacterial prostatitis and prostatodynia: case reports of three responders and one non-responder. Sex Transm Infect 2000;76:398-399.
18. Dimitrakov JD, Kaplan SA, Kroenke K, Jackson JL, Freeman MR. Management of chronic prostatitis/chronic pelvic pain syndrome: an evidence-based approach. Urology 2006;67:881-888.
19. Nickel JC, et al. Alfuzosin and symptoms of chronic prostatitis-chronic pelvic pain syndrome. N Engl J Med 2008;359:2663-2673.
20. Nickel JC, Downey J, Pontari MA, Shoskes DA, Zeitlin SI. A randomized placebo-controlled multicentre study to evaluate the safety and efficacy of finasteride for male chronic pelvic pain syndrome (category IIIA chronic nonbacterial prostatitis). BJU Int 2004;93:991-995.
21. Chiechio S, et al. Pregabalin in the treatment of chronic pain: an overview. Clin Drug Investig 2009;29:203-213.
22. Pontari M, et al. A randomized placebo-controlled multicenter trial of pregabalin for the treatment of men with chronic prostatitis/chronic pelvic pain syndrome [abstract 340]. J Urol 2009;181:123.
23. Dworkin RH, et al. Advances in neuropathic pain: diagnosis, mechanisms, and treatment recommendations. Arch Neurol 2003;60:1524-1534.
24. Yaron I, et al. Fluoxetine and amitriptyline inhibit nitric oxide, prostaglandin E2, and hyaluronic acid production in human synovial cells and synovial tissue cultures. Arthritis Rheum 1999;42:2561-2568.
25. Micó JA, Ardid D, Berrocoso E, Eschalier A. Antidepressants and pain. Trends Pharmacol Sci 2006;27:348-354.
26. Sindrup SH, Otto M, Finnerup NB, Jensen TS. Antidepressants in the treatment of neuropathic pain. Basic Clin Pharmacol Toxicol 2005;96:399-409.

27. Jang SW, et al. Amitriptyline is a TrkA and TrkB receptor agonist that promotes TrkA/TrkB heterodimerization and has potent neurotrophic activity. Chem Biol 2009;16:644-656.

28. Kavirajan H. Memantine: a comprehensive review of safety and efficacy. Expert Opin Drug Saf 2009;8:89-109.

29. Parsons CG. NMDA receptors as targets for drug action in neuropathic pain. Eur J Pharmacol 2001;429:71-78.

30. Dimitrakov JD, Chitalov J, Dechev I. Memantine in the alleviation of symptoms of chronic pelvic pain syndrome: a randomized, double-blind, placebo-controlled trial [abstract 339]. J Urol 2009;181:123.

31. Sant GR, Propert KJ, Hanno PM, Burks D, Culkin D, Diokno AC et al. A pilot clinical trial of oral pentosan polysulfate and oral hydroxyzine in patients with interstitial cystitis. J Urol 2003; 170:810-815.

32. Wagenlehner FM, et al. A pollen extract (Cernilton) in patients with inflammatory chronic prostatitis- chronic pelvic pain syndrome: a multicentre, randomised, prospective, double-blind, placebo controlled phase 3 study. Eur Urol 2009; 56:544–551.

33. Zermann DH, Ishigooka M, Doggweiler R, Schmidt RA. Neurourological insights into the etiology of genitourinary pain in men. J Urol 1999; 161:903-908.

34. Anderson RU, Wise D, Sawyer T, Chan C. Integration of myofascial trigger point release and paradoxical relaxation training treatment of chronic pelvic pain in men. J Urol 2005; 174:155-160.

35. Cornel EB, van Haarst EP, Schaarsberg RW, Geels J. The effect of biofeedback physical therapy in men with chronic pelvic pain syndrome type III. Eur Urol 2005; 47:607-611.

36. Tripp DA, Nickel JC, Fitzgerald MP, Mayer R, Stechyson N, Hsieh A. Sexual functioning, catastrophizing, depression, and pain, as predictors of quality of life in women with interstitial cystitis/painful bladder syndrome. Urology. 2009;73:987-992.

37. Parker J, Buga S, Sarria JE, Spiess PE. Advancements in the management of urologic chronic pelvic pain? Curr Urol Rep. 2010:286-91.

38. Lee SH, Lee BC. Electroacupuncture relieves pain in men with chronic prostatitis/chronic pelvic pain syndrome: three-arm randomized trial. Urology. 2009;73:1036-41.

39. Kastner C, Hochreiter W, Huidobro C, et al. Cooled trans-urethral microwave thermotherapy for intractable chronic prostatitis: results of a pilot study after 1 year. Urology 2004 Dec; 64 (6): 1149-54.

40. Gottsch HP, Yang CC, Berger RE. A pilot study of botulinum toxin A for male chronic pelvic pain syndrome. Scand J Urol Nephrol. 2011;45:72-6.

41. Wei X, Zhang G, Yuan H, et al. Detection and quantitation of soluble B7-H3 in expressed prostatic secretions: a novel marker in patients with chronic prostatitis. J Urol 2011; 185:532-537.

42. Watanabe T, Inoue M, Sasaki K, et al. Nerve growth factor level in the prostatic fluid of patients with chronic prostatitis/chronic pelvic pain syndrome is correlated with symptom severity and response to treatment. BJU Int 2011; 108:248-251.

43. Pezet S, McMahon SB. Neurotrophins: mediators and modulators of pain. Annu Rev Neurosci. 2006; 29:507-538.

27 Investigação e Tratamento da Endometriose Profunda

Andreia Maria Novaes Machado
Marina de Paula Andres
Sergio Podgaec

Introdução

Endometriose é definida pela presença de tecido endometrial (glândulas e/ou estroma) localizações anormais, fora da cavidade uterina. É a principal causa de dor pélvica e infertilidade na mulher em idade reprodutiva. Estima-se que esta doença atinja de 10 a 15% das mulheres em idade fértil, chegando, entre mulheres com dor pélvica crônica ou infertilidade, a 40% e 48%, respectivamente.

Diversas teorias foram propostas para explicar a etiopatogenia desta doença e a mais aceita ainda é a da menstruação retrógrada. No entanto, os fatores que determinam a adesão e proliferação das células endometriais na cavidade pélvica ainda permanecem desconhecidos. Há evidências de que a patogênese da endometriose envolve diversas vias: imunológicas; inflamatórias; estresse oxidativo; receptores hormonais; moléculas de adesão; fatores de crescimento etc. Acredita-se que a associação de vários fatores causais seja a forma mais fácil de explicar a doença.

Embora ainda não tenha origem cientificamente comprovada, sabe-se que a endometriose é estimulada por alguns fatores de risco, que contribuem para que a mulher desenvolva a doença, mesmo que muitos deles ainda dependam de comprovação especializada.

Os principais fatores de risco que estimulam o aparecimento e desenvolvimento da endometriose são idade, raça branca, gestação em idade mais avançada, tabagismo, sedentarismo, antecedentes familiares de endometriose.

Classificação

Uma série de sistemas de classificação têm sido desenvolvidos para o estadiamento da endometriose. Eles baseiam-se na localização anatômica e da gravidade da doença. O sistema mais utilizado foi introduzido pela Sociedade Americana de Medicina Reprodutiva (ASRM), em 1979, e revisto em 1996. Ele classifica a endometriose em estádios de I a IV, de acordo com o tamanho, profundidade e localização das lesões de endometriose, presença de aderências e bloqueio do fundo de saco de Douglas. Em geral, o sistema classifica endometriose como mínima, leve, moderada ou grave.

A utilidade do sistema de classificação é proporcionar uma padronização na representação da extensão da doença endometriótica que, muitas vezes, não se correlaciona com os sintomas da paciente. Parece haver uma correlação com o prognóstico para a fertilidade, especialmente com doença em fase avançada.

Morfologicamente, podemos dividir a doença em endometriose peritoneal superficial, endometrioma ovariano ou endometriose profunda. A endometriose superficial é caracterizada por focos de lesões localizados no peritônio de forma superficial, histologicamente semelhantes ao endométrio tópico. Os endometriomas ovarianos estão presentes em até 44% das pacientes com endometriose e caracterizam-se por cistos de conteúdo espesso de cor "achocolatada", usualmente associados a aderências ao peritônio posterior e ao ligamento largo, com patogênese ainda controversa. Os implantes profundos são definidos por nódulos de profundidade maior que 5 mm. Usualmente, os principais sítios acometidos são ligamentos uterossacros, região retrocervical, terço superior de vagina, retossigmoide, bexiga e ureter.

Quadro Clínico

A suspeita clínica da endometriose é feita com base em dados de anamnese e exame físico. Os sintomas mais comumente apresentados por essas pacientes são dor pélvica em cólica no período menstrual (dismenorreia cíclica), dor pélvica crônica (ou acíclica), dispareunia de profundidade (dor em fundo de saco durante relação sexual), sintomas intestinais ou urinários cíclicos e infertilidade. Tais queixas podem variar de acordo com o local dos implantes endometrióticos, podendo acometer praticamente todos os locais do organismo, mesmo sítios não usuais como pulmão, plexo sacral e pâncreas.

A frequência dos diferentes tipos de apresentação de sintomas em mulheres brasileiras com endometriose está representada na Tabela 27.1 (Bellelis et al., 2010).

Tabela 27.1

Sintoma	Frequência	Características
Dismenorreia cíclica	62,2%	Dor em cólica no período menstrual
Dor pélvica crônica	56,8%	Dor pélvica acíclica há > 6 meses
Dispareunia de profundidade	54,7%	Dor à penetração profunda
Sintomas intestinais cíclicos	48,3%	Constipação, diarreia, sangramento nas fezes
Infertilidade	39,8%	
Sintomas urinários cíclicos	11,7%	Disúria, hematúria cíclica
Outros		Sangramento anormal do útero, dor lombar ou fadiga crônica

Diagnóstico

Diagnóstico clínico

O exame físico ginecológico pode ser de extrema relevância nos casos de endometriose profunda ou de endometriomas ovarianos maiores que 4 cm, tendo em vista que as lesões superficiais não são percebidas ao toque vaginal.

Os achados no exame físico em mulheres com endometriose são variáveis e dependem da localização e tamanho dos implantes. Frequentemente, o exame físico é absolutamente normal.

O achado mais comum é dor à palpação do fundo de saco vaginal posterior. Outros achados incluem deslocamento lateral do colo do útero, sensibilidade localizada em fundo de saco posterior ou ligamentos uterossacros, nódulos palpáveis em fundo de saco posterior, ligamentos uterossacros, ou septo retovaginal, espessamento dos ligamentos uterossacros, dor à mobilização do colo do útero, massa anexial palpável, fixação dos anexos ou do útero em uma posição retrovertida.

Exames laboratoriais

Não existem exames laboratoriais clinicamente úteis para diagnosticar a endometriose. Enquanto diversos biomarcadores urinários foram avaliados para o diagnóstico não invasivo da endometriose, nenhum é clinicamente útil neste momento.

O CA 125 não é um indicador sensível ou específico da endometriose, com a melhor correlação observada em mulheres com estágio III ou IV da doença. Vale lembrar que as concentrações de CA 125 também são elevadas em mulheres com outros distúrbios ginecológicos, notadamente o carcinoma do ovário.

Exames de imagem

Os exames de imagem, como a ultrassonografia transvaginal e pélvica com preparo intestinal e a ressonância nuclear magnética (RNM) de pelve, têm se mostrado altamente sensíveis no diagnóstico e avaliação de lesões ovarianas e profundas da endometriose. Atualmente, a ultrassonografia transvaginal e pélvica com preparo intestinal tem sido a 1ª escolha, por ter baixo custo, ser mais acessível, menos desconfortável para a paciente, não necessitar de sedação ou contraste e por ter a capacidade de acessar todos os possíveis sítios pélvicos comprometidos.

Se houver evidência de exame pélvico ou ultrassonográfico de endometriose pélvica profunda, com a possibilidade de acometimento ureteral, vesical ou intestinal, alguns exames poderão ser adicionados na investigação, como cistoscopia, urografia excretora e colonoscopia.

A laparoscopia diagnóstica é realizada para confirmar o diagnóstico de endometriose. Idealmente, se a cirurgia for realizada para o diagnóstico, o consentimento é obtido por ressecção cirúrgica/ablação de endometriose, ao mesmo tempo. A laparoscopia deve ser realizada quando um diagnóstico definitivo é necessário para planejar a terapia ou quando é necessário o tratamento cirúrgico.

Como já mencionado, o diagnóstico definitivo da endometriose requer cirurgia, tipicamente laparoscopia, com base na avaliação histológica de uma lesão. Um diagnóstico feito por inspeção visual das lesões também é considerada satisfatório, porém depende da experiência do cirurgião.

Diagnóstico diferencial

Uma ampla variedade de patologias pode partilhar uma ou mais das características clínicas da endometriose. A dor pélvica pode ser causada por várias condições, incluindo gravidez ectópica, doença inflamatória pélvica, cistite intersticial, adenomiose, miomatose, neoplasias de ovário, aderências pélvicas, síndrome do intestino irritável e doença diverticular.

Vale ressaltar que a adenomiose uterina está intimamente relacionada com a endometriose, mas é composta por glândulas endometriais e estroma no miométrio. Embora adenomiose e endometriose representem distúrbios do endométrio ectópico e possam ser uma causa de dor pélvica, as duas doenças não estão relacionadas, uma vez que mulheres com adenomiose têm tipicamente um útero aumentado no exame e a hemorragia uterina anormal é um sintoma comum em adenomiose, mas raramente associada à endometriose.

Tratamento

Deve ser individualizado, levando em consideração apresentação clínica, a gravidade dos sintomas, extensão da doença e localização, desejos reprodutivos, idade da paciente, os efeitos colaterais dos medicamentos, as taxas de complicações cirúrgicas e o custo. A Sociedade Americana de Medicina Reprodutiva orienta que a endometriose deve ser vista como uma doença crônica que requer um plano de acompanhamento ao longo da vida, com o objetivo de maximizar a utilização do tratamento clínico, evitando procedimentos cirúrgicos repetidos.

O tratamento clínico da endometriose inclui a redução dos ciclos menstruais, principalmente com uso de progestagênios. O principal objetivo do tratamento da endometriose é a melhora da qualidade de vida da paciente, relacionada à melhora do quadro clínico, estabilização ou eventualmente diminuição da lesão durante o tratamento e diminuição da taxa de recorrência da doença.

Tratamento medicamentoso

As possibilidades de tratamento medicamentoso incluem analgésicos não esteroides (AINE), contraceptivos hormonais, agonistas do hormônio liberador de gonadotrofina (GnRH) e inibidores da aromatase. Como não existem dados que suportam um tratamento ou a combinação de tratamentos em detrimento de outro, a escolha do tratamento baseia-se na gravidade dos sintomas, as preferências do paciente, efeitos colaterais dos medicamentos, a eficácia do tratamento, as necessidades de contracepção, custos e disponibilidade. É importante avaliar os sintomas da paciente após 3 a 4 meses de tratamento combinado. Mulheres com melhora adequada dos sintomas dão continuidade no regime de terapia. As principais drogas e efeitos colaterais estão resumidos na Tabela 27.2.

Anti-inflamatórios não esteroidais (AINE)

Para as mulheres com dor leve a moderada e nenhuma evidência de um endometrioma na ultrassonografia, devem-se prescrever drogas como os anti-inflamatórios não esteroidais (AINE) e contraceptivos hormonais contínuos como a 1ª linha de tratamento porque essas terapias são de baixo risco, têm poucos efeitos secundários e proporcionam um alívio dos sintomas de muitas mulheres (Tabela 27.2).

Contraceptivos hormonais

Em mulheres sem contraindicações médicas, é preferível o uso de contraceptivos combinados de estrogênio-progestagênios (pílula, adesivo ou anel vaginal), em um regime contínuo, associado com um AINE. Para as mulheres que não podem ou preferem não usar a terapia de estrogênio, pode-se escrever pílulas só de progestagênios.

Progestagênios inibem o crescimento do tecido endometrial, causando decidualização inicial e, em seguida, atrofia. Mecanismos incluem a supressão de metaloproteinases de matriz, uma classe de enzimas importante no crescimento e implantação de endométrio ectópico e a inibição da angiogênese. Tem a vantagem de não ter os efeitos colaterais de hipoestrogenismo e não aumentam o risco de eventos tromboembólicos.

Análogos de GnRH

Às mulheres com sintomas graves que não respondem às terapias descritas, lesões muito extensas ou sintomas recorrentes, pode ser oferecido um tratamento com agonista de GnRH. Deve-se atentar para seus efeitos colaterais, como o hipoestrogenismo e queda da densidade óssea. Os agonistas da GnRH causam hipoestrogenismo, principal fator de efeitos adversos, incluindo secura vaginal, diminuição da libido, alterações de humor, dor de cabeça e diminuição da densidade óssea. Para minimizar os efeitos secundários hipoestrogenismo de tratamento com agonista de GnRH, pode-se realizar a terapia *add-back* com estrogênios simultaneamente.

Inibidores de aromatase

São reservados para mulheres com dor severa, refratária relacionada com a endometriose. É importante informar as pacientes que o uso desses inibidores no tratamento da endometriose é *off-label*. Esses agentes parecem regular a

Tabela 27.2. Principais drogas e efeitos colaterais para o tratamento da endometriose profunda

Medicamento	Posologia	VIA	Efeitos COLATERAIS
AINE e analgésicos	-	Oral	Úlcera gástrica
Contraceptivos hormonais combinados	1 x/d	Oral	Risco de eventos tromboembólicos
Desogestrel Dienogest Norentindrona	75 mg/d 2 mg/d 5 mg/d	Oral	Sangramento irregular, alterações de humor
Acetato de medroxiprogesterona	150 mg/90d	Intramuscular	
Sistema intrauterino liberador de levonorgestrel	cada 5 anos	Intrauterino	Sangramento irregular, acne
Implante de etonorgestrel	cada 3 anos	Subcutâneo	Sangramento irregular
Acetato de leuprolida	3,75/30 dias 11,25 mg/90 dias	Intramuscular	Secura vaginal, diminuição da libido, alterações de humor, dor de cabeça e diminuição da densidade óssea
Acetato de nafarelina	200 mcg 2x/dia	Intranasal	
Acetato de goserelina	3,6 mg/30 dias 10,8 mg/90 dias	Subcutâneo	
Anastrozol	1 mg/dia	Oral	Hipoestrogenismo
Letrozol	2,5 mg/dia	Oral	

formação de locais de estrogénio no interior das lesões endometrióticas, além de inibir a produção de estrogénio nos ovários, cérebro e periferia (p. ex.: tecido adiposo).

Outros tratamentos clínicos

Outras terapias complementares podem ajudar no tratamento dos sintomas e melhoras da qualidade de vida como acupuntura, dieta rica em vitaminas A e C, minerais antioxidantes (zinco, magnésio) e ômega 3; acompanhamento psicológico; atividade física; fisioterapia.

Tratamento cirúrgico

Se mesmo após tratamento medicamentoso, não houver melhora da dor ou houver progressão das lesões, a laparoscopia se faz necessária para o diagnóstico e tratamento.

Existe consenso na literatura de que a cirurgia, nos casos de endometriose intestinal, deve ser indicada quando houver quadro álgico grave refratário ao tratamento clínico ou crescimento das lesões mesmo com bloqueio hormonal ou nos casos de obstrução intestinal. Alguns estudos demonstram uma correlação importante entre a cirurgia com ressecção total das lesões e a melhora da dor pélvica e da qualidade de vida da paciente, assim como diminuição da taxa de recorrência da doença, desde que realizado por cirurgiões experientes na abordagem da doença e por equipe multidisciplinar, quando necessário.

A cirurgia laparoscópica, por ser minimamente invasiva, apresenta diversas vantagens em relação à laparotomia. No entanto, a paciente submetida ao tratamento cirúrgico fica susceptível às complicações pós-operatórias, tais como trombose, infecção, hemorragia, lesões inadvertidas de intestino, ureter, bexiga, grandes vasos, deiscências de anastomose e fístulas. Complicações, estas, em geral, relacionadas à complexidade do procedimento.

Desvantagens da cirurgia incluem risco de lesão (especialmente do intestino e da bexiga), redução da reserva ovariana se a cirurgia do ovário é realizada (p. ex.: oforoplastia) e a formação de aderências, além dos riscos cirúrgicos de qualquer cirurgia.

A ressecção cirúrgica pode ser conservadora (tratamento de lesões da endometriose por ablação ou ressecção), definitivo (histerectomia com ou sem oforectomia, além da ressecção da endometriose), ou radical (remoção de todos os implantes visíveis no momento da cirurgia). Pelo menos um estudo questionário relatou reduzida dispareunia e melhoria da qualidade de vida com ressecção radical.

Procedimentos de corte transversal do nervo (*nerve transection)*, incluindo a ablação laparoscópica uterosacral do nervo (LUNA) e neurectomia pré-sacral (PSN), têm sido utilizados para tratar a dor pélvica causada pela endometriose.

Tratamentos específicos

Infertilidade

Mulheres com infertilidade e dor causada pela endometriose não são candidatas para as terapias de supressão hormonal.

O tratamento da infertilidade associada à endometriose envolve uma combinação de cirurgia e tecnologia de reprodução assistida. Pode-se oferecer às pacientes medicamentos anti-inflamatórios não esteroidais para os seus sintomas de dor.

Endometrioma ovariano

Os objetivos do tratamento são aliviar os sintomas (p. ex.: dor ou massa), prevenir complicações relacionadas com a massa anexial (p. ex.: ruptura ou torção), excluir malignidade, melhorar a subfertilidade e preservar a função ovariana. Para proteger a reserva do ovário, em pacientes assintomáticas com endometriomas pequenos ($\leq$ 5 cm), adotar conduta expectante.

Endometriose profunda

Existem formas infiltrativas da doença que envolvem os ligamentos iterossacros, septo retovaginal, intestinal, ureteres ou bexiga. A conduta na endometriose retovaginal ou intestinal depende dos sintomas apresentados, localização anatômica da doença e preferência da paciente. Estudos mostram que é possível conduta expectante em mulheres assintomáticas com endometriose profunda. Para as mulheres com sintomas urinários ou intestinais (p. ex.: urgência miccional ou polaciúria, dispareunia, dismenorreia ou disquezia), terapia médica com supressão hormonal é apropriada. A cirurgia é indicada para mulheres com obstrução ureteral ou intestinal ou mulheres cujos sintomas não melhoram com o tratamento medicamentoso.

Endometriose em outros órgãos

A endometriose tem sido relatada na parte superior do abdômen, diafragma, parede abdominal (cicatriz umbilical, cicatriz cirúrgica), períneo (episiotomia ou cicatriz obstétrica), e do tórax. Complicações como pneumotórax são tratados como indicado; supressão dos ovários pode ser adicionada para limitar a progressão da doença ou tratamento da dor.

Tipicamente, a supressão dos ovários com análogos GnRH é o tratamento de 1ª linha porque eles são altamente eficazes na supressão da produção hormonal e inibição do crescimento de tecido endometrial. Obstruções do ureter ou intestinal devem ser tratadas cirurgicamente.

Gestação

Sintomas da endometriose, muitas vezes, desaparecem ou melhorar durante a gravidez. Isso tem sido atribuído à decidualização. No entanto, raras complicações foram descritas em relatos de casos, incluindo perfuração intestinal e apendicite aguda. Recente coorte prospectiva de aproximadamente 15.000 mulheres mostrou aumento nas taxas de abortamento e gestação ectópica no 1º trimestre, placenta prévia, hemorragia anteparto e prematuridade nas pacientes com endometriose quando comparadas àquelas sem a doença.

Câncer e endometriose

Sugere-se que mulheres com endometriose apresentam uma maior prevalência de neoplasias, entre elas, destaca-se o câncer de ovário (0,3 a 1%). Existem muitos estudos clínicos que descrevem a coexistência de endometriose e neoplasia epitelial do ovário, especialmente dos subtipos endometrioide e de células claras. Esses dois subtipos histológicos distinguem-se dos restantes devido às suas características clínicas e carcinogênicas.

Os mecanismos pelos quais a endometriose e o câncer de ovário se relacionam não estão ainda bem esclarecidos, embora sua evolução seja geralmente benigna, ela tem características de doenças malignas, tais como progressão, implantação em locais distantes, criação de um microambiente que torna o seu curso independente e mobilização do sistema imunitário a fim de evitar a sua destruição.

O algoritmo ilustrado na Figura 27.1 mostra o passo a passo do manejo da endometriose.

Referências Bibliográficas

1. Abrao MS, Gonçalves MO, Dias JA Jr, et al. Comparison between clinical examination, transvaginal sonography and magnetic resonance imaging for the diagnosis of deep endometriosis. Hum Reprod. 2007; 22(12):3092-7.
2. Abrão MS, Petraglia F, Falcone T, et al. Deep endometriosis infiltrating the recto-sigmoid: critical factors to consider before management. Hum Reprod Update 2015; 21:329.
3. Andres M de P, Lopes LA, Baracat EC, Podgaec S. Dienogest in the treatment of endometriosis: systematic review. Arch Gynecol Obstet 2015; 292:523.
4. Bellelis P, Dias JA Jr, Podgaec S, et al. Epidemiological and clinical aspects of pelvic endometriosis: a case series. Rev Assoc Med Bras. 2010; 56(4):467-71.
5. Bergqvist A. Different types of extragenital endometriosis: a review. Gynecol Endocrinol. 1993; 7(3):207-21.
6. Brown J, Kives S, Akhtar M. Progestagens and anti-progestagens for pain associated with endometriosis. Cochrane Database Syst Rev 2012; 3:CD002122.
7. Davis L, Kennedy SS, Moore J, et al. Oral contraceptives for pain associated with endometriosis. Cochrane Database Syst Rev 2007; CD001019.
8. Dunselman GA, Vermeulen N, Becker C, et al. ESHRE guideline: management of women with endometriosis. Hum Reprod 2014; 29:400.
9. Federação Brasileira das Associações de Ginecologia e Obstetrícia (FEBRASGO). Manual de orientações em endometriose. 2010.
10. Goncalves MO, Podgaec S, Dias JA Jr, et al. Transvaginal ultrasonography with bowel preparation is able to predict the number of lesions and rectosigmoid layers affected in cases of deep endometriosis, defining surgical strategy. Hum Reprod. 2010; 25(3):665-71.
11. Harada T, Momoeda M, Taketani Y, et al. Low-dose oral contraceptive pill for dysmenorrhea associated with endometriosis: a placebo-controlled, double-blind, randomized trial. Fertil Steril 2008; 90:1583.
12. Hudelist G, English J, Thomas AE, et al. Diagnostic accuracy of transvaginal ultrasound for non-invasive diagnosis of bowel endometriosis: systematic review and meta-analysis. Ultrasound Obstet Gynecol 2011; 37:257.
13. Kobayashi H, Imanaka S, Nakamura H, et al. Understanding the role of epigenomic, genomic and genetic alterations in the development of endometriosis (review). Mol Med Rep. 2014; 9(5):1483-505.
14. Muzii L, Di Tucci C, Achilli C, et al. Continuous versus cyclic oral contraceptives after laparoscopic excision of ovarian endometriomas: a systematic review and metaanalysis. Am J Obstet Gynecol 2016; 214:203.
15. Nisolle M, Donnez J. Peritoneal endometriosis, ovarian endometriosis, and adenomyotic nodules of the rectovaginal septum are three different entities. Fertil Steril. 1997; 68(4):585-96.
16. Podgaec S, Dias Junior JA, Chapron C, et al. Th1 and Th2 immune responses related to pelvic endometriosis. Rev Assoc Med Bras. 2010; 56(1):92-8.
17. Practice Committee of the American Society for Reproductive Medicine. Treatment of pelvic pain associated with endometriosis: a committee opinion. Fertil Steril 2014; 101:927.
18. Raffi F, Metwally M, Amer S. The impact of excision of ovarian endometrioma on ovarian reserve: a systematic review and meta-analysis. J Clin Endocrinol Metab 2012; 97:3146.
19. Revised American Society for Reproductive Medicine classification of endometriosis (1996). Fertil Steril. 1997; 67(5):817-21.
20. Saraswat L, Ayansina DT2, Cooper KG, et al. Pregnancy outcomes in women with endometriosis: a national record linkage study. BJOG. 2016 [Epub ahead of print].
21. Selak V, Farquhar C, Prentice A, et al. Danazol for pelvic pain associated with endometriosis. Cochrane Database Syst Rev 2007; CD000068.
22. Somigliana E, Vigano' P, Parazzini F, et al. Association between endometriosis and cancer: a comprehensive review and a critical analysis of clinical and epidemiological evidence. Gynecol Oncol 2006; 101:331.

28 Fístulas Urogenitais

Rodrigo Cerqueira de Souza
Raquel Martins Arruda
Rodrigo de Aquino Castro

Definições

Fístula

Comunicação anormal entre duas superfícies epiteliais. Uma fístula pode se formar entre dois órgãos internos ocos ou entre um órgão interno oco e o epitélio externo do organismo.[1]

Fístula geniturinária (FGU)

Comunicação da uretra, da bexiga e/ou do ureter com o útero, o colo do útero e/ou a vagina.

Incidência

A Organização Mundial da Saúde (OMS) estima 130 mil novos casos de FGU por ano em todo o mundo, principalmente nos países em desenvolvimento. A maioria resulta de causas obstétricas por trabalho de parto prolongado/obstrutivo.[2] Entretanto, como grande parte das mulheres nesses países não tem acesso à assistência médica, esse número deve estar subestimado.[3]

Etiologia

Congênitas

Acredita-se que resultem de uma fusão anormal do broto ureteral e da terminação caudal do ducto de Miller com o seio urogenital. Essas fístulas estão associadas a outras alterações do trato geniturinário e não serão abordadas neste capítulo.

Adquiridas

Fístulas não obstétricas

São as mais comuns em países desenvolvidos responsáveis por mais 90% das fístulas vesicovaginais (FVV). Porém, respondem por aproximadamente 1% do total de FGU no mundo. São normalmente associadas a causas iatrogênicas ou à violência sexual.[4]

Em países industrializados, a histerectomia é o procedimento cirúrgico mais comum relacionado as fístulas vesicovaginais, responsável por 75% dos casos de fístulas. As histerectomias laparoscópicas (1,8%) estão relacionadas a uma incidência maior seguida de histerectomias abdominais (0,4%) e histerectomias vaginais (0,2 %).[5-9]

Fístulas obstétricas

Ocorrem quase exclusivamente em países em desenvolvimento. Sua incidência é muito pouco conhecida, o cálculo é baseado principalmente em estudos realizados em hospitais. Estima-se que ocorram 3 milhões de novos casos de fístulas obstétricas por ano, principalmente na África subsaariana.[10-13]

Fatores epidemiológicos associados às fístulas obstétricas

- Idade na gestação: maioria das pacientes tem menos de 20 anos quando apresentam fístula urinária;[14,15]
- Paridade: maioria é primípara quando desenvolve a fístula;
- Duração do parto: quanto mais prolongado o parto, maior o risco de fístula
- Situação cultural e social: habitualmente são mulheres analfabetas ou de baixa escolaridade.[10-14]

Etiologia

Fístulas não obstétricas

- Iatrogênica: principalmente durante cirurgias pélvicas (histerectomias).[4-6] Corpos estranhos intravesicais como *slings* sintéticos também são causas de fístulas geniturinárias iatrogênicas.
- Trauma:
  - Relações sexuais;

- □ Violência sexual;
- □ Traumas acidentais;
- □ Mutilação genital.[4,16,17]
- ■ Infecções/Inflamações:
  - □ Infecções granulomatosas;
  - □ Citomegalovírus/HIV;[18]
  - □ Doença de Chron.
- ■ Congênitas;
- ■ Malignidade;
- ■ Radioterapia.

Fístulas obstétricas

- ■ Parto prolongado: causa predominante de fístulas obstétricas;[19-23]
- ■ Outras causas:
  - □ Traumas de parto;
  - □ Parto vaginal instrumentado;
  - □ Cesariana;
  - □ Parto após mutilação genital (ao desfazer as aderências genitais);
  - □ Sinfisiotomia.

Patogênese

Fístulas não obstétricas

Resulta de lesões inadvertidas das vias urinárias (bexiga, ureter e/ou uretra) por lesão mecânica (perfuração/desvascularização) ou lesão térmica (corte/coagulação) consequente a cirurgias ginecológicas ou obstétricas.[24]

Fístulas obstétricas

A principal causa é o parto prolongado. Neste, o polo cefálico exerce pressão na pelve materna, causando, assim, isquemia e consequente necrose dos tecidos. Após o nascimento, o tecido necrosado é absorvido e ocorre a comunicação entre dois ou mais órgãos. Esse processo entre a necrose e a formação da fístula pode durar dias ou semanas.[1]

Outras lesões genitais possíveis:

- ■ Rotura uterina;
- ■ Infecção puerperal;
- ■ Isquemia de outros órgãos pélvicos;
- ■ Sinfisiólise espontânea;
- ■ Dispareunia por oclusão parcial ou total da vagina (após a escarificação);
- ■ Amenorreia (síndrome de Asherman ou síndrome de Sheehan);
- ■ Bexiga neurogênica, incontinência urinária.[1]

Outras lesões:

- ■ Lesões gastrintestinais;
- ■ Lesões do esfíncter anal (ocultas ou roturas perineais de 3º e 4º graus);
- ■ Lesões musculoesqueléticas (de acordo com as posições durante o parto prolongado);
- ■ Lesões neurológicas (lesões lombossacrais, hérnias de disco vertebral, lesões do nervo fibular comum de acordo com a posição durante o parto).[1]

Consequências psicossociais da incontinência causada pelas FVV:

- ■ Redução da esperança de vida;
- ■ Isolamento social e lesões corporais;
- ■ Divórcio;
- ■ Depressão;
- ■ Problemas psiquiátricos;
- ■ Pensamentos suicidas.[1]

Classificação

Existem vários sistemas de classificação de FVV na literatura (Tabela 28.1). A primeira classificação descrita[25] incluía somente critérios anatômicos (uretra, vagina, colo vesical, corpo e assoalho da bexiga, útero), sendo mais simples e é bastante utilizada até hoje em nosso meio. Com o tempo, foram acrescentados novos critérios em outras classificações, como o grau de lesão (estado do tecido vaginal e do esfíncter uretral), tipo (tamanho da lesão), e outras características anatômicas (vesicovaginal; justacervical, vesicovaginal mediovaginal).

Nenhuma das classificações foi efetivamente estudada com o intuito de associar o tipo de fístula à técnica corretiva e ao prognóstico. Goh e colaboradores[26] estabeleceram outra classificação, com vários parâmetros considerados (Tabela 28.1). Em 2008, publicaram um estudo no qual 987 mulheres africanas com fístula geniturinária obstétrica foram submetidas à cirurgia via vaginal, e o resultado da cirurgia foi associado à classificação inicial.

Concluíram que a maior possibilidade de falha cirúrgica ocorre nas classificadas como Tipo III (considerações especiais: pós-radiação, envolvimento ureteral, fístula circunferencial, reparo prévio); e que o maior risco de incontinência urinária pós-cirúrgica é relacionado às fístulas tipos 3 e 4 (borda distal da fístula a menos de 2,5 cm do meato uretral) e também às fístulas tipo III (Tabela 28.2).

Não há classificação de consenso que permita associar achados clínicos com o tipo de tratamento e o prognóstico, como a recorrência da fístula e a incontinência urinária pós-cirurgia.

Quadro Clínico

O momento da apresentação dos sintomas difere de acordo com a etiologia e localização da fístula. Quando é decorrente de causa cirúrgica, a incontinência urinária (IU) habitualmente surge na 1ª semana após o procedimento, enquanto as fístulas induzidas por radiação frequentemente aparecem anos após o término do tratamento. O tamanho e a localização determinam o grau de IU. Fístulas uretrovaginais proximais, FVV e fístulas ureterovaginais geralmente têm IU

Tabela 28.1. Exemplos de classificação de fístula encontrados na literatura

Sims 1852	Mahfouz 1929	Goh, 2004
Uretrovaginal: fístula confinada à uretra	Uretrovesical	Tipo 1: borda distal da fístula > 3,5 cm do meato uretral externo; Tipo 2: borda distal da fístula entre 2,5-3,5 cm do meato uretral externo; Tipo 3: borda distal da fístula entre 1,5-2,5 cm do meato uretral externo; Tipo 4: borda distal da fístula < 1,5 cm do meato uretral externo:
Colo vesical ou "raiz" da uretra: destruindo o colo vesical	Vésicouretrovaginal	■ Tamanho < 1,5 cm no maior diâmetro;
Corpo e assoalho da bexiga	Vesicovaginal	■ Tamanho entre 1,5-3 cm no maior diâmetro;
Útero-vagina: na qual a comunicação se dá com o corpo ou colo do útero	Vesicocervical-vaginal	■ Tamanho maior que 3 cm no maior diâmetro; ▫ Nenhuma ou pouca fibrose (ao redor da fístula ou vagina), e/ou comprimento vaginal > 6 cm, capacidade vesical normal
	Vesicocervical	▫ Fibrose moderada ou severa (ao redor da fístula ou vagina), e/ou comprimento vaginal reduzido, e/ou capacidade vesical diminuída
	Uterocervical	▫ Considerações especiais: pós-radiação, envolvimento ureteral, fístula circunferencial
	Uterovaginal	

Tabela 28.2. Prognóstico pós-operatório de acordo com o tipo de fístula[26]

	Corrigidas/falhas	Continentes/ incontinentes após cirurgia
Total (n=987)	960/27	731/229
Tipo de fístula	P = 0,77	P < 0,001
Tipo 1 (n = 356)	346/10	335/11
Tipo 2 (n = 182	179/3	143/36
Tipo 3 (n = 171)	166/5	111/55
Tipo 4 (n = 278)	269/9	142/127
Tamanho da fístula	P = 0,35	P = 0,08
Tamanho a (n = 247)	241/6	215/26
Tamanho b (n = 245)	244/1	190/54
Tamanho c (n = 495)	475/20	326/149
Considerações especiais	P = 0,04	P < 0,01
i (456)	447/9	412/35
ii (137)	134/3	101/33
iii (394)	379/15	218/161

contínua. Fístulas uretrovaginais distais, que estão além do esfíncter uretral, apresentam IU durante ou após a micção. FVV de pequeno diâmetro (puntiformes) apresentam IU contínua, de pequena monta, podendo ser acompanhada de micções normais.[24] Tão ou mais importante que a própria IU é o grande impacto negativo das FGU na qualidade de vida das pacientes, abrangendo a esfera familiar, de relacionamento pessoal, autoimagem e psicológica. Irritação vaginal, vulvar e perineal, dermatite amoniacal e odor são sintomas e sinais associados à FGU. Hematúria cíclica (menúria), diminuição da quantidade do fluxo menstrual, associada à IU (síndrome de Youssef) podem ser observados em pacientes com fístulas vesicouterinas.[24]

Diagnóstico

O exame especular pode mostrar urina no interior da cavidade vaginal. Fístulas grandes e complexas, como as de origem obstétrica, são facilmente identificadas e palpadas. FUG menores podem aparecer como uma área de depressão com inflamação circundante e/ou tecido de granulação.[27] O diagnóstico pode ser confirmado por enchimento vesical com solução com corante. A cavidade vaginal é, então, inspecionada diretamente para visualização da fístula. Se nenhum defeito é claramente identificado, pode-se proceder o teste do *swab* triplo ou teste do tampão. Três conjuntos de gazes são colocados no terço superior, médio e inferior da vagina. Enche-se a bexiga com solução de azul de metileno e, após 30 minutos de deambulação, retiram-se as gazes, uma de cada vez. Se houver suspeita de fístula ureterovaginal, pode-se dar à paciente 200 mg de fenazopiridina via oral algumas horas antes do teste, assim a urina oriunda dos ureteres terá cor alaranjada, facilitando a sua identificação.[28]

A presença de corante na gaze indica FUG, no entanto a ausência não a exclui completamente.[27] Mesmo quando o diagnóstico é óbvio, a investigação urológica é mandatória, especialmente para afastar outras fístulas ou afecções coexistentes. Pacientes com FVV podem apresentar envolvimento do trato urinário superior em até 12% dos casos.[29] Fístula ureterovaginal deve ser sempre investigada com auxílio de urografia excretora. A cistoscopia é recomendada, pois pode ajudar a identificar a localização da FUG, além de excluir presença de corpo estranho ou cálculos. A ultrassonografia transvaginal e a histerossalpingografia podem auxiliar no diagnóstico de fístulas vesicouterinas.

Fístulas geniturinárias complexas devem ser investigadas por exames de imagens como ultrassonografia e tomografia computadorizada (TC).

Tratamento

O melhor tratamento para as FGU é o reconhecimento e reparo das lesões na cirurgia primária.

Se a complicação for diagnosticada nas primeiras semanas do pós-operatório, a sondagem vesical de demora pode resolver alguns casos de FVV. Da mesma forma, cateterização ureteral pode ajudar em fístulas ureterovaginais não complicadas.

Se essas manobras simples não resolverem, está indicado o tratamento cirúrgico. Há inúmeras técnicas descritas e a escolha depende do tipo de fístula, das características e preferências do paciente e da experiência e preferência do cirurgião.

Timing

Existe ainda controvérsia sobre o tempo ideal para se indicar a correção cirúrgica da FGU, dependendo das condições do tecido ao redor da lesão. Se a FGU for identificada enquanto os tecidos apresentam processo inflamatório agudo ou estão infectados, é recomendado um período de 3 a 6 meses de espera até que o edema e o tecido de granulação se resolvam.

Com tecido saudável, o procedimento pode ser feito precocemente. Isso é verdadeiro principalmente em fístulas obstétricas, seja qual for o tipo de fístula. Após cirurgias ginecológicas, um tempo entre 6 e 12 semanas é suficiente para permitir melhor recuperação do tecido, melhorando as chances de sucesso – se o tecido for saudável, pode-se considerar reparo precoce.

Entretanto, durante esse intervalo, as pacientes ficam expostas às consequências físicas e emocionais provocadas pela incontinência urinária contínua. Desse modo, a tendência atual é operar as FGU não complicadas e não infectadas antes de 12 semanas, com excelentes resultados.

Se a decisão for esperar, a manutenção de um cateter vesical de demora pode diminuir os sintomas e permitir fechamento espontâneo da lesão.[26] Excisão precoce e reparo das fístulas (após 1 a 2 semanas de perda urinária) têm se tornado mais comuns.[30-32]

Já a época para corrigir fístulas ureterovaginais é controversa.[33] Mais comumente, prefere-se a correção imediata, evitando fibrose extensa do ureter, angulação ou regeneração ruim da musculatura lisa.

Essa correção precoce só não seria realizada em duas situações:

- Se houver fechamento espontâneo de lesão menor que 5 mm tratada com cateterização ureteral por 4 a 8 semanas[34] – com o cuidado de fazer drenagem vesical de demora também por 7 dias para evitar refluxo ureteral. Manter antibiótico profilático (p. ex.: nitrofurantoína).[35]
- Se houver infecção aguda da pelve. Nesse caso, pode-se fazer nefrostomia percutânea para drenar a urina até a cirurgia ser possível; ou tentar a colocação de cateter ureteral via cistoscopia para facilitar a drenagem em casos de clampeamento de ureter, suturas ou áreas de fibrose.
- Princípios gerais do tratamento das fístulas: cateterizar a bexiga por ao menos 3 a 4 semanas, higiene perineal (para evitar dermatites), determinar o tempo para a cirurgia (deve ser evitada enquanto houver inflamação ou tecido necrótico), reavaliação periódica da fístula e do períneo (recomenda-se semanalmente).[1]
- Princípios da cirurgia: avaliar qual melhor via (vaginal ou abdominal), posição da paciente (litotomia exagerada, decúbito ventral), avaliar a posição dos ureteres e a necessidade de sua cateterização, teste com corante

para avaliar a fístula e possíveis lesões satélite, ampla exposição da fístula e dos tecidos ao redor, manipulação adequada dos tecidos com trauma mínimo, fios de sutura absorvíveis (0; 2-0; 3-0; 4-0), suturas sem tensão em uma ou duas camadas, reavaliar as suturas com corante, fechamento da mucosa vaginal sem tensão.[1]

- Cuidados pós-operatórios imediatos: avaliar estado geral, controlar a dor, avaliar sangramentos, drenagem vesical, hidratação rigorosa (5 L via oral ou 3 L via endovenosa), balanço hídrico.[1]
- Cuidados pós-operatórios tardios: avaliar estado geral, retirar tampão vaginal (se presente) em 24 a 72 horas, remover cateteres ureterais (se presentes) em 3 a 7 dias, remover o cateter vesical em 7 a 28 dias.[1]
- Recomendações à paciente: beber 3 a 5 L de líquidos por dia, dieta habitual, deambulação precoce, se possível fisioterapia.
- Na alta hospitalar: teste com corante, assegurar que paciente receba e compreenda as recomendações, resumo de alta detalhado com todas essas recomendações.[1]
- A técnica cirúrgica eleita deve ser aquela que o cirurgião tenha maior habilidade e conforto.[36] De maneira geral, a via de acesso vaginal é indicada em casos de FGU simples. Isso se deve à recuperação mais rápida, à menor perda sanguínea, ao menor tempo operatório, ao menor uso de analgésicos e ao menor tempo de internação.[37,38]

A via abdominal fica reservada a casos em que a via vaginal é contraindicada: estenose vaginal pós-radioterapia, FVV com localização supratrigonal, se houver cirurgias reconstrutivas concomitantes, fístulas ureterovaginais (quando não se consegue cateterizar o ureter via vaginal) e fístulas complexas nas quais o cirurgião prefere a via abdominal (mais de um órgão acometido, como fístula ureterovesicovaginal). Nos casos complexos, recomenda-se sempre a cateterização dos ureteres.[1,24]

Uma comparação entre reparo vaginal com abdominal em 91 mulheres não encontrou diferenças na satisfação sexual do paciente ou na qualidade de vida aos 6 meses de pós-operatório.[39] Quando comparada com a técnica de reparo abdominal, a técnica vaginal foi associada com significativamente menor tempo cirúrgico, menor perda de sangue e menor duração da hospitalização. No entanto, as fístulas que se desenvolvem após a cirurgia são geralmente maiores, com mais fibrose e cicatrização de tecidos e podem exigir a laparotomia para reparo. Por causa da morbidade associada à reparação abdominal, nos casos em que uma abordagem vaginal é viável , esta deve ser a primeira tentativa.

Para desenvolver comportamento ético e melhorar a qualidade dos cuidados oferecidos, principalmente às pacientes portadoras de fístulas de origem obstétrica, foi proposto um código de ética para cirurgiões que se dispõem a ajudar nessa causa. Essas regras realçam os princípios fundamentais da beneficência, do respeito pessoal à autonomia, bem como a dedicação ao senso de justiça e ao rigor técnico.[40]

A seguir, são descritos resumidamente alguns tipos de reparo de fístulas.

178 Seção VI – Miscelânea

Fístulas vesicovaginais

Via vaginal (técnica de Latzko):[41]

- Cateterizar a fístula com sonda fina (Foley pediátrico, sondas de alívio ou gástricas etc);
- Colocar pontos de tração laterais ao orifício fistuloso para ajudar na dissecção e diminuir a necessidade de aumentar a incisão;
- Fazer incisão ao redor de toda a fístula, removendo-se a mucosa vaginal ao redor;
- Fazer mais de uma camada (normalmente duas) de suturas absorvíveis 2-0 ou 3-0, pontos interrompidos no sentido transverso, imbricando os tecidos, fechando todo o trajeto sem tensão;
- Suturas nas bordas laterais da fístula são colocadas e também anterior e posteriormente;
- Aplicar pontos em U transversos, fixados além das bordas laterais da fístula: normalmente duas camadas são suficientes, mas podem ser necessárias três ou quatro;
- Se a fístula é próxima ao trígono, as suturas devem ser colocadas de forma transversal, para evitar o acotovelamento dos ureteres. O tecido conjuntivo denso vaginal (fáscia endopélvica) e a vagina estão fechados sobre a bexiga usando suturas absorvíveis 2-0. O azul de metileno, indigo carmim ou outros corantes podem ser instilados na bexiga para testar a integridade do reparo;[47]
- Se a fístula estiver perto de um orifício ureteral: cistoscopia após a conclusão do reparo para confirmar a permeabilidade ureteral. *Stents* ureterais (p. ex.: cateter duplo J) podem ser colocados antes de se iniciar o reparo e removidos no final do processo, se não houver nenhum dano ureteral;
- Solução de azul de metileno deve ser utilizada após o fechamento da primeira camada para assegurar sua impermeabilidade. Após 2 a 3 semanas de pós-operatório, retira-se a sonda vesical de demora.

Via abdominal (técnica de O'Connor):[42]

- Pode ser realizada por acesso extra ou intraperitoneal.
  - □ Se a FGU estiver próxima aos orifícios ureterais, cateterizá-los;
  - □ Excisar completamente o trajeto fistuloso;
  - □ Fechar a mucosa vaginal com uma camada de fios absorvível 2.0;
  - □ Fechar a parede vesical com duas camadas de sutura de fios absorvíveis (mucosa com pontos contínuos e muscular com pontos separados) – as suturas vaginal e vesical não devem ser sobrepostas em paralelo;
  - □ Retalhos de interposição podem ser colocados no espaço entre as suturas vesical e vaginal, garantindo um maior suprimento sanguíneo.

Técnicas cirúrgicas minimamente invasivas como as cirurgias laparoscópicas[43] e, mais recentemente descritas, as técnicas robô-assistidas[44] apresentam resultados preliminares encorajadores. Entretanto, precisam de seguimento pós-operatório mais prolongado para serem mais bem avaliadas.

Fístulas uretrovaginais

Princípios importantes na cirurgia da fístula uretrovaginal: usar fios delicados absorvíveis; evitar suturas com tensão; colocar o menor número de pontos possível; reforçar o mecanismo de continência; fechar a mucosa vaginal sem tensão (em abas se necessário); deixar o cateter por 2 ou 3 semanas (alternativamente fazer cistostomia); orientar paciente quanto aos cuidados com o cateter.[1]

A seguir, descrição resumida de fechamento de fístula uretrovaginal:

- Avaliar a extensão da lesão e a cicatrização antes do início da cirurgia;
- Cateterizar a uretra;
- Fazer a uretrólise com tesouras delicadas, retirando todo o tecido fibrótico. Não tracionar excessivamente os tecidos para evitar lesões maiores;
- Fechar a fístula em uma camada com pontos separados de fio absorvível 3-0, sutura com mínima tensão;
- Se necessário, a sutura pode ser reforçada com um coxim adiposo de grande lábio (enxerto de Martius) ou com um *sling* pubococcígeo;
- Fechar a vagina com fio absorvível;[1]
- Se a lesão for muito grande: mobilizar grande quantidade de tecido parauretral para reconstruir a uretra;
- Fazer incisões parauretrais extensas (4 cm);
- Mobilizar tecido parauretral em boa quantidade, sem tensão;
- Reconstruir a uretra com estes tecidos ao redor de um cateter 12 ou 14 F colocado dentro da uretra remanescente.[1]

Se a lesão for muito grande ou circunferencial, podem-se utilizar outros tecidos na reconstrução, como a mucosa oral.[1]

Conclusão

Fístulas geniturinárias são condições que, apesar de pouco prevalentes em nosso meio, são devastadoras no comprometimento da qualidade de vida e da saúde física e mental.

Alguns casos podem ser tratados com condutas conservadoras. Porém, o tratamento cirúrgico é o mais utilizado, sendo que o primeiro é sempre o que traz maiores chances de cura. Deve ser realizado no período de até 12 semanas da instalação do quadro, salvo em casos de infecção local de difícil controle.

Lembrar que a melhor via de acesso e a melhor técnica cirúrgica são aquelas com as quais o cirurgião e a paciente concordam, após avaliação completa e orientações detalhadas. Sempre respaldar a decisão final com um consentimento informado contendo em linguagem clara todos os pontos discutidos.

Referências Bibliográficas

1. FIGO, ISOFS, UNFPA, RCOG. Global competency-based fistula surgery training manual. Disponível em: <www.figo.org/.../fistula/

Cap. 28 Fístulas Urogenitais 179

FIGO_Global_Competency-Based_Fistula_Surgery_ Training_ Manual_0.pdf.>. Acesso em: 7 de janeiro de 2016.

2. Vangeenderhuysen C, Prual A, Ould el JD. Obstetric fistulae: incidence estimates for sub-Saharan Africa. Int J Gynaecol Obstet. 2001; 73:65-6.

3. Wall LL. Obstetric vesicovaginal fistula as an international public-health problem. Lancet. 2006; 368(9542):1201-9.

4. Goh JTW, Stanford EJ, Genadry R. Classification of female genito-urinary tract fistula: a comprehensive review. Int Urogynecol J 2009; 20:605-10.

5. Brown HW, Wang L, Bunker CH, Lowder JL. Lower reproductive tract fistula repairs in inpatient US women, 1979--2006. Int Urogynecol J 2012; 23:403-10.

6. Hilton P, Cromwell D. The risk of vesicovaginal and urethrovaginal fistula after hysterectomy performed in the English National Health Service – a retrospective cohort study examining patterns of care between 2000 and 2008. BJOG 2012;119:1447-1454.

7. Nieboer TE, Johnson N, Lethaby A, Tavender E, Curr E, Garry R, et al. Surgical approach to hysterectomy for benign gynaecological disease. Cochrane Database Syst Rev 2009;3:CD003677.

8. Meikle SF, Nugent EW, Orleans M. Complications and recovery from laparoscopy-assisted vaginal hysterectomy compared with abdominal and vaginal hysterectomy. Obstetrics and Gynecology 1997;89(2):304-11.

9. Yi YX, Zhang W, Zhou Q, Guo WR, Su Y. Laparoscopic-assisted vaginal hysterectomy vs abdominal hysterectomy for benign disease: a meta-analysis of randomized controlled trials. European Journal of Obstetrics and Gynecology and Reproductive Biology 2011;159(1):1-18.

10. Suellen Miller CNM, Lester F, Webster M, Cowan B. Obstetric Fistula: A Preventable Tragedy. Journal of Midwifery & Women's Health 2005; 50(4):286-94.

11. Obi SN, Ozumba BC, et al. Decreasing incidence and changing aetiological factors of vesico-vaginal fistula in south-east Nigeria. J Obstet Gynaecol 2008; 28(6): 629-31.

12. Ndiaye P, Amoul Kini G, et al. Epidemiology of women suffering from obstetric fistula in Niger. Med Trop 2009; 69(1): 61-5.

13. Yeakey MP, Chipeta E, et al. The lived experience of Malawian women with obstetric fistula. Cult Health 2009; Sex 11(5): 499-513.

14. Thomson AM. Women with obstetric fistula in Ethiopia. Midwifery 2007; 23(4): 335-6.

15. Olusegun AK, Akinfolarin AC, et al. A review of clinical pattern and outcome of vesicovaginal fistula. J Natl Med Assoc 2009; 101(6): 593-5.

16. Amor MS and Charbagi B. Vesico-vaginal fistulae of traumatic origin. J Gynecol Obstet Biol Reprod (Paris) 1972; 1(5 Suppl 2): 391-2.

17. Rudnicki PM. Vaginal fistula surgery after traumatic births in Gimbie, West Ethiopia. Ugeskr Laeger 2006; 168(20): 1997.

18. Awonuga A, Greenbaum L, et al. Vesicovaginal fistula associated with cytomegalovirus infection in an HIV-infected patient. 2007; Gynecol Obstet Invest 63(3): 143-5.

19. Kelly J. Ethiopia: an epidemiological study of vesico-vaginal fistula in Addis Ababa. World Health Stat Q 1995; 48(1): 15-7.

20. Murray C, Goh JT, et al. Urinary and faecal incontinence following delayed primary repair of obstetric genital fistula. BJOG 2002;109(7): 828-32.

21. Thomson AM. Women with obstetric fistula in Ethiopia. Midwifery 2007; 23(4): 335-6.

22. Williams G. The Addis Ababa fistula hospital: an holistic approach to the management of patients with vesicovaginal fistulae. Surgeon 2007; 5(1): 54-7.

23. Zeidan A and Abdella A. Destructive vaginal deliveries at a teaching hospital in Addis Ababa, Ethiopia. Ethiop Med 2007; J 45(1): 39-45.

24. Ferraro AMHMB, Bilhar APM; Tamanini JTN. Fístulas Urogenitais. In: Reis RB, Zequi SC, Filho MZ (org.). Urologia moderna. São Paulo: Lemar, 2013, p. 701-707.

25. Sims JM. On the treatment of vesico-vaginal fistula. American Journal of the Medical Sciences. 1852;23:59-82 (reeditado em Int Urogynecol J 1998; 9:236-48).

26. Goh JTW. A new classification for female genital tract fistula. ANZJOG 2004; 44:502-04.

27. Wong MJ, Wong K, Rezvan A, Tate A, Bhatia NN, Yazdany T. Urogenital fistula. Female Pelvic Med Reconstr Surg. 2012; 18: 71-8.

28. Wall LL. Obstetric vesicovaginal fistula as an international public-health problem. Lancet. 2006; 368(9542):1201-9.

29. Goodwin WE, Scardino PT. Vesicovaginal and ureterovaginal fistulas: a summary of 25 years of experience. J Urol. 1980; 123:370–4.

30. Singh O, Gupta SS, Mathur RK. Urogenital fistulas in women: 5-year experience at a single center. Urol J 2010; 7:35.

31. Hadley HR. Vesicovaginal fistula. Curr Urol Rep 2002; 3:401.

32. Garza Cortés R, Clavijo R, Sotelo R. Laparoscopic treatment of genitourinary fistulae. Arch Esp Urol 2012; 65:659.

33. Hoch WH, Kursh ED, Persky L. Early, aggressive management of intraoperative ureteral injuries. J Urol 1975; 114:530.

34. Boateng AA, Eltahawy EA, Mahdy A. Vaginal repair of ureterovaginal fistula may be suitable for selected cases. Int Urogynecol J 2013; 24:921.

35. Aungst MJ, Sears CL, Fischer JR. Ureteral stents and retrograde studies: a primer for the gynecologist. Curr Opin Obstet Gynecol 2009; 21:434.

36. Cohen BL & Gousse AE. Current techniques for vesicovaginal fistula repair: surgical pearls to optimize cure rate. Current Urology Reports. 2007; 8:413-8.

37. Shaker H, Saafan A, Yassin M, Idrissa A, Mourad MS. Obstetric vesico-vaginal fistula repair: should we trim the fistula edges? A randomized prospective study. Neurourol Urodyn. 2011; 30:302-5.

38. Kapoor R, Ansari MS, Singh P, et al. Management of vesicovaginal fistula: an experience of 52 cases with a rationalized algorithm for choosing the transvaginal or transabdominal approach. Indian J Urol. 2007; 23:372-6.

39. Creanga AA, Genadry RR. Obstetric fistulas: a clinical review. Int J Gynaecol Obstet. 2007 Nov;99 Suppl 1:S40-6. Erratum in: Int J Gynaecol Obstet. 2009 Jul;106(1):95.

40. Wall LL, Wilkinson J, Arrowsmith SD, Ojengbede O, Mabeya H. A code of ethics for the fistula surgeon. Int J Gynecol Obstet. 2008; 101:84-7.

41. Latzko, W. Postoperative vesicovaginal fistulas: genesis and therapy. Am J Surg 1992; 48:211.

42. O'Connor VJJ, Sokol JK, Bulkley GJ, Nanninga JB. Suprapubic closure of vesicovaginal fistula. Journal of Urology. 1973;109:51-4.

43. Wong C, Lam PN, Lucene VR. Laparoscopic transabdominal transvesical vesicovaginal fistula repair. J Endourol. 2006; 20(4): 240-3.

44. Melamud O, Eichel L, Turbow B, Shanberg A. Laparoscopic vesicovaginal fistula repair with robotic reconstruction. Urology. 2005; 65:163-6.

29 Fístula Retovaginal

Victor Edmond Seid
Sergio Eduardo Alonso Araujo
Arceu Scanavini Neto
Sidney Klajner

Introdução

Fístula retovaginal representa um dos grandes desafios para os cirurgiões. Esta comunicação anormal entre o reto e a vagina, apesar de raramente colocar a vida da paciente em risco, tem forte impacto na qualidade de vida, levando a grande estresse emocional e devastação da vida social e familiar.

Assim como o tratamento, o diagnóstico da fístula retovagina (FRV) também representa um desafio. O sucesso no tratamento demanda um bom entendimento da fisiopatologia da doença e de muitas variáveis relacionadas à paciente, tais como qualidade do tecido lesado, etiologia, tamanho e localização da fístula.

Etiologia

A causa mais comum de FRV é o trauma obstétrico. O trabalho de parto prolongado e a dificuldade no desprendimento fetal pressionam de forma prolongada e contundente os tecidos de sustentação do períneo, levando à lesão isquêmica desses tecidos, com necrose e, finalmente, a formação da fístula.

As lacerações de 3º e 4º graus, com ou sem episiotomias, também são causas bem conhecidas de FRV, e, apesar de essas lacerações serem, na maioria das vezes, reparadas primariamente, a evolução para uma FRV decorrente de infecção local e a ruptura do reparo é bastante comum.

Outras causas bastante comuns de FRV são a doença de Crohn, irradiação pélvica (especialmente para tumores de colo de útero e endométrio), neoplasias e complicações cirúrgicas (erros de grampeamentos em anastomoses colorretais baixas, correções de retocele, histerectomia).

Neoplasias primárias causando FRV geralmente representam processos extensos envolvendo reto, útero ou vagina e estruturas vizinhas. A radioterapia leva à retite em um processo crônico de endarterite obliterante, a qual provoca isquemia e necrose tecidual tardias. Assim, pode ocorrer a formação de úlceras locais com friabilidade tecidual, sangramento e, em última instância, FVR, geralmente 6 meses a 2 anos após o término da radioterapia.

Apresentação e Evolução

Pacientes com FRV têm um grande espectro de sintomas, os quais variam de acordo com a localização, tamanho e etiologia da fístula. Um dos sintomas mais comuns é a queixa de perda de gases ou saída de fezes pela vagina. Muitas vezes esse sintoma se apresenta de forma mais discreta como corrimento mal cheiroso ou inflamação vulvovaginal frequente. A incontinência fecal também é um sintoma frequente e requer especial cuidado na investigação do quadro, no que diz respeito à avaliação dos esfíncteres anais, a qual é mandatória para programação terapêutica.

O exame físico é fundamental para se estabelecer o diagnóstico. O toque bidigital confirma a presença da fístula, o seu tamanho e localização. Além disso, fornece informações importantes a respeito da integridade do esfíncter anal, detecta friabilidade tecidual sugestiva de inflamação local (doença de Crohn, retite actínica), e também faz o diagnóstico de sepse local, a qual deve ser controlada como primeira etapa do tratamento.

Exame sob anestesia com eventual biópsia pode ser necessário especialmente em pacientes com suspeita de tumores ou pacientes irradiados.

Um recurso bastante utilizado é a introdução de um tampão vaginal e injeção de azul de metileno no reto. A retirada do tampão manchado de azul faz o diagnóstico de FRV.

Outros exames tais quais fistulografia, vaginografia, enema opaco e procedimentos endoscópicos podem ajudar no diagnóstico. A ultrassonografia endoanal, com ou sem injeção de peróxido de hidrogênio, é uma ferramenta moderna e bem indicada na investigação desta doença. Além de avaliar o trajeto fistuloso, o exame avalia de forma dedicada a anatomia dos esfíncteres anais. A ressonância magnética também pode ser usada em substituição à ultrassonografia endoanal ou, mais frequentemente, de forma complementar.

Classificação

A classificação das FRV é baseada na localização, tamanho e etiologia. Existem várias classificações baseadas em diversos aspectos, porém nenhuma delas é adotada de forma sistemática. De forma geral, uma FRV é classificada como baixa quando localizada logo acima da linha pectínea ou junto à abertura vaginal. As fístulas altas são aquelas onde o orifício vaginal se encontra próximo à cérvix uterina, e as fístulas médias ficam entre essas duas situações.

Quanto ao tamanho, as fístulas podem ser classificadas em pequenas (< 0,5 cm), médias (entre 0,5 e 2,5 cm) e grandes (> 2,5 cm). Fístulas complexas são consideradas aquelas grandes, altas ou de causa inflamatória.

Tratamento

Apresentamos um algoritmo de tratamento (Figura 29.1):

Observação

O momento certo para abordagem cirúrgica na FRV é fundamental para o sucesso do tratamento. Para as fístulas pequenas, sem muito sintoma, é adequado se pensar em observar, desde que algumas fístulas de origem obstétricas apresentam fechamento espontâneo, num período de 6 a 9 meses pós-parto. Sintomas persistentes e/ou fístulas maiores ou mais sintomáticas não parecem adequadas a esta conduta.

Antibiótico e uso de seton

Antes de qualquer tentativa de reparo, o cirurgião deve se assegurar de que não há processo séptico ou inflamatório vigente. Antibióticos e drenagem local de algum abscesso, por vezes com uso de seton, são medidas prudentes e eventualmente necessárias.

Técnica operatória

Muitos fatores devem ser considerados na escolha da melhor abordagem cirúrgica. Fístulas recidivadas, risco operatório e integridade do esfíncter anal são fatores que dificultam a decisão operatória e levam a situações de maior morbidade pós-operatória.

Esfincteroplastia

Está indicada quando a FRV corresponde a um defeito associado à parte anterior do complexo esfincteriano anal. Nesta técnica, disseca-se o plano entre o reto e a vagina até junto aos elevadores do ânus, incluindo a área representada pela fístula. Faz-se, então, um embricamento da musculatura esfincteriana em *overlaping*, recobrindo a região da fístula e corrigindo o defeito esfincteriano.

Avanço de retalho mucoso

Quando o esfíncter anal está intacto, e os tecidos locais estão viáveis, o avanço de retalho é uma ótima opção. Nesta técnica, um *flap* de mucosa retal com parte da musculatura esfincteriana é dissecado a partir da linha pectínea em forma trapezoide, de tal maneira que a base maior do trapézio esteja na posição cranial da dissecção. Este retalho é, então, usado para recobrir a região da fístula.

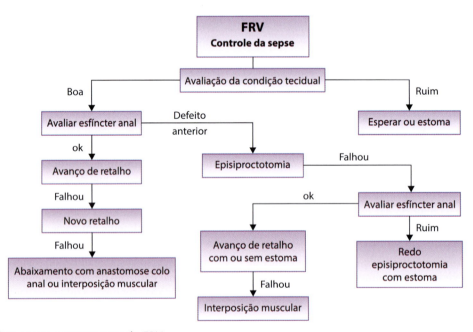

Figura 29.1. Algoritmo para o tratamento de FRV

A preservação da vascularização do retalho e a confecção de um retalho sem tensão são fatores de grande impacto no sucesso desta técnica.

Uso de *Plug*

Os *plugs* de tecido conectivo inerte têm sido vastamente estudados como alternativa no tratamento de diversos tipos de fístulas, incluindo as FRV.

A colocação do *plug* é uma técnica relativamente simples e evolve o desbridamento do trajeto fistuloso seguido de colocação do *plug* e sua fixação nesse trajeto. Esta técnica, muito mais estudada para fístulas anorretais de origem criptoglandular, tem resultados de longo prazo modestos, ficando reservada para doentes operados com resultado parcialmente bons, mas que persiste com algum trajeto menor que necessita cicatrizar.

Por ser uma técnica simples e que não coloca em risco a integridade do esfíncter anal, por vezes ela é utilizada como tentativa em pacientes com alto risco cirúrgico ou que não aceitam o risco de algum grau de incontinência.

Situações Especiais

Doença de Crohn (DC)

As fístulas associadas à DC são particularmente difíceis de tratar. Na ausência de processo inflamatório em atividade, pode-se realizar reparo local, em que pesem maiores taxas de recidiva reportadas na literatura. Sendo assim, nos pacientes oligossintomáticos ou assintomáticos, o tratamento cirúrgico não é prioritário.

Os pacientes com DC com fístulas mais complexas e sintomáticas podem requerer proctectomia ou algum tipo de interposição tecidual, geralmente com estoma associado. Na vigência de doença ativa refratária ao tratamento clínico ou com destruição do aparelho esfincteriano anal, a proctectomia se impõe.

Fístula induzida por radioterapia

A irradiação pélvica faz parte do tratamento de diversas neoplasias, incluindo tumores de canal anal, reto e colo de útero. No entanto, a radiação pode causar dano significativo aos tecidos adjacentes aos tumores, causando fibrose e endarterite. Em virtude do grande dano tecidual e isquemia associados à radioterapia, o reparo das FRV desta etiologia frequentemente necessitam de interposição tecidual entre o reto e a vagina (geralmente tecido muscular), ou abaixamento de colo com anastomose coloanal e estoma temporário associado.

Interposição tecidual

Quando uma FRV é recidivada ou não passível de esfincteroplastia ou avanço de retalho, ou quando as condições dos tecidos locais são muito precárias (p. ex: doença actínica), o melhor a ser feito é a interposição de um tecido sadio, bem vascularizado entre o reto e a vagina.

Este é um procedimento complexo, que contempla, o mais das vezes, a rotação de um retalho muscular, apresentando elevada morbidade. Sendo assim, na maioria dos casos em que este procedimento é indicado, associa-se um estoma de proteção.

Referências Bibliográficas

1. Rothenberger DA, Goldberg SM. The management of rectovaginal fistulae. Surg Clin North Am 1983;63(1):61-79.
2. Göttgens KW, Smeets RR, Stassen LP, Beets G, Breukink SO. The disappointing quality of published studies on operative techniques.
3. for rectovaginal fistulas: a blueprint for a prospective multiinstitutional study. Dis Colon Rectum 2014;57(7):888-898.
4. Tsang CB, Madoff RD,WongWD, et al. Anal sphincter integrity and function influences outcome in rectovaginal fistula repair. Dis Colon Rectum 1998;41(9):1141-1146.
5. Beck DE, Roberts PL, Saclarides TJ, Senagore AJ, Stamos MJ, Wexner Seds. The ASCRS Textbook of Colon and Rectal Surgery. 2nd ed. New York, NY: Springer; 2011:245-260.

30 Fístula Reto Prostática

Wagner França

Introdução

A doença fístulosa, em geral, é um problema de difícil diagnóstico, quase sempre de etiologia iatrogênica com tratamentos complexos e pobres resultados.

A fístula retoprostática é um exemplo dessas características.

Aproximadamente 60% das fístulas retoprostática são causadas por cirurgias, radioterapias, braquiterapias e crioterapias para doenças prostáticas.

Sabe-se que doenças inflamatórias, doenças infecciosas e o trauma têm também um papel na etiologia desta enfermidade, mas o têm como coadjuvante.

Em 1960, Aubrey York Mason relatou o tratamento com abordagem da fístula transesfincteriana em 18 pacientes, sendo um marco para a correção deste problema.

Definição

Fístula retoprostática é uma via patológica que conecta a uretra prostática ao reto. (Figura 30.1)

Etiologia

A causa desta enfermidade, em 60% das vezes, é iatrogência e, no restante, são patologias inflamatórias e infecciosas.

A prostatectomia radical tem um papel preponderante neste cenário, sendo um evento incomum, todavia muito significante, mais frequente na via perineal.[1] Sabe-se que tanto nos tumores localmente avançados com reações desmoplásicas como tumores nos localizados, durante a dissecção retroprostática, pode ocorrer lesão retal e contribuir para incidência de fístula (0,6 a 9%).[2,3]

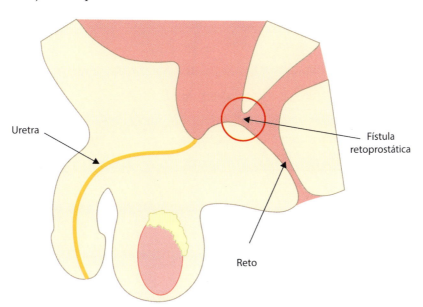

Figura 30.1. Fístula retoprostática.

Atualmente, com aumento de terapias multimodais para câncer de próstata, a incidência de fístulas vem aumentando.[4] Estas, geralmente, são acima de 1,5 cm, o que dificulta o tratamento devido à fibrose tecidual local e à pouca vascularização dos tecidos irradiados.[5]

As doenças inflamatórias e infecciosas têm um papel relevante na etiologia fistulosa. Na diverticulite aguda, as fístulas enterovesicais constituem 80% dos casos. As doenças inflamatórias, como doença de Crohn e diverticulite de Meckel, não podem ser esquecidas.[6]

O diagnóstico intra-operatório de lesão retal diminui 87% de chance de fístula.

São descritos cinco tipos de fístulas: congênita; iatrogênica; traumática; neoplásica; inflamatória.[7]

Propedêutica

O paciente acometido por fístula retoprostática pode ser oligossintomático, apresentando infecção do trato urinário de repetição ou até sintomas como pneumatúria, fecalúria e disúria. No aparelho digestivo, a moléstia pode causar sintomas como diarreia, dor abdominal e náusea.[8]

Diagnóstico

Clínico

Deve-se pensar nesta patologia nos pacientes que apresentam na sua história qualquer doença ou tratamento na topografia da próstata, uretra e o reto e que apresentam os sintomas como pneumatúria, fecalúria mais comum, além dos sintomas gastrintestinais.

O exame digital retal e a ectoscopia fazem parte do primeiro passo na investigação. (Figura 30.2)

Exames complementares

A ressonância nuclear magnética (RNM) é padrão-ouro para diagnóstico de fístula no trato urinário (Figura 30.3), seguida da tomografia computadorizada (TC) com contraste.

A colonoscopia é o padrão-ouro para estudo de lesões colônicas e importante na diagnose diferencial.[10,11]

Tanto a uretrocistografia miccional retrograda (Figura 30.3) como a cistoscopia têm um papel relevante no arsenal investigativo, exames clássicos e muito usados ainda. O exame endourológico tem alta sensibilidade (80 a 100%).[9]

Tratamento

A maioria das fístulas terá de ser corrigidas cirurgicamente (Bukowski et al, 1995; Stephenson and Middleton, 1996). Quando se opta em tratar conservadoramente, com sonda vesical, jejum ou dieta de absorção alta e hiperalimentação intravenosa ou, em alguns casos, colostomia, a taxa de sucesso é variável podendo chegar a 50% em alguns estudos, como descreveram Noldus e colaboradores.[10]

Tratamento cirúrgico

Os reparos por etapas podem ser considerados em casos de grandes fístulas (acima de 2,5 cm), aqueles associados à radioterapia, infecção local ou sistêmica, estados imunocomprometidos ou preparação intestinal inadequada no momento do reparo definitivo (Stephenson e Middleton, 1996; Nunoo-Mensah et al. Al, 2008).

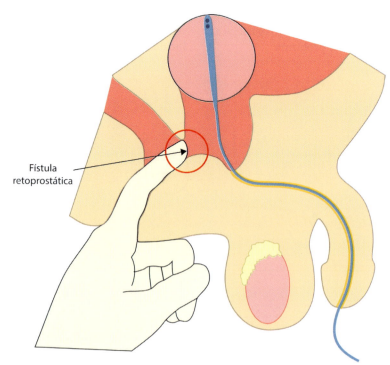

Figura 30.2. Exame digital retal e ectocospia. K B H Koh, FRCS, J A K Wightman, FRCS, K K Tan, FRCS, Department of Surgery; University Hospital, Kuala Lumpur Successful Closure of a Recto-Prostatic Fistula, Med J Malaysia Vol 52 No 1 March 1997.

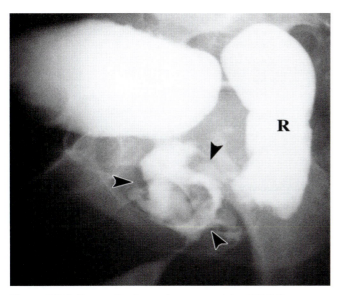

Figura 30.3. Ressonância nuclear magnética (RNM).

Os casos em que a abordagem em uma etapa pode ser apropriada incluem RUF pequena (menores 1,5 cm), induzidos cirurgicamente, não associados à infecção, abscesso.

Abordagem Posterior (Parassacrococcigeana) Transesficteriana

O padrão-ouro de tratamento é o iniciado em 1885 por Kraske, na abordagem mediana entre ânus e cóccix, consagrada em 1969, com abordagem para mediana por Kilpatrick

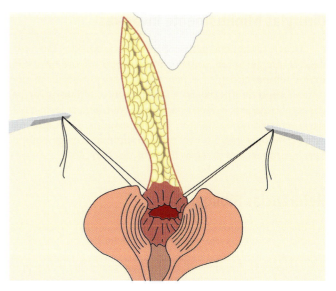

Figura 30.4. Abordagem posterior transesficteriana (parassacrococcigeana).

& Mason,[12] chamada de técnica de York Mason. A taxa de sucesso chega a 87,5% e a de recorrência, 12,5%.[13] Geralmente, é uma técnica estagiada que se inicia com colostomia e, depois, York Mason (Figura 30.4 e 30.5).

A abordagem transanal

Semelhante à técnica de Latsko descrita na fístula vesicovaginal, tem a vantagem da não abordagem esfincteriana (Noldus et al, 1999; Hata et al, 2002). Apresenta alta taxa de sucesso.

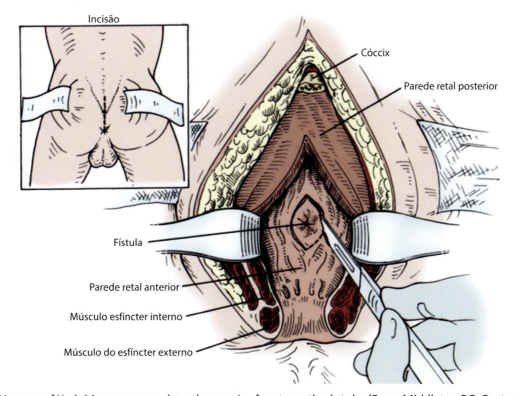

Figura 30.5. Diagram of York-Mason approach to the repair of rectourethral stula. (From Middleton RG. Rectourethral stula repair. In: Krane RJ, Siroky MB, Fitzpatrick JM, editors. Operative urology. Philadelphia: Churchill Livingstone; 2000. p. 286).

Cirurgias Minimamente Invasivas

A correção videolaparoscópica e roboassistidas são abordagens que permitem a maior interposição de omento, com maior tempo cirúrgico e maiores custos; porém, com menores tempo de internação e sangramento. O fato principal destas abordagens é maior risco de Incontinência fecal e urinária, entretanto ainda com poucos estudos. O tratamento desta patologia é complexo, multidisciplinar e exige equipes familiarizadas com diversas técnicas de correção.

Referências Bibliográficas

1. Elliott SP, McAninch JW, Chi T, Doyle SM, Master VS. Managementof severe urethral complications of prostate cancer therapy. J Urol 2006;176:2508-13.
2. Kitamura H, Tsukamoto T. Rectourinary fistula after radical prostatectomy: review of the literature for incidence, aetiology, and management. Prostate Cancer 2011;2011:629105.
3. Novara G, Ficarra V, Rosen RC, et al. Systematic review and meta-analysis of perioperative outcomes and complications after robot-assisted radical prostatectomy. Eur Urol 2012;62:431-52.
4. Hechenbleikner EM, Buckley JC, Wick EC. Acquired rectourethral fistulas in adults: a systematic review of surgical repair techniques and outcomes. Dis Colon Rectum 2013;56:374-83.
5. Thomas C, Jones J, Jaeger W, Hampel C, Thueroff JW, Gillitzer R. Incidence, clinical symptoms and management of rectourethral fistulas after radical prostatectomy. J Urol 2010;183:608-12.
6. Scozzari G, Arezzo A, Morino M. Enterovesical fistulas: diagnosis and management. Tech Coloproctol 2010;14:293-300.
7. Culp & Calhoon
8. Culkin DJ, Ramsey CE. Urethrorectal fistula: transanal, transsphincteric approach with locally based pedicle interposition flaps. J Urol. 2003;169:2181-3.
9. Hanus T. Rectourethral fistulas. Int Braz J Urol. 2002;28:338-45.
10. Haggett PJ, Moore NR, Shearman JD, Travis SP, Jewell DP, Mortensen NJ. Pelvic and perineal complications of Crohn's disease: assessment using magnetic resonance imaging. Gut 1995; 36:407-410. CrossRef, Medline
11. Chen SS, Chou YH, Tiu CM, Chang T. Sonographic features of colovesical fistula. J Clin Ultrasound 1990; 18:589-591. CrossRef, Medline
12. Noldus S, Fernandez H, Huland. Rectourinary fistula repair using the Latzko technique. J Urol 1999;161:1518–20.
13. Nyam DC, Pemberton JH. Management of Iatrogenic rectourethral fistula. Dis Colon Rectum 1999;42:994–7.
14. Kilpatrick FR, Mason AY: Postoperative recto-prostatic fistula. Brit J Urol. 1969; 41: 649-51.
15. Hechenbleikner EM, Buckley JC, Wick EC. Acquired rectourethral fistulas in adults: a systematic review of surgical repair techniques and outcomes. Dis Colon Rectum 2013;56:374-83. Chen SS, Chou YH, Tiu CM, Chang T. Sonographic features of colovesical fistula. J Clin Ultrasound 1990; 18:589-591. CrossRef

31 Manejo das Complicações Cirúrgicas dos Procedimentos Uroginecológicos

Juliana Aoki Fuzily
Augusta Morgado Ribeiro
Rodrigo de Aquino Castro

Introdução

Neste capítulo, serão abordadas as principais complicações das cirurgias para correção da incontinência urinária de esforço (IUE) e do prolapso genital.

Aproximadamente 11% das mulheres serão submetidas à cirurgia de correção de prolapso genital ou de IUE até os 80 anos. Destas, 20% realizarão novo procedimento cirúrgico por recidiva de sintomas. Em resposta a essa taxa de recidivas, técnicas com uso de telas vêm sendo utilizadas para minimizar este problema, porém junto com elas vêm novas complicações.[1]

Com o número e os tipos de procedimentos cirúrgicos aumentando, o conhecimento de suas complicações é necessário para saber como tratá-las e, mais importante, como as evitar.

Complicações do Tratamento Cirúrgico de Incontinência Urinária de Esforço

Prevenção

Para evitá-las, a experiência cirúrgica é relevante não só para otimizar resultados, mas também para minimizar complicações.[2]

Em um estudo prospectivo com aproximadamente 800 mulheres submetidas à TVT, identificaram-se como principais fatores de risco: estado menopausal; cirurgia prévia para prolapso; tipo de anestesia; e procedimento realizado em hospital de ensino.[3]

Sabendo-se os fatores de risco, cabe ao cirurgião tratar os possíveis fatores de risco reversíveis. Para as pacientes com atrofia vaginal, o uso de estrogênio tópico pode evitar deiscência de ferida e extrusão de tela. Infecções urinárias e vaginais devem ser tratadas no pré-operatório, assim como comorbidades e distúrbios nutricionais.[4]

Mesmo com todos os fatores de risco sob controle, complicações no tratamento da IUE podem ocorrer, como as que serão citadas a seguir.

Complicações

Hemorragia

Por falta de visualização direta das estruturas na passagem das agulhas de sling, o risco de hemorragia persiste mesmo por um cirurgião experiente. No caso da colpossuspensão de Burch, o sangramento pode ocorrer na dissecção do plano errado, principalmente na área das veias paravaginais e espaço de Retzius. De 2 a 5% dos casos podem precisar de transfusão.[4]

Ensaios clínicos randomizados não mostraram diferença estatisticamente significantes entre as técnicas transobturatória e retropúbica.[6,7]

Durante a dissecção vaginal inicial, pode-se ter um sangramento, mas normalmente controlado com pressão direta.

Sangramentos mais abundantes podem levar à formação de hematomas locais que, a depender do tamanho, provocam sinais e sintomas como dor, urgência, aumento da frequência decorrente da compressão vesical, massa suprapúbica, hipotensão e taquicardia. Além do diagnóstico clínico, a ajuda laboratorial como hemograma e ultrassonografia podem avaliar a necessidade de transfusões e nova abordagem cirúrgica. Pacientes com hematomas maiores de 300 mL necessitaram de drenagem cirúrgica do hematoma.[8]

Por fim, lesões arteriais como a ilíaca externa, femoral, obturatória e epigástrica e vesical inferior têm sido relatadas e são responsáveis por casos de mortalidade.[9] O tratamento inclui angioembolização, laparotomia com ligadura vascular.

Lesões do trato urinário

Lesão uretral é rara. Pode ocorrer durante a dissecção vaginal ou na passagem de agulhas. A grande diferença é reconhecer e corrigir precocemente a lesão, para evitar complicações como fístulas, erosão de telas para a uretra e infecção. Em uma revisão da literatura, cita-se risco quatro vezes maior de lesão uretral na técnica transobturatória do que na retropúbica,[10] porém dados maiores e precisos devem ser estudados para confirmar essa comparação.

Já segundo uma revisão sistemática, a técnica TOT apresentou riscos menores de lesão vesical, mas apresentou taxas maiores de dores pós-operatória em comparação ao retropúbico.[11]

A sondagem vesical de demora no intraoperatória ajuda a identificar a uretra e, no caso de lesão, permite a sua melhor visualização e correção. A uretroscopia pode ser utilizada na suspeita de lesão. A cirurgia deve ser suspensa se ocorrer a lesão uretral para que esta possa ser cicatrizada corretamente.

A frequência da lesão vesical depende da técnica cirúrgica realizada. Em uma revisão de literatura, o risco de lesão pode ser até seis vezes maior na via retropúbica do que na transoburatória.[10] A cistoscopia intraoperatória para avaliar lesão de bexiga é recomendada em ambas as técnicas. Quando identificada a lesão vesical, a agulha deve ser removida e passada novamente, não há necessidade de sutura primária, mas deve-se manter sondagem vesical pós-operatória para evitar formação de fístulas, urinoma e abscessos pélvicos.[4]

O ureter pode ser lesionado na cirurgia de Burch podendo levar ao acotovelamento ou à lesão direta.[5]

Lesões intestinais

São raras, ocorrem com mais frequências nas cirurgias de correções via abdominal. Porém, há relatos de mortes após colocação do TVT resultantes de lesão intestinal.[12] Isso se deve à demora para o reconhecimento da lesão, alguns sinais de sintomas iniciais podem ajudar no reconhecimento tais como febre, dor abdominal e íleo paralítico.

Complicações pós-operatórias

Após as cirurgias de correção da IUE, podem ocorrer disfunções miccionais tais como sintomas obstrutivos, irritativos e infecções urinárias de repetição, essas disfunções ocorrem, em sua grande maioria, por hipersuspensão da uretra.[13]

Felizmente, a maioria das disfunções miccionais é transitória e desaparecem em alguns dias. A disfunção persistente (mais de 4 semanas) ocorre em 4 a 22% após cirurgia de Burch e 4 a 10% após sling.[13]

As causas incluem posicionamento anormal da faixa, tensão excessiva ou hipercorreção, procedimentos prévios de incontinência e retração à faixa.[14]

Alguns estudos têm encontrado que o sling transobturatório obstrui menos do que o retropúbico.[15]

Atualmente, estudos com ultrassonografia de assoalho pélvico têm ajudado na avaliação do posicionamento das telas, suas complicações e no auxílio para o tratamento.[16]

Após a suspeita e diagnóstico de obstrução, o tratamento deve ser estabelecido. O tempo para alguma intervenção cirúrgica ainda é um tema controverso, uma vez que cada paciente pode retomar a micção normal em tempos diferentes, principalmente aquele que já se submeteu a reparo de prolapso e a cirurgias prévias para IUE.[17] O tratamento pode ser realizado mais precocemente em 1 semana, mas alguns autores têm recomendado terapia conservadora até 3 meses.[18] Porém, a revisão cirúrgica após 3 meses é tecnicamente mais

difícil em razão de fibrose já formada e o resultado pode não ser tão satisfatório.

Os tratamentos propostos incluem cateterismo vesical intermitente com uso de antimuscarínicos, uretrólise e incisão via vaginal da faixa de sling, devendo esta última ser considerada terapia de 1ª linha.[19]

Outra complicação pós-operatória é a exposição vaginal da tela do sling e a extrusão no trato urinário, mais comumente na bexiga.

A exposição vaginal da tela pode ocorrer na linha média e lateralmente, a primeira geralmente resulta de deiscência e problemas na cicatrização da ferida e a segunda de perfurações vaginais na passagem da agulha.[20] Além da técnica, a exposição pode acontecer por a atrofia da mucosa, propriedades físicas da tela e retorno precoce da relação sexual.

Os sintomas são secreção vaginal aumentada, dor local, dispareunia, hispareunia e faixa palpável.[21]

O tratamento da exposição de tela vaginal pequena pode ser feito com o uso de estrogênio tópico;[3] nos casos de maior exposição (maior do que 1 cm), opta-se por retirada da faixa exposta.[22]

A extrusão da faixa no trato urinário é mais rara. Normalmente, ocorre por má técnica cirúrgica e perfurações não diagnosticadas; por vezes, também por uma migração da tela em direção à mucosa vesical e/ou uretral. Os sintomas incluem dor uretral ou pélvica, ITU de repetição, hematúria e outros sintomas irritativos. Frente a alguns desses sintomas, uma cistoscopia deve ser realizada para investigação.[22]

Dores na virilha e coxa são complicações presentes após sling pela via transobturatória, suspeita-se que decorram de lesões neurológicas durante a passagem das agulhas.[23]

Complicações do Tratamento Cirúrgico para Correção do Prolapso Genital

Prevenção

As mesmas precauções descritas no tratamento cirúrgico da IUE valem para os casos das cirurgias de prolapso genital: uma boa experiência cirúrgica, tratamento da vagina atrófica, infecções vaginais e do trato urinário e controle das comorbidades clínicas. Importante ressaltar a individualização do tratamento proposto para cada tipo de paciente, levando em consideração a idade, o peso, o compartimento que será corrigido e a necessidade do uso de telas sintéticas.

Complicações

Hemorragia

Um método para prevenção do sangramento intraoperatório é a aplicação de uma solução de substâncias vasoconstritoras nas paredes vaginais, para ajudar da dissecção da mucosa.

Em uma revisão sistemática, encontraram-se taxas de hemorragias que necessitavam de transfusão de 0 a 3,8%, enquanto hematomas são comuns em até 6% dos casos.[24]

190 Seção VI – Miscelânea

Há maior risco de sangramento nas cirurgias que envolvem o ligamento sacroespinhal ou músculo ileococcígeo, já que são estruturas próximas das artérias pudenda interna e glútea inferior. No caso do uso de telas que tem como fixação a membrana obsturatória, o sangramento pode decorrer de lesões de vasos no canal obsturatório. Na correção de prolapsos na via abdominal, deve haver mais atenção nas artérias ilíaca interna direita e sacral mediana.[25]

O sangramento pode ser controlado com compressão local no caso de pequenos sangramentos, já nas lesões de vasos maiores, o tratamento se baseia na embolização ou laparotomia com reanastomose vascular.

Após a cirurgia, um tampão via vaginal pode ser colocado para diminuir risco de sangramento.

Lesões do trato urinário e intestinais

As lesões vesicais são as mais frequentes, revisões da literatura apontam 0 a 3,5% de lesões viscerais.[26]

O mais importante é saber identificar e corrigir oportunamente essas lesões. As lesões vesicais podem ser diagnosticadas com cistoscopia, assim como as lesões ureterais com uso de administração endovenosa de índigo carmim para visualizar a ejaculação de urina corada nos orifícios ureterais.

As lesões intestinais podem ser avaliadas por meio de toque retal e, se a lesão for mais alta, deve-se atentar, no pós-operatório, para as dores abdominais, febre, íleo e sinais obstrutivos. Exames de imagem podem ajudar no diagnóstico dessas lesões.

Assim como na correção da IUE, as lesões vesicais resultantes de agulha não precisam de sutura, somente sondagem de demora no pós-operatório. Já lesões maiores requerem sutura via vaginal ou laparotomia e, nos casos de suturas envolvendo obstrução ureteral e intestinal, a retirada dos pontos.

Complicações pós-operatórias

As lesões nervosas são raras, os nervos mais acometidos são os localizados no acesso transobsturatório assim como no sling TOT e o nervo pudendo nas cirurgias que acessam a fossa isquiorretal.

Essas lesões levam a dores, queimação que pioram com movimentos e deambulação. A topografia dos sintomas variará de acordo com o nervo lesado. A maioria dos sintomas é transitória, persistindo os sintomas, analgésicos, anti-inflamatórios e aplicação de corticosteroide e de anestésicos locais pode ser eficaz para o controle da dor. Na falha do tratamento conservador, a exploração cirúrgica está indicada com retirada da prótese, neurólise ou retirada de granuloma que possa estar comprimindo o nervo.[27]

No pós-operatório, podem surgir complicações miccionais tais como incontinência urinária de esforço, bexiga hiperativa e retenção urinária.

No caso de sintomas obstrutivos, a complicação decorre de hipercorreção da parede vaginal anterior ou ajuste excessivo da tela sintética e, nos casos da histerectomia vaginal ou culdoplastia de McCall, o ureter pode ser angulado ou obstruído. Um estudo retrospectivo que acompanhou o pós-operatório de colpopexia do uterossacro relatou taxas de 4,5% de obstrução ureteral, compatível com outros estudos da literatura.[32]

Há maiores taxas de retenção em correções de cistocele usando telas se comparado com a colporrafia tradicional.[26] O tratamento consiste na revisão de suturas e pontos, exérese ou ajuste de tela, uretrólise e, assim como na complicação pós-operatória da correção da IUE, o tempo para intervenção ainda não foi estipulado.

A incontinência urinária de esforço após correção do prolapso pode existir e normalmente está relacionada a uma IUE oculta que não foi diagnosticada no pré-operatório. Em grandes estudos envolvendo IUE oculta, foi comprovado objetivamente que as taxas de incontinência no pós-operatório foram maiores nos casos em que não ocorreu a associação de procedimento anti-incontinência quando comparados aos casos em que a IUE foi corrigida concomitantemente. [28]

A exposição e extrusão de tela também é uma complicação, sendo a parede vaginal anterior à região mais acometida, sendo que a taxa de reoperação varia em torno de 3,2%.[26]

O uso de telas vem aumentando por sua eficácia; segundo uma revisão, os resultados subjetivos e objetivos com uso de tela sintética para correção de prolapso anterior são melhores quando comparados à colporrafia tradicional.[31]

Cirurgias por via abdominal como a colpossacrofixação apresentam taxas menores de erosão do que as por via vaginal. Na colpossacrofixação, há maior risco de lesão quando a tela é suturada por via vaginal.[29]

Os sintomas na extrusão/erosão vaginal incluem dispareunia, sangramento, hispareunia e secreção vaginal. No caso de extrusão no trato urinário disúria, hematúria, cálculos e fístulas podem estar presentes. Com o uso de telas para correção de prolapsos de parede vaginal posterior, esta pode extruir para lúmen intestinal e provocar tenesmo, dor e sangramento.

O tratamento é realizado exatamente como nas complicações de IUE. O estrogênio tópico pode ser utilizado nas extrusões vaginais menores. Nas extrusões maiores, aconselha-se a retirada da tela exposta. No caso de tela em vísceras, a tela deve ser retirada via abdominal, vaginal ou transretal.[30]

A dispareunia pode acontecer mesmo sem o uso de tela sintética. Hipercorreções dos compartimentos podem encurtar e estreitar o canal vaginal, levando à dor durante a relação. Fisioterapia é um tratamento inicialmente realizado para relaxamento muscular, além de tratamento medicamentoso. Persistindo os sintomas, o tratamento cirúrgico para reconstrução deve ser avaliado.

Considerações Finais

Tanto nas cirurgias de correção prolapso genital como nas cirurgias para o tratamento de IUE existem diversas complicações, algumas presentes em ambos procedimentos. Atualmente com o maior uso de telas sintéticas, novas técnicas têm surgido, assim como novas complicações. Cabe ao cirurgião treinar adequadamente e realizá-las com segurança para evitar intercorrências no intra e no pós-operatório.

Cap. 31 Manejo das Complicações Cirúrgicas dos Procedimentos Uroginecológicos

A prevenção, a detecção da lesão e seu adequado tratamento evitam complicações maiores que podem prejudicar a qualidade de vida da paciente ou até levar a consequências mais sérias como óbito.

Referências Bibliográficas

1. Abbott S, Unger CA, Evans JM, et al. Evaluation and management of complications from synthetic mesh after pelvic reconstructive surgery: a multicenter study. Am J Obstet Gynecol 2014;210:163.e1-8.
2. Smith ARB, Chang D, Dmochowski R, Hilton P, Nilsson CG, Reid FM et al. Surgery for urinary incontinence in women. In: Abrams P, Cardozo LD, Khoury S, Wein A (eds). Incontinence – 4th Internacional Consulation on Incontinence. Plymouth: Health Publications, 2009. P.1191-272.
3. Scharaffordt Koops, SE, Bisseling TM, Heintz AP, Vervest HAM. Prospective analysis of complications of tension free vaginal tape from the Netherlans Tension-free Vaginal Tape study. Am J ObstetrGynecol 2005;193:45-52.
4. Gilchrist AS, Rovner ES. Managing complications of slings. Curr Opin Urol 2011;21:291-6.
5. Ostergard DR. Primary sling for everyone with genuine stress incontinence? The argument against. Int Urogynecol J 1997;8:321-2.
6. Detayrac R, Deffieux X, Draupy S, Al E. A prospective randomized trial comparing tension-free vaginal tape and transobturator suburethral tape for surgical treatment of stress urinay incontinence. Am J Obstetr Gynecol 2004;190:6.
7. Laurikainen E, Valpas A, Kivela A, Kaliola T, Rinne K, Takala T et al. Retropubic compared with transobturator tape placement in treatment of urinary incontinence, a randomized controlled trial. Obstetr Gynecol 2007; 109:4-11.
8. Flock F, Reich A, Muche R, Kreienberg R, Reister F. Hemorragic complications associated with tension-free vaginal tape procedure. Obstetr Gynecol 2004; 104:989.
9. Manufacturer andu ser Facility Device Experience (MAUDE) Database 2007
10. Adams A, Bardsley A, Crumlin L, Al E. Urinary incontinence: the management of urinary incontinence in women. In: National Collaborating Centre for Women's and Children's Health. London:RCOG Press, 2006.
11. Xincheng Sun 1, Qingsong Yang 1, Feng Sun 1, Qinglu Shi. Comparison between the retropubic and transobturator approaches in the treatment of female stress urinary incontinence: a systematic review and meta-analysis of effectiveness and complications. IBJU 2015 vol. 41 (2): 220-229.
12. Nygaard IE, Heit M. Stress Urinay incontinence. Obstet Gynecol 2004; 104-607.
13. Natale F, La Penna C, Saltari M, Piccione E, Cervigni M. Voiding dysfunction after anti-incontinence surgery. Minerva Ginecol 2009; 61(2):167-72.
14. Rardin CR, Rosenblatt PL, Kohli N, Miklos JR, Heit M, Lucente VR. Release of tension-free vaginal tape for the treatment of refractory postoperative voiding dysfunction. Obstet Gynecol 2002;100(5 Pt 1):898-902.
15. Dietz HP, Barry C, Lim Y, Rane A. TVT vs Monarc: a comparative study. Int Urogynecol J 2006;17:566-69.
16. Kociszewski J, Kolben S, Barski D, Viereck V, Barcz E. Complications following Tension-Free Vaginal Tape: Accurate Diagnosis and complications Management. Hindawi Biomed Research Internal 2015 ID538391.
17. Mutone N, Brizendine E, Hale D, Fatctors that influence voiding function after the tension free vaginal tape procedure for stress urinary incontinence. Am J Obstet Gynecol 2003; 188:1477-81-3.
18. Mishra VC, Mishra N, Karim OM, Motiwala HG. Voiding dysfunction after tension-free vaginal tape: a conservative approach is often successful. Int Urigynecol J 2005;16:210-14; discussion 214.
19. Klutke C, Siegel S, Carlin B, Paszkiemicz E, Kirkemo A, Klutke J. Urinary retention after tension-free vaginal tape procedure: incidence and treatment. Urology 2001; 58:697-701.
20. Abdel-Fattah M, Sivanesan K, Ramsay I, Pringle S, Bjornsson S. How common are tape erosions? A comparison of two versions of the transobturator tension-free vaginal tape procedure. BJU Internacional 2006; 98:594-8.
21. Hammad FT, Kennedy-Smith A, Robinson RG. Erosions and urinary retention following polypropylene syntetic sling: Australasian survey. Eur Urol 2005;47 (5):641-6.
22. Daneshgari F, Kong W, Swartz M. Complications of mid urethral slings: importante outcomes for future clinical trials. J Urol 2008;180:1890-97.
23. Barber MD, Gustilo-Ashby AM, Chen CC, Kaplan P, Paraiso MF, Walters MD. Perioperative complications and adverse events of the MONARC transobturator tape, compared with the tension-free vaginal tape. Am J Obstetr Gynecol 2006;195:1820.
24. Shah HN, Badlani GH. Mesh complications in female pelvic floor reconstructive surgery and their management: a systematic review. Indian J Urol 2012; 28(2):129-53.
25. Corton MM. Critical anatomic concepts for safe surgical mesh. Clin Obstet Gynecol 2013;56 (2): 247-56.
26. Altman D, Vayrynen T, Engh ME, Axelsen S, Falconer C; Nordic Transvaginal Mesh Group. Anterior colporrhaphy versus transvaginal mesh for pelvic-organ prolapse. N Engl Med 2011; 12;364 (19):1826-36.
27. Marcus-Braun N, Bourret A, von Theobald P. Persistent pelvic pain following transvaginal mesh surgery: a cause for mesh removal. Eur J Obstet Gynecol Reprod Biol 2012;162(2):224-8.
28. Maher CF, Feiner B, Decuyper EM, Nichlos CJ, HIckey KV, O Roucke P. Laparoscopic sacral colpopexy versus total vaginal mesh for vaginal vault prolapse: a randomized trial. Am J Obstet Gynecol 2011; 204(4):360.
29. Higgs PJ, Chua HL, Smith AR. Long term review of laparoscopic sacrocolpexy. BJOG 2005;112(8):1134-8.
30. Marks BK, Goldman HB. Controversies in the management of mesh-based complications: a urology perspective. Urol Clin North Am 2012;39(3):419-28
31. Maher CF, Anterior vaginal compartment surgery. Int Urogynecol J 2013; 24:1791-1802.
32. Unger CA, Walters MD, Ridgeway B, et al. Incidence of adverse events after uterosacral colpopexy for uterovaginal and posthysterectomy vault prolapse. Am J Obstet Gynecol 2015;212:603.e1-7.

Seção VI – Miscelânea

32 Manejo das Complicações em Cirurgias Colorretais

Victor Edmond Seid
Sergio Eduardo Alonso Araujo
Arceu Scanavini Neto
Sidney Klajner

Introdução

As cirurgias colorretais são procedimentos potencialmente contaminados, que, com frequência, envolvem indivíduos com idade avançada, desnutridos e obesos, com alterações da imunidade (doenças inflamatórias).

As complicações mais importantes relacionadas à cirurgia colorretal são infecção, deiscência de anastomose, abscessos intracavitários, fístulas intestinais, obstrução intestinal, hérnias internas, hemorragia pré-sacral, lesão do trato urinário, lesão esplênica e complicações relacionadas à denervação autonômica, à ferida perineal e aos estomas intestinais.

Infecção

As principais causas da complicação são deiscência de anastomoses e infecção de parede. A prevenção requer o adequado preparo dos doentes e medidas profiláticas tais como a antibioticoterapia profilática, o preparo do colo e o rigor na técnica operatória.

A elevada concentração bacteriana nos colos favorece a ocorrência de complicações sépticas em cirurgia colorretais. O preparo intestinal antes de cirurgias colorretais se firmou como medida preventiva de complicações infecciosas na década de 1970, evoluindo do método clássico de enemas ao preparo anterógrado por via oral. O uso de dieta restrita, sem resíduos ou líquida, fazem parte deste expediente.

Existem diversos tipos de soluções empregadas no preparo anterógrado, diferenciando-se entre si basicamente pelo volume a ser ingerido pelo paciente e potencial de desencadear distúrbio hidreletrolíticos. Mais recentemente, a literatura tem debatido a real necessidade do preparo mecânico, e diversos trabalhos de metanálise demonstram que não há evidência que suporte o uso dessa medida. No entanto, outros trabalhos destacam as vantagens no preparo quanto à facilitação do manuseio intestinal na realização das anastomoses e na palpação intraoperatória de lesões, estando esta questão ainda não respondida na literatura.

A profilaxia antibiótica tem por objetivo prevenir a multiplicação de bactérias nos diferentes tecidos durante o ato cirúrgico. O uso de antibióticos por via oral pode favorecer o risco de colite associada à antibioticoterapia. Além disso, a antibioticoterapia sistêmica apresenta as vantagens de manter concentração sanguínea dos agentes antimicrobianos suficiente para proteger contra bacteremia durante a operação, manter níveis elevados nos tecidos e peritônio.

Deiscência de Anastomose

Deiscência de anastomoses constitui a principal causa de morbidade e mortalidade, sendo considerada uma das complicações mais importantes após ressecções colorretais.

Os índices na literatura variam de maneira considerável, situando-se em média ao redor de 10%. Além de depender de fatores relacionados ao doente (idade, desnutrição, diabetes, consumo de esteroides, radioterapia, altura da anastomose), sabe-se que os índices dessa complicação dependem também da experiência e cuidados técnicos operatórios.

Diversos fatores podem interferir na cicatrização das anastomoses. Condições sistêmicas (anemia, diabetes, sepse, desnutrição, imunossupressão) e locais (vascularização, hipóxia, tensão, aposição das camadas, alterações actínicas) podem ser responsáveis, individualmente ou em conjunto, pelo insucesso da anastomose.

A realização de anastomose sob tensão constitui problema técnico que pode ter consequências graves. Essa dificuldade surge, geralmente, nas anastomoses baixas e coloanais.

Retardo na cicatrização pode ocorrer também pela diminuição do fluxo sanguíneo e da oxigenação ao nível da anastomose. A desvascularização ou trauma excessivo nas bordas durante o preparo para anastomose podem interferir no fluxo sanguíneo, especialmente em idosos ou submetidos a radioterapia.

Além da vascularização anatômica local, é importante também que a pressão parcial tecidual de oxigênio ao nível da anastomose seja normal, pois em condições de hipoxemia há inibição da síntese de colágeno. Por fim, as suturas intestinais devem ser herméticas, configurando boca anastomótica larga o suficiente para evitar a ocorrência de estenose.

A utilização de drenos em anastomoses colorretais também é motivo de controvérsias. As anastomoses de localização intraperitoneal normalmente não necessitam ser drenadas de rotina. Nas anastomoses e suturas de localização extraperitoneal, a drenagem habitual do espaço sacral está associada à redução do volume de exsudato e de sangue na pelve, fatores que facilitam o crescimento bacteriano local e formação de abscessos.

A literatura já demonstrou que o risco de deiscência anastomótica é maior em suturas extraperitoneais, razão pela qual muitos optam pela drenagem rotineira do espaço pré-sacral pós-ressecção anterior baixa, proctectomias ou anastomose ileoanal.

Cuidados técnicos operatórios têm grande influência nos índices de morbidade pós-operatória. A necessidade de associar ou não um estoma de proteção à anastomose colorretal depende do risco de deiscência da anastomose. Vale destacar que a realização de estomas de proteção não impede a ocorrência de deiscências, mas reduzem a morbidade associada a ela. Assim, em que pese o fato de um estoma causar grandes transtornos ao paciente e ter complicações associadas à sua confecção e fechamento, devemos considerar sua utilização em pacientes de maior risco de deiscência.

Conduta nas deiscências

Quando há peritonite localizada com preservação do estado geral por bloqueio total ou parcial da deiscência, indicamos tratamento conservador com jejum, suporte hidreletrolítico, antibioticoterapia de largo espectro e, eventualmente, nutrição parenteral, acompanhando-se de perto as alterações clínicas, hematológicas, radiológicas e do aspecto do líquido drenado da cavidade quando a anastomose primária tiver sido drenada. A evolução do processo pode levar à drenagem espontânea ou guiada pelo dreno pela parede abdominal. Quando essa drenagem for de baixo débito, ela pode ser manejada clinicamente, do contrário, ou se associada à deterioração clinicolaboratorial, o tratamento cirúrgico se impõe.

Casos selecionados poderão ser tratados por drenagem guiada por imagem, caso haja coleção intracavitária não drenada. Na deiscência bloqueada, as coleções abdominais estarão circunscritas e a visualização da região anastomótica poderá, algumas vezes, ser difícil em razão da presença local de alças e omento . A tentativa de dissecção, nesses casos, pode determinar lesões iatrogênicas de intestino delgado ou romper extensamente a anastomose. Assim, além de limpar exaustivamente a cavidade, deve-se proceder à derivação intestinal com estoma.

Nos casos em que se verificar que a deiscência é puntiforme, pode-se fazer rafia local e derivação proximal. Entretanto, quando o rompimento da anastomose colorretal é mais extenso, é necessário desfazer a anastomose, sepultar o coto retal e confeccionar uma colostomia terminal proximal, configurando a operação de Hartman, ou, em casos selecionados, refazer a anastomose.

Abscessos Intracavitários

Abscessos da cavidade abdominal ou pélvica poderão ocorrer em pacientes tratados na vigência de processo infeccioso na cavidade, principalmente em casos de doença diverticular complicada, perfuração intestinal por obstrução ou trauma, neoplasias perfuradas, necrose intestinal por volvo, bridas ou isquemia, corpo estranho e pacientes com fístulas intestinais por doença de Crohn.

O tratamento dos abscessos e coleções peritoneais requer o controle de sua causa básica (fístula intestinal, perfuração, necrose, corpo estranho), antibioticoterapia, lavagem e drenagem da cavidade abdominal ou pélvica. Eventualmente, a punção de coleções com o auxílio da ultrassonografia ou de tomografia computadorizada permitirá drenagem efetiva do abscesso.

Obstrução Intestinal

Obstruções intestinais pós-operatórias precoces ou tardias são complicações comuns, de etiologia multifatorial, cuja causa mais frequente são aderências na cavidade abdominal. Podem decorrer de fatores mecânicos (aderências, hérnias internas, tumores) ou funcionais (íleo paralítico). Esta última deve ser cogitada quando o paciente desenvolve náuseas, vômitos e distensão abdominal durante os primeiros 2 ou 3 dias de pós-operatório sem passagem de flatos. Nesses casos, o tratamento deve ser conservador, com reposição volêmica, correção de distúrbios eletrolíticos e procinéticos.

A obstrução mecânica pode ser devida a aderências à parede abdominal, a outras alças, a linhas de sutura intestinal, a focos infecciosos, a tumores abdominais, por volvo do intestino delgado e por hérnias internas O tratamento nesta condição pode ser conservador, com passagem de sonda nasogástrica e uso de sintomáticos. Alto débito da sonda e não resposta ao tratamento clínico em 48 a 72 horas indicam tratamento cirúrgico para remover o foco de obstrução ou, quando isso não for possível, promover derivação intestinal interna ou externa na forma de estoma.

Lesões do Trato Urinário

Os ureteres, bexiga e uretra estão expostos ao risco de lesão acidental em cirurgia colorretal. Esse risco é maior em pacientes com aderências e portadores de grandes tumores, embora possa ocorrer em qualquer procedimento por erro técnico.

Uma preocupação constante durante as operações colorretais é a lesão ureteral. A prevenção desse acidente depende do conhecimento das relações anatômicas do ureter e de sua adequada visualização no intraoperatório. A lesão poderá ocorrer durante a dissecção das goteiras parietocólicas, na ligadura da artéria mesentérica inferior (AMI) ou na divisão

194   *Seção VI – Miscelânea*

dos ligamentos laterais do reto. O desvio do tronco da AMI para a esquerda aproxima esse vaso do ureter esquerdo, aumentando a possibilidade de lesão a esse nível.

As lesões ureterais podem resultar de ligaduras parciais ou totais, clampeamento sem secção, transecção, excisão parcial e desvascularização, sendo as ligaduras e transecções completas as mais comuns. O tratamento depende da gravidade e da posição da lesão ao longo do ureter. Quando a lesão é alta, faz-se uma anastomose terminoterminal e introduz--se um cateter em duplo J, retirado algumas semanas depois. Quando a lesão é baixa, deve-se realizar ureterocistostomia. No caso de a lesão não ter sido reconhecida no intra-operatório, a presença de urina na cavidade poderá determinar sepse e fístula urinária cutânea.

Lesão da uretra membranosa ou prostática poderá ocorrer durante a dissecção anterior na fase perineal da operação, por erro de plano na região dos músculos retouretrais ou quando se tenta dissecar a porção prostática posterior nas grandes massas retais fixas. Nessa situação, pode realizar-se sutura uretral primária e cistostomia temporária para drenagem.

Lesão Esplênica

Pode ocorrer em ressecções do colo esquerdo, principalmente quando é necessária a mobilização da flexura esplênica em anastomoses colorretais baixas, coloanais ou operações de abaixamento. A lesão iatrogênica é relacionada à tração sobre o colo ou sobre o omento, determinando avulsão de uma parte da cápsula esplênica.

Em casos de sangramento devido apenas à descapsulização do órgão, manobras de compressão seguidas por hemostasia com cautério são comumente suficientes para resolução do problema. Em casos de lesões parenquimatosas com sangramentos mais importantes, é necessária a esplenectomia.

A preservação do baço é indicada sempre que possível, para evitar complicações infecciosas por pneumococos.

Complicações da Denervação Autonômica

A mobilização do reto processa-se próximo aos nervos do sistema nervoso simpático e parassimpático. Sendo assim, essas operações poderão resultar em denervação autonômica de diversos graus, com repercussões às funções sexuais e vesicais.

A inervação parassimpática é responsável pela ereção e a simpática, pela ejaculação. Impotência erétil resulta de lesão nervosa durante mobilização posterior do mesorreto, ao se lesar os nervos erigentes. Ejaculação retrógrada é consequente à lesão simpática ao nível do plexo hipogástrico superior, junto da bifurcação da aorta, levando à abolição da contração da vesícula seminal ou regurgitação do fluido seminal ao lume vesical. Lesão do plexo hipogástrico inferior, que ocorre durante a dissecção dos ligamentos laterais, resulta em disfunção erétil e ejaculatória.

Disfunção sexual após proctectomia pode ocorrer no tratamento de doenças malignas em proporções variáveis. Embora não se possam minimizar os efeitos psicológicos de disfunção sexual em pacientes idosos tratados por carcinoma, esta complicação torna-se mais crítica em pacientes jovens tratados por doença benigna. Nesses casos, a natureza da doença permite que a dissecção seja feita junto ao reto, reduzindo o risco de lesão nervosa, que é estimada em torno de 4% dos casos.

Disfunção urinária também pode resultar de lesão autonômica pélvica, levando à retenção urinária, polaciúria, urgência miccional ou bexiga neurogênica. Vale lembrar que, na era do tratamento de tumores de reto com radioterapia neoadjuvante, distúrbios sexuais e urinários também podem aparecer por lesões actínicas após irradiação pélvica.

Referências Bibliográficas

1. Goligher JC. Surgery of the anus, rectum and colon. London;1984.
2. Beck DE, Roberts PL, Saclarides TJ, Senagore AJ, StamosMJ,Wexner Seds. The ASCRS Textbook of Colon and Rectal Surgery. 2nd ed. New York, NY: Springer; 2011:245–260.

33 Sexualidade e Disfunções do Assoalho Pélvico na Mulher

Lilian Renata Fiorelli Arazawa

Introdução

Sexualidade é um termo amplo que remete todo o universo físico, mental e social que o indivíduo está inserido. Entende-se, portanto, que a sexualidade não é sexo, e sim o traço mais íntimo do ser humano, como parte da personalidade do indivíduo. Inclui sua autoestima, bem-estar, além da soma de experiências vividas. Não é um assunto fácil de se abordar principalmente no consultório; é rodeado de tabus tanto pelos pacientes como pelos profissionais de saúde.

Não existe uma normalidade sexual, o indivíduo é considerado saudável do ponto de vista sexual se estiver satisfeito com sua sexualidade. Segundo a Organização Mundial da Saúde (OMS), a saúde sexual é direito de todo ser humano e pode ser definida como: "Uma energia que nos motiva a procurar amor, contato, ternura, intimidade, que se integra no modo como nos sentimos, movemos, tocamos e somos tocados; é sentir-se sensual e ao mesmo tempo sexual; ela influencia pensamentos, sentimentos, ações e interações e, por isso, influencia também a nossa saúde física e mental".

Em sexualidade, alterações socioculturais são denominadas desvios (como sadista, masoquista), alterações biológicas ou funcionais são denominadas disfunções (p. ex.: dispareunia, vaginismo, disfunção erétil) e alterações psicológicas são inadequações (p. ex.: depressão, desejo sexual hipoativo). Contudo, mesmo casais com alterações sexuais podem ser adequados: mulher com vaginismo e parceiro com disfunção erétil, se estão satisfeitos, são considerados adequados.

Nas disfunções do assoalho pélvico da mulher, há alteração anatômica e funcional e, portanto, pode gerar disfunção sexual, mas também pode ocasionar inadequações já que interfere diretamente no estado psicológico.

O objetivo deste capítulo é introduzir conceitos de sexualidade para que o profissional compreenda melhor seu paciente e possa auxiliá-lo quando existe alguma disfunção do assoalho pélvico associada.

Anatomia Sexual da Mulher

Costuma-se dizer informalmente que os dois principais órgãos sexuais da mulher são o cérebro e a pele; ou seja, basta estar psicologicamente/mentalmente tranquila e explorar a pele de diversas partes do corpo para sentir o prazer. Desse modo, para o ato sexual não é necessário que haja estímulo dos genitais para que haja excitação.

Contudo, as áreas de maior concentração de terminações nervosas sensoriais que levam à excitação são mamas e genitais, consideradas as áreas erógenas.

Nas mamas, essas regiões incluem principalmente papilas e aréolas.

No genital feminino há o clitóris, o único órgão que tem função exclusivamente sexual. O clitóris localiza-se ventralmente à uretra e vagina. O prepúcio é a pele que recobre a glande do clitóris externamente e participa da proteção. A glande é a parte com maior sensibilidade que fica na parte externa da vulva acima da uretra. O clitóris projeta-se inferiormente na gordura do monte púbico e segue para o interior da pelve pelo corpo do clitóris, com corpos cavernosos bilaterais (é o tecido erétil) unidos pela linha média e separados por um septo fibroso. Este subdivide-se bilateralmente formando o crus do clitóris que margeia os ramos isquiopúbicos. Estes, por sua vez, são cobertos pelos músculos isquiocavernosos que quando contraídos obstruem a passagem de retorno venoso contribuindo para turgência do clitóris. Os bulbos vestibulares (tecido erétil homólogos aos bulbos do corpo esponjoso do pênis) projetam-se mais abaixo bilateralmente e cruza lateralmente a uretra e a vagina. Ao final do bulbo, estão as glândulas vestibulares que, durante a relação, são comprimidas e secretam muco.[1] A Figura 33.1 mostra o esquema da anatomia do clitóris.

A inervação do clitóris é feita por ramos do nervo pudendo, principalmente o ramo pudendo interno que originam os nervos dorsais do clitóris que vão dos corpos cavernosos até a grande do clitóris. Pela alta sensibilidade do clitóris, é

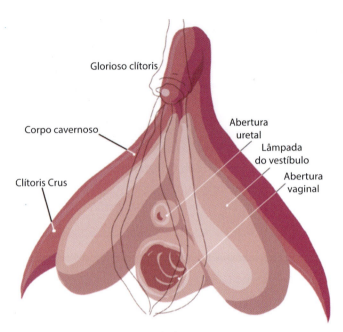

Figura 33.1. Anatomia do clítoris.

importante observar que, dependendo da situação e da receptividade, pode gerar prazer ou desconforto.[1]

O nervo pudendo também emite ramificações para a parede vaginal e se concentra em maior grau a aproximadamente 3 cm do introito vaginal na parede anterior (considerado por alguns autores como o "ponto G").

Em estudo de ressonância magnética (RM), é possível observar a extensão do clítoris como mostrado na Figura 33.2.[2]

Durante a relação sexual, a vagina tem alongamento fisiológico por vasocongestão e é distensível mais 3 ou 4 cm.

O canal vaginal pode ser lubrificado durante a relação sexual pela exsudação devido à vasocongestão local e pelas glândulas (principalmente de Bartholin, Skene e uretrais). As glândulas parauretrais ou de Skene estão funcionantes em aproximadamente 10% das mulheres e participam da secreção de pequena quantidade de líquido durante o orgasmo (orgasmo ejaculatório).[3]

A sensibilidade da vagina é maior no terço distal, onde é inervada pelos ramos do nervo pudendo. Como a posição uterina mais comum é em anteversoflexão, dependendo da posição no ato sexual, a mulher pode ter diferentes sensações no fundo segundo o local que o pênis toca: toca o fundo de saco posterior na posição mulher em baixo; toca o fundo de saco anterior com a mulher "de quatro", e toca colo uterino com a mulher em cima (neste a sensibilidade é maior, para algumas mulheres gera desconforto; para outras, prazer).

Os músculos do assoalho pélvico, principalmente os músculos levantadores do ânus (pubococcígeo, ileococcígeo e puborretal) e músculos componentes do corpo perineal (bulbocavernoso, transverso do períneo e esfíncter externo do ânus), participam muito durante o ato sexual, seja com contrações voluntárias que podem aumentar a sensibilidade local e sensação de prazer para a mulher e para o parceiro, seja com contrações involuntárias durante o orgasmo. A consciência corporal e integridade do assoalho pélvico é fundamental para o melhor aproveitamento dessa musculatura durante o ato sexual.

Fisiologia Sexual

O ciclo de resposta sexual pode ser resumido no ciclo proposto por Master e Johnson[4] composto por quatro fases (Figura 33.3):

- Desejo: vontade de iniciar relação sexual;
- Excitação: alterações anatômicas e fisiológicas que preparam o corpo para o ato sexual como aumento da lubrificação vaginal, intumescimento do clítoris;
- Orgasmo: estado de prazer máximo que no homem, geralmente, é concomitante à ejaculação. A mulher, dependendo da continuidade, da receptividade e do estímulo, pode ter vários orgasmos na mesma relação;
- Resolução ou período refratário: fase de relaxamento físico e satisfação emocional.

Basson[5] propôs um modelo de ciclo de resposta sexual mais complexo, que explica com mais detalhes as diversas variantes dessas fases na mulher (Figura 33.4).

Como já citado, para o ato sexual não é necessário estímulo dos genitais para que haja excitação. É recomendado que a paciente pratique o autoconhecimento de seu corpo e mente em todos os sentidos.

Sexualidade nas Disfunções do Assoalho Pélvico

Prolapso de órgãos pélvicos (POP) e incontinência urinária (IU) são problemas de saúde de alta prevalência nas mulheres e que afetam a sua qualidade de vida. Nos Estados Unidos, 11,8% das mulheres passam por pelo menos uma cirurgia para essas condições até a idade de 80 anos.[7] Mulheres com POP e IU têm maior risco de disfunções sexuais, não só pela alteração anatômica, mas por efeitos psicológicos e emocionais associados. A mulher se sente menos feminina, muitas vezes tem vergonha do parceiro ou medo de que a relação sexual possa piorar sua doença. O prolapso de órgão pélvico é a disfunção do assoalho pélvico mais associada a queixas de alterações sexuais.[6]

Os principais sintomas sexuais em pacientes com disfunções do assoalho pélvico são:

- Prolapso de órgão pélvicos: dor e desconforto na penetração, vergonha do prolapso, medo de causar danos ao órgão com prolapso, urgência urinária, dor vesical, urgência fecal, sensação de vagina larga, diminuição da sensibilidade local, diminuição da lubrificação vaginal.
- Incontinência urinária: a de esforço durante o ato sexual, a por urgência durante o ato sexual e a insensível ou com urgência durante o orgasmo. Os sintomas são mais exuberantes na incontinência urinária mista, seguida da urinária de esforço e, por último, a bexiga hiperativa.[8]
- Incontinência fecal: associada ou não à urgência fecal durante o ato sexual.

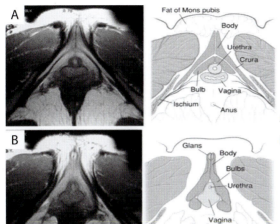

Corte axial

A - clitóris e seus componentes, incluindo corpo, crus e inicio dos bulbos vestibulares

B – glande do clitóris, corpo, bulbos vestibulares e logo abaixo as glândulas vestibulares. Seu septo na linha média e prepúcio são evidentes.

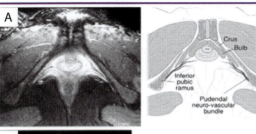

Feixes neurovasculares do clitóris, corte axial

A - Divisões do feixe neurovascular do pudendo (nervos não são mostrados por ressonância magnética).

B - veias do clitóris que escoam para o feixe neurovascular pudendo margeando a parede lateral pélvica.

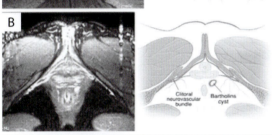

Corte sagital da linha média
Mostra glande, corpo, crus e bulbo

Figura 33.2. Ressonância magnética do clitoris.[2]

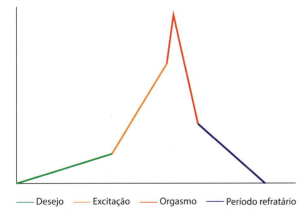

Figura 33.3. Ciclo de resposta sexual segundo Master e Johnson.

As correções cirúrgicas para essas doenças têm resultados conflitantes na literatura: melhora; nenhuma mudança; e até mesmo piora da função sexual. Esses resultados variáveis podem ser reflexo das diferenças nas características da população, diferenças nos tratamento, no seguimento pós-operatório e no próprio entendimento da sexualidade.[9,10] Atualmente, o melhor questionário validado disponível que avalia função sexual com POP e/ou IU é o Pelvic Organ Prolapse/Urinary Incontinence Sexual Function Questionnaire (PISQ)[11] (incluindo a sua forma curta PISQ-12).[12] Outros questionários que avaliam assoalho pélvico, mas avaliam a função sexual em menor grau são o King's Health Questionnaire[13] e o International Consultation on Incontinence Questionnaire – Vaginal Symptoms (ICIQ-VS).[14]

Das mulheres que tratam cirurgicamente a disfunção de assoalho pélvico, 87% são sexualmente ativas e 67% têm

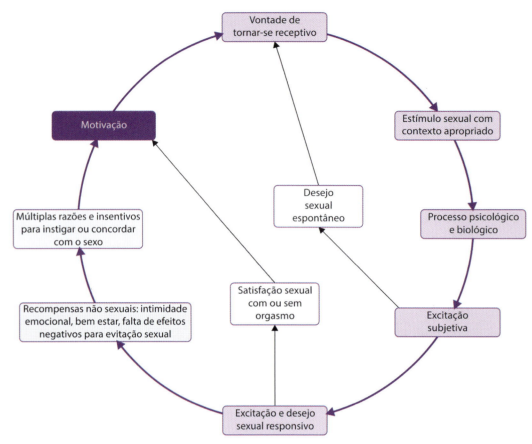

Figura 33.4. Ciclo de resposta sexual feminina segundo Basson.

melhora significativa da função sexual e melhoria global da vida sexual após a cirurgia. Trinta e quatro por cento retomam as atividades após 6 semanas da cirurgia, 58% após 10 semanas e 8% após 3 a 4 meses (estas demoram mais por medo de dispareunia e para se certificarem de que estão curadas).[15]

A melhora é principalmente na parte física/anatômica para a função sexual e a percepção da mulher na satisfação do parceiro sobre o seu funcionamento sexual. Algumas justificativas estão diretamente ligadas à cura dos sintomas do prolapso: melhora da imagem corporal que as deixa mais confiantes e se sentindo mais atraentes: não têm a preocupação do parceiro se sentir mal ao ver o prolapso; ou sentir que sua vagina está muito larga (como acontecia antes da cirurgia). Como ficam menos preocupadas, ficam mais relaxadas para ter a penetração. Melhora na sensação genital na penetração, como se envolvesse melhor o pênis. Pacientes referem alívio do desconforto que sentiam na penetração e do medo que sentiam em danificar algum órgão na relação. Mais raramente, as mulheres relatam melhora no desejo sexual (já que não se preocupam mais com o prolapso) e no orgasmo (já que melhora a sensibilidade na relação); embora não haja diferença significativa no desejo sexual, na frequência de atividade sexual, na excitação ou no orgasmo.[15]

A cura da incontinência urinária ou fecal durante a relação deixa as mulheres mais confiantes e relaxadas, sem medo da relação e sem a preocupação de se programar para se higienizar na parte urinária ou intestinal para não ficar com odor de urina ou fezes. Assim, o sexo torna-se mais espontâneo, com melhora da iniciativa, motivação, desejo e orgasmo (principalmente quanto a este, pois conseguem relaxar melhor na hora do orgasmo sem medo da incontinência neste momento).[15]

Mesmo nas mulheres que melhoram sua função sexual, apenas 59% das pacientes atingem suas expectativas sexuais após um tratamento cirúrgico de disfunção do assoalho pélvico, pois a maioria das disfunções sexuais não está diretamente relacionada à doença.[16,17]

A maioria das mulheres que não retomam a atividade sexual após a cirurgia se justifica pelo medo de causar danos ao resultado da cirurgia. Além disso, algumas relatam urgência fecal durante o ato, dificuldades físicas dos parceiros, e medo do parceiro causar dor. Razões não relacionadas com a cirurgia incluem nenhum tempo junto com o parceiro, cansaço, restrições físicas do parceiro ou ausência de parceiro e ausência de hábito masturbatório.[15]

Apenas 7% das pacientes têm piora da vida sexual. A principal causa é dispareunia e a maioria já tinha dispareunia antes da cirurgia, mas por causas diferentes. Antes da cirurgia, a dispareunia era ocasionada pelo próprio prolapso e após geralmente pelo tecido cicatricial. Isso faz com que essas pacientes tenham comportamento de evitar o sexo, menor desejo sexual e orgasmo por estarem muito tensas pela dor (ficam mais atentas à dor do que ao prazer), podendo gerar, inclusive, um vaginismo secundário pela contração muscular do assoalho pélvico. Outras causas incluem o medo de causar dano aos resultados da cirurgia, sentem a vagina mais curta como se houvesse uma barreira e podem surgir novos sintomas como urgência fecal, sensação de prolapso, sangramento retal, desconforto e edema dos lábios. Ainda, insatisfação com o resultado da cirurgia, pois esperavam que a cirurgia melhorasse a sensibilidade no ato sexual e que a vagina ficasse mais estreita, o que pode não ocorrer. Também por problemas de relacionamento do casal, restrição física do parceiro, parceiro com medo de causar dor, depressão, uso de antidepressivo e longo tempo de recuperação pós-operatória.[15]

A histerectomia necessária em pacientes na correção do prolapso uterino, geralmente, não tem consequências na função sexual. A histerectomia vaginal tem como consequência menor comprimento vaginal total em comparação com a via abdominal (aberta, laparoscopia ou robótica); contudo, não há prejuízo na função sexual (avaliado pelo PISQ-12) ou na função do assoalho pélvico, nem aumento de dispareunia.[18] O efeito da histerectomia na sexualidade é muito mais psicológico e pode estar associado a questões da maternidade (mesmo nas mulheres após menopausa). Muitas mulheres se sentem menos mulher ou menos femininas por saberem que não têm mais o útero. Essa questão deve ser bem discutida antes da cirurgia para desmistificar possíveis crenças ou tabus.

O tratamento das disfunções do assoalho pélvico com fisioterapia é indicado mesmo nas pacientes com indicação cirúrgica, pois melhora a função do assoalho pélvico e auxilia no tratamento das disfunções sexuais. A reabilitação dos músculos do assoalho pélvico melhora os sintomas de incontinência urinária e fecal (inclusive durante o ato sexual), além de melhorar a consciência corporal. A ativação voluntária desses músculos durante o ato sexual pode aprimorar a sensibilidade local, melhorando o prazer para a paciente e para o parceiro.[19,20]

A incontinência urinária na gravidez e após parto também é frequente. Um terço das mulheres relatou sintomas de incontinência urinária de esforço após o parto, sem diferença significativa entre os tipos de parto. A prática diária de exercícios do assoalho pélvico durante a gravidez é associada a menor incidência de incontinência pós-natal em comparação a gestantes que os praticavam com menor frequência. Contudo, é recomendável que exercícios do assoalho pélvico sejam continuados após o parto e por longo prazo para reduzir o risco de incontinência urinária no futuro.[21] É possível que, após o parto vaginal, as pacientes tenham algum grau de hipotonia da musculatura do assoalho pélvico perceptível durante o ato sexual. Para elas, a fisioterapia é fundamental.[22]

O uso do estrogênio tópico é outro tratamento utilizado no tratamento da incontinência urinária e pode também melhorar resultados pós-operatórios em cirurgias de disfunções do assoalho pélvico e função sexual por atenuar o trofismo da mucosa vaginal, diminuindo incidência de dispareunia e melhorando a lubrificação local.[23]

Abordagem Inicial da Sexualidade em Paciente com Disfunção do Assoalho Pélvico

Orientação é a chave para o bom atendimento da paciente. Na maioria das vezes, a alteração apresentada na sexualidade não está diretamente relacionada à disfunção do assoalho pélvico, mas é muito agravada por essa condição. Faz-se necessário explicar não somente as alterações anatômicas e funcionais de sua doença, mas também fornecer orientação em sexualidade em geral. A paciente que tem consciência do seu corpo e entende melhor sua sexualidade consegue trabalhar melhor com seu corpo e ser ativa sexualmente mesmo na presença de prolapso de órgãos pélvicos ou incontinências. Além disso, é preciso trabalhar as expectativas pós-tratamento de suas doenças. Recomendam-se ao médico os seguintes passos:

- 1º passo: relação paciente e médico: deve estar aberto para qualquer tipo de queixa, qualquer tipo de resposta ou reação, qualquer tipo de vocabulário;
- 2º passo: pesquisar ativamente queixas sexuais;
- 3º passo: desmistificar possíveis tabus;
- 4º passo: orientar quanto à anatomia e fisiologia e estimular a paciente ao autoconhecimento do corpo e sua função no estado atual. Sabe-se que, independentemente de quaisquer doenças (disfunções do assoalho pélvico ou outras), o corpo e a mente estão em constante mudança e, portanto, constante também a necessidade de autoconhecimento e da descoberta de alternativas para a satisfação sexual;
- 5º passo: se necessário, encaminhar a paciente para um especialista em sexualidade: ginecologista; fisioterapeuta; e psicólogo.

Referências Bibliográficas

1. Puppo V. Embryology and anatomy of the vulva: the female orgasm and women's sexual health. Eur J Obstet Gynecol Reprod Biol. 2011 Jan;154(1):3-8. Epub 2010 Sep 15. Review.
2. O'Connell HE, DeLancey JO. Clitoral anatomy in nulliparous, healthy, premenopausal volunteers using unenhanced magnetic resonance imaging. J Urol. 2005 Jun;173(6):2060-3.
3. Korda JB, Goldstein SW, Sommer F. The history of female ejaculation. J Sex Med. 2010 May;7(5):1965-75. doi: 10.1111/j.1743-6109.2010.01720.x. Epub 2010 Mar 2.
4. Masters, W. H., & Johnson, V. E. (1966). Human sexual response. Boston: Little, Brown.
5. Basson R. Women's sexual dysfunction: revised and expanded definitions. CMAJ. 2005 May 10;172(10):1327-33. Review.
6. Barber MD, Visco AG, Wyman JF, Fantl JA, Bump RC; Continence Program for Women Research Group. Sexual function in women with urinary incontinence and pelvic organ prolapse. Obstet Gynecol. 2002 Feb;99(2):281-9.
7. Fialkow MF, Newton KM, Lentz GM, Weiss NS. Lifetime risk of surgical management for pelvic organ prolapse or urinary incontinence. Int Urogynecol J 2008;19:437-40.
8. Coksuer H, Ercan CM, Haliloğlu B, Yucel M, Cam C, Kabaca C, Karateke A. Doesurinary incontinence subtype affect sexual function? Eur J Obstet Gynecol Reprod Biol. 2011 Nov;159(1):213-7.
9. Rogers RG, Villarreal A, Kammerer-Doak D, Qualls C. Sexual function in women with and without urinary incontinence and/or pelvic organ prolapse. Int Urogynecol J 2001;12:361-5.
10. Handa VL, Cundiff G, Chang HH, Helzlsouer KJ. Female sexual function and pelvic floor disorders. Obstet Gynecol 2008;111:1045-52.
11. Rogers RG, Kammerer-Doak D, Villareal A, Coates K, Qualls C. A new instrument to measure sexual function in women with urinary incontinence or pelvic organ prolapse. Am J Obstet Gynecol 2001;184:552-8.
12. Rogers RG, Coates KW, Kammerer-Doak D, Khalsa S, Qualls C. A short form of the Pelvic Organ Prolapse/Urinary Incontinence Sexual Questionnaire (PISQ-12). Int Urogynecol J 2003;14:164-8.

13. Kelleher CJ, Cardozo LD, Khullar V, Salvatore S. A new questionnaire to assess the quality of life of urinary incontinent women. BJOG 1997;104:1374-9.

14. Price N, Jackson SR, Avery K, Brookes ST, Abrams P. Development and psychometric evaluation of the ICIQ Vaginal Symptoms Questionnaire: the ICIQ-VS. BJOG 2006;113:700-12.

15. Roos AM, Thakar R, Sultan AH, de Leeuw JW, Paulus AT. The impact of pelvic floor surgery on female sexual function: a mixed quantitative and qualitative study. BJOG. 2014 Jan;121(1):92-100.

16. Pilzek AL, Raker CA, Sung VW. Are patients' personal goals achieved after pelvic reconstructive surgery? Int Urogynecol J. 2014 Mar;25(3):347-50. Epub 2013 Sep 18.

17. Fashokun TB, Harvie HS, Schimpf MO, Olivera CK, Epstein LB, Jean-Michel M, Rooney KE, Balgobin S, Ibeanu OA, Gala RB, Rogers RG; Society of Gynecologic Surgeons' Fellows' Pelvic Research Network. Sexual activity and function in women with and without pelvic floor disorders. Int Urogynecol J. 2013 Jan;24(1):91-7. Epub 2012 Jun 29.

18. De La Cruz JF, Myers EM, Geller EJ. Vaginal versus robotic hysterectomy and concomitant pelvic support surgery: a comparison of postoperative vaginal length and sexual function. J Minim Invasive Gynecol. 2014 Nov-Dec;21(6):1010-4.

19. Lowenstein L, Gruenwald I, Gartman I, Vardi Y. Can stronger pelvic muscle floor improve sexual function? Int Urogynecol J. 2010 May;21(5):553-6. Epub 2010 Jan 20.

20. Pauls RN, Crisp CC, Novicki K, Fellner AN, Kleeman SD. Pelvic floor physical therapy: impact on quality of life 6 months after vaginal reconstructive surgery. Female Pelvic Med Reconstr Surg. 2014 Nov-Dec;20(6):334-41.

21. Whitford HM, Alder B, Jones M. A longitudinal follow up of women in their practice of perinatal pelvic floor exercises and stress urinary incontinence in North-East Scotland. Midwifery. 2007 Sep;23(3):298-308.

22. Hosseini L, Iran-Pour E, Safarinejad MR. Sexual function of primiparous women after elective cesarean section and normal vaginal delivery. Urol J. 2012 Spring;9(2):498-504.

23. Liebergall-Wischnitzer M, Paltiel O, Hochner-Celnikier D, Lavy Y, Manor O, Woloski Wruble AC. Sexual function and quality of life for women with mild-to-moderate stress urinary incontinence. J Midwifery Womens Health. 2011 Sep-Oct;56(5):461-7.

34 Sexualidade e Disfunção de Assoalho Pélvico em Homens

Wagner França

Introdução

Sabe-se que, num passado não muito distante e de modo equivocado, era amplamente assumido que os sintomas de disfunção sexual masculina, incluindo a disfunção erétil (DE, incapacidade persistente para alcançar e manter uma ereção suficiente para desempenho sexual satisfatório),[1] disfunção ejaculatória (DEJ, qualquer perturbação no sexo masculino, como ejaculação precoce, ejaculação retardada e ejaculação retrógrada)[2] e desejo hipoativo (DH, perda de desejo ou diminuição do desejo) eram consequência natural do envelhecimento processo.

Como resultado, muitos homens mais idosos não procuraram ajuda para seus problemas sexuais.

Estudos recentes têm demonstrado que uma diminuição da função sexual e da atividade sexual não é uma consequência inevitável do envelhecimento. Além disso, estão disponíveis tratamentos eficazes e bem tolerados (p. ex.: inibidores da fosfodiesterase de tipo 5 para o tratamento de DE) para a gestão de muitas dessas condições.

Todavia, sintomas do trato urinário inferior (STUI) são comuns nos homens com mais idade e podem ser causados por hiperplasia prostática benigna (HPB) ou até neoplasias do trato urinário inferior, os quais prejudicam a drenagem eficaz de urina.[1]

Embora haja uma série de outras causas possíveis. Estudos comunitários mostraram que a prevalência de STUI varia de 20 a 60% e que a prevalência aumenta com a idade.[2] Os sintomas do trato urinário inferior têm um impacto negativo significativo sobre o funcionamento sexual, físico e social; ou seja, o bem-estar psicológico e a qualidade de vida.[2]

O fator primordial para um bom atendimento do indivíduo acometido por disfunção do assoalho pélvico, cuja consequência é o prejuízo funcional na sexualidade, é dar importância a essa queixa functional e não selar que este momento é irreversível e faz parte do envelhecimento. Cabe ao profissional de saúde deixar claro que há meios de melhorar tal condição.

O envelhecimento está associado a profundas alterações estruturais e funcionais no trato urinário inferior que podem, em última instância, levar a STUI.[4,5] O aumento médio dos STUI a partir dos 20 anos é de 3,9% por década para as mulheres e de 7,3% por década nos homens.[5] Uma forte relação entre envelhecimento e função sexual também é encontrada, com a atividade sexual sendo maior em grupos etários mais jovens.

Os STUI, nos homens, são geralmente assumidos como causados pela HBP. Os sintomas variam entre os indivíduos, mas, em geral, se dividem em três grupos: 1 - micção (também conhecida como obstrutiva), inclui fluxo reduzido, hesitação e esforço; 2 - armazenamento (também conhecido como irritativo), inclui frequência, noctúria e sintomas de incontinência; e 3 - vazamento misto e armazenamento.[6] Estudos utilizando escalas de sintomas validados, como o Índice Internacional de Sintomas da Próstata, mostraram uma taxa de prevalência global de STUI de 20 a 50% em homens com idade > 50 anos.[6]

A pelve óssea (bacia) termina numa cavidade em forma de funil chamada cavidade pélvica, que contém os órgãos pélvicos (útero, ovários, bexiga e reto). O fundo desse funil (que na mulher adulta tem cerca de 10 cm de diâmetro, pouco menos no homem), é fechado por uma espécie de "cama elástica" chamada assoalho pélvico.

O assoalho pélvico é formado por músculos conhecidos em conjunto como musculatura do assoalho pélvico MAP, auxiliados por fáscias e ligamentos (que funcionam como elásticos biológicos). A musculatura do assoalho pélvico é o elevador do ânus.

Músculos do Assoalho Pélvico (Map)

Os MAP são um grupo de músculos de controle voluntário, em forma de rede, que se localizam na porção inferior da bacia, especificamente entre as coxas e tem a função de sustentar os órgãos internos. Os MAP originam-se no osso púbico (localizado na região baixa do abdômen) e nas paredes laterais dos ossos da bacia e se dirigem para o cóccix (um osso localizado na fenda que separa as nádegas, a ponta do cóccix pode ser palpada no final da fenda interglútea).

Esses músculos desenvolvem um papel importante no correto funcionamento da uretra e do reto agindo como esfíncteres (válvulas de fechamento) e circundam também a vagina. Quando ocorre algum problema relacionado à função da bexiga ou do reto (por meio de vazamentos involuntários), os músculos do assoalho pélvico tornam-se o foco das atenções. Esses vazamentos se explicam pelo fato de que, em muitos casos, musculosos MAP estão atrofiados ou hipotônicos, foram lesados, estão frouxos ou em hiperatividade.

Exemplo:

- Qualquer cirurgia envolvendo o canal anal pode levar a problemas no controle da continência das fezes;
- O controle da bexiga é geralmente um problema após a cirurgia de próstata;
- As lesões no períneo (por estiramento dos músculos vaginais) e no canal anal durante o parto vaginal podem levar a problemas de continência da urina e fezes;
- As lesões do nervo pudendo (nervo que controla os músculos do assoalho pélvico) podem ocorrer durante os partos prolongados, principalmente de crianças acima de 3 Kg;
- O processo de envelhecimento leva à fraqueza dos músculos, inclusive dos MAP.

Os MAP estão dispostos em duas camadas: superficial (também chamada de períneo); e profunda. Durante a reabilitação desses músculos, o fisioterapeuta poderá solicitar a contração isolada de cada um deles.

Os músculos da camada superficial são o bulbo cavernoso (BC), o isquiocavernoso (IC), o transverso superficial e o profundo e o esfíncter anal externo, os quais participam do mecanismo de continência urinária e fecal e da esfera sexual, promovendo a ereção do pênis e do clitóris, a ejaculação e as contrações da vagina durante o orgasmo. A frouxidão dos músculos vaginais pode modificar a sensação durante a relação sexual, tanto na mulher como no seu parceiro.

A função de todo esse conjunto é sustentar os órgãos pélvicos, como uma "cama elástica" sustenta o peso de alguém que pula sobre ela. Os elementos mais fortes e decisivos para esse fim são os músculos.

Na mulher, a contração dos MAP pode ser facilmente percebida internamente à vagina, logo na entrada e a alguns centímetros de profundidade. É ela a responsável pela sensação de pressão percebida durante a penetração e todo o ato sexual. No homem ela é percebida fechando o ânus e comprimindo a base do pênis, sendo responsável por aquele aumento temporário na ereção quando se faz a contração.

Nos MAP, temos a passagem dos canais uretral, vaginal e retal. Assim, sua contração, auxilia na continência de urina, na função sexual e na continência fecal.

Além disso, numa guerra diária contra a gravidade, são os MAP que sustentam os órgãos pélvicos, além de suportar o bebê durante a gestação. Cada vez que algo empurra os órgãos para baixo (ao tossir, rir ou fazer algum outro esforço físico), os MAP se contraem vigorosa e automaticamente para empurrar os órgãos para cima, evitando que eles saiam de suas posições normais. Se, por lesão ou fraqueza, os MAP não conseguirem sustentar os órgãos, estes descem de suas posições, originando o prolapso genital (bexiga caída ou útero caído).

Avaliação da Qualidade de Vida Sexual e do Assoalho Pélvico

Com base numa anamnese completa em que se buscam doenças ou tratamentos prévios (cirurgias); no exame físico detalhado iniciado pela ectoscopia em que se veem lesões ou atrofias; no exame neurológico com visualização de marcha, reflexo, pesquisa de sensibilidade baseado nos dermátomos e tônus muscular. Não se pode esquecer de palpar pulsos, pois sabe-se que doença aterial periférica pode ser motivo da disfunção do assoalho pélvico contrubuindo para a piora na sexualidade.

Há diversos questionários no formato do Índice Internacional de Função Erétil (IIEF, do inglês *International Index of Erectile Function*), relacionados com a função sexual e WhoQuol (qualidade de vida), importantes no arsenal de avaliação da disfunção sexual.

Tratamento

O tratamento da disfunção do assoalho pélvico (causa da disfunção sexual) depende da etiologia daquela.

Pacientes com disfunção de assoalho iniciarão o tratamento com a reabilitação deste baseada na cinesioterapia ou até em cirurgia, nos casos pós-prostatectomia radical. Pacientes com ressecção transuretral passíveis de apresentar incontinência urinária, podem optar por implante de esfíncter artificial ou *sling* e reabilitação pré-operatória.[7,8]

Nos pacientes com disfunção erétil de diferentes etiologias, o tratamento é possível com remédios, infusão de drogas no corpo cavernoso ou até implante de prótese peniana.

Enfim, o tratamento baseia-se na fisiopatologia do problema e este capítulo preconiza uma exposição generalista.

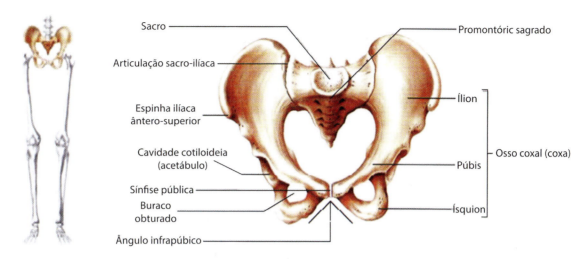

Figura 32.1

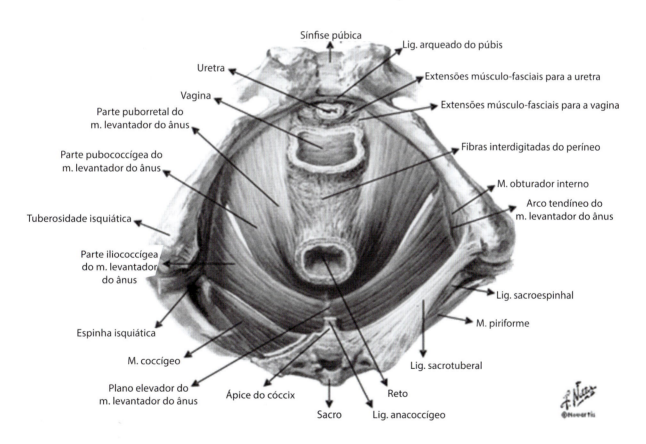

Figura 32.2

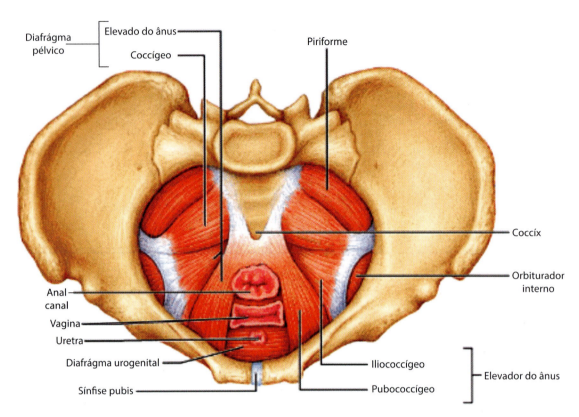

Figura 32.3. Fonte: Frank Netter, atlas.

Avaliações

Existe um questionário não validado na língua portuguesa, com o qual analisamos a qualidade sexual: o IIEF Questionnary.

IIEF Questionnary

The purpose of this questionnaire is for the medical team to assess your erectile function.

Please read the following questions carefully and answer to the best of your knowledge. There are no right or wrong answers; give your best estimate.

If you have questions, consult your doctor or study coordinator and do not leave any questions unanswered.

Your answers will be kept confidential. Please answer the following questions as honestly and clearly as possible. In answering these questions, the following definitions apply:

- Sexual activity includes intercourse, caressing, foreplay and masturbation;
- Sexual intercourse is defined as penetration of the partner (you entered your partner);
- Sexual stimulation includes situations like foreplay with a partner, looking at erotic pictures etc;
- Ejaculate: the ejection of semen from the penis (or the feeling of this).

Clinical Study To Evaluate The Ability of MUSE To Decrease Erectile Function Recovery Time In Post-Radical Prostatectomy Patients

Study Number: _____
Subject Number: _____
Subject Initials: ___ ___ ___
Date of Visit: _____
Visit Number (1, 2, 3, 4, 5, 6, 8): _____

1. Over the past 4 weeks (if your first visit) or since your last office visit, how often were you able to get an erection during sexual activity? (Please "x" one box only)

   A. No sexual activity
   B. Almost always or always
   C. Most times (much more than half the time)
   D. Sometimes (about half the time)
   E. A few times (much less than half the time)
   F. Almost never or never

2. Over the past 4 weeks (if your first visit) or since your last office visit, when you had erections with sexual stimulation, how often were your erections hard enough for penetration? (Please "x" one box only)

A. No sexual stimulation

B. Almost always or always

C. Most times (much more than half the time)

D. Sometimes (about half the time)

E. A few times (much less than half the time)

F. Almost never or never

The next three questions will ask about the erections you may have had during sexual intercourse.

3. Over the past 4 weeks (if your first visit) or since your last office visit, when you attempted sexual intercourse, how often were you able to penetrate (enter) your partner? (Please "x" one box only)

A. Did not attempt intercourse

B. Almost always or always

C. Most times (much more than half the time)

D. Sometimes (about half the time)

E. A few times (much less than half the time)

F. Almost never or never

4. Over the past 4 weeks (if your first visit) or since your last office visit, during sexual intercourse, how often were you able to maintain your erection after you had penetrated (entered) your partner? (Please "x" one box only)

A. Did not attempt intercourse

B. Almost always or always

C. Most times (much more than half the time)

D. Sometimes (about half the time)

E. A few times (much less than half the time)

F. Almost never or never

5. Over the past 4 weeks (if your first visit) or since your last office visit, during sexual intercourse, how difficult was it to maintain your erection to completion of intercourse? (Please "x" one box only)

A. Did not attempt intercourse

B. Extremely difficult

C. Very difficult

D. Difficult

E. Slightly difficult

F. Not difficult

6. Over the past 4 weeks (if your first visit) or since your last office visit, how many times have you attempted sexual intercourse? (Please "x" one box only)

A. No attempts 1-2

B. attempts 3-4

C. attempts 5-6

D. attempts 7-10

E. attempts 11+5

7. Over the past 4 weeks (if your first visit) or since your last office visit, when you attempted sexual intercourse how often was it satisfactory for you? (Please "x" one box only)

A. Did not attempt intercourse

B. Almost always or always

C. Most times (much more than half the time)

D. Sometimes (about half the time)

E. A few times (much less than half the time)

F. Almost never or never

8. Over the past 4 weeks (if your first visit) or since your last office visit, how much have you enjoyed sexual intercourse? (Please "x" one box only)

A. No intercourse

B. Very highly enjoyable

C. Highly enjoyable

D. Fairly enjoyable

E. Not very enjoyable

F. No enjoyment

9. Over the past 4 weeks (if your first visit) or since your last office visit, when you had sexual stimulation or intercourse how often did you ejaculate? (Please "x" one box only)

A. No sexual stimulation/intercourse

B. Almost always or always

C. Most times (much more than half the time)

D. Sometimes (about half the time)

E. A few times (much less than half the time)

F. Almost never or never

10. Over the past 4 weeks (if your first visit) or since your last office visit, when you had sexual stimulation or intercourse, how often did you have the feeling of orgasm (with or without ejaculation)? (Please "x" one box only)

A. No sexual stimulation/intercourse

B. Almost always or always

C. Most times (much more than half the time)

D. Sometimes (about half the time)

E. A few times (much less than half the time)

F. Almost never or never

The next two questions ask about sexual desire. Let's define sexual desire as a feeling that may include wanting to have a sexual experience (for example masturbation or intercourse), thinking about having sex, or feeling frustrated due to lack of sex.

11. Over the past 4 weeks (if your first visit) or since your last office visit, how often have you felt sexual desire? (Please "x" one box only)

A. Almost always or always

B. Most times (much more than half the time)

C. Sometimes (about half the time)

Cap. 34   Sexualidade e Disfunção de Assoalho Pélvico em Homens

D. A few times (much less than half the time)

E. Almost never or never

12. Over the past 4 weeks (if your first visit) or since your last office visit, how would you rate your level of sexual desire? (Please "x" one box only)

A. Very high

B. High

C. Moderate

D. Low

E. Very low or none at all

13. Over the past 4 weeks (if your first visit) or since your last office visit, how satisfied have you been with your overall sex life? (Please "x" one box only)

A. Very satisfied

B. Moderately satisfied

C. About equally satisfied and dissatisfied

D. Moderately dissatisfied

E. Very dissatisfied

14. Over the past 4 weeks (if your first visit) or since your last office visit, how satisfied have you been with your sexual relationship with your partner? (Please "x" one box only)

A. Very satisfied

B. Moderately satisfied

C. About equally satisfied and dissatisfied

D. Moderately dissatisfied

E. Very dissatisfied

15. Over the past 4 weeks (if your first visit) or since your last office visit, how do you rate your confidence that you can get and keep your erection? (Please "x" one box only)

A. Very high High

B. Moderate Low

C. Very low

Thank you for completing this questionnaire

Subject IIEF Questionnaire – IIEF Summary Scoring Form

Study Number: _____

Subject Number: _____

Subject Initials: ___ ___ ___

Date of Visit: _____

Visit Number (1, 2, 3, 4, 5, 6, 8): _____

Using the IIEF questionnaire scoring key below, transcribe the number corresponding to each answer selected for the following questions:

Question 1 _____ Question 2 _____

Question 3 _____ Question 4 _____

Question 5 _____ Question 15 _____

Add the scores for the 6 questions _____ (Erectile Function score) (Score should be > 26 prior to surgery and < 26 at first visit after surgery to be included in the study)

Scoring Key for IIEF Questionnaire

Question #1

0 = No sexual activity

5 = Almost always or always

4 = Most times (much more than half the time)

3 = Sometimes (about half the time)

2 = A few times (much less than half the time)

1 = Almost never or never

Question #2

0 = No sexual stimulation

5 = Almost always or always

4 = Most times (much more than half the time)

3 = Sometimes (about half the time)

2 = A few times (much less than half the time)

1 = Almost never or never

Question #3

0 = Did not attempt intercourse

5 = Almost always or always

Question #4

0 = Did not attempt intercourse

5 = Almost always or always

4 = Most times (much more than half the time)

3 = Sometimes (about half the time)

2 = A few times (much less than half the time)

1 = Almost never or never

Question #5

0 = Did not attempt intercourse

1 = Extremely difficult

2 = Very difficult

3 = Difficult

4 = Slightly difficult

5 = Not difficult

Question #15

5 = Very high

4 = High

4 = Most times (much more than half the time)

3 = Sometimes (about half the time)

2 = A few times (much less than half the time)

1 = Almost never or never

3 = Moderate 2 = Low

1 = Very low

Referências Bibliográficas

4. Abrams P. New words for old: lower urinary tract symptoms for "prostatism" [editorial]. Br Med J 1994;308:929-30.
5. Abrams P. Managing lower urinary tract symptoms in older men. Br Med J 1995;310:1113-7.
6. Jacobsen SJ, Jacobson DJ, Girman CJ, Roberts RO, Rhodes T, Guess HA, et al. Natural history of prostatism: risk factors for acute urinary retention. J Urol 1997;158:481-7.
7. Garraway WM, Russell EB, Lee RJ, Collins GN, McKelvie GB, Hehir M, et al. Impact of previously unrecognized benign prostatic hyperplasia on the daily activities of middle-aged and elderly men. Br J Gen Pract 1993;43:318-21.
8. Hunter DJ, McKee M, Black NA, Sanderson CF. Health status and quality of life of British men with lower urinary tract symptoms: results from the SF-36. Urology 1995;45:962-71.

9. McConnell JD. Guidelines for diagnosis and management of benign prostatic hyperplasia. In: Kirby R, McConnell J, Fitzpatrick J, Roehrborn C, Boyle P, editors. Textbook of benign prostatic hyperplasia. Oxford, UK: Isis Medical Media Ltd; 1996, pp. 507-26.
10. Bales GT, Gerber GS, Minor TX, et al. Effect of preoperative biofeedback/pelvic floor training on continence in men undergoing radical prostatectomy. Urology 2000;56:627-30, UI: 11018619.
11. Burgio KL, Goode PS, Urban DA, et al. Preoperative biofeedback assisted behavioral training to decrease post-prostatectomy incontinence: a randomized, controlled trial. J Urol 2006;175:196-201. http://dx.doi.org/10.1016/S0022-5347(05)00047-9.
12. John I. Chang, Vincent Lam, Manish I. Patel preoperative pelvic floor muscle exercise and postprostatectomy incontinence: a systematic review and meta-analysis European Association of Urology http://dx.doi.org/10.1016/j.eururo.2015.11.004.

35 Disfunções do Assoalho Pélvico e Qualidade de Vida

Lilian Renata Fiorelli Arazawa

Introdução

A qualidade de vida é muito mais do que o tratamento de doenças. Qualidade de vida é sentir-se bem; seja no corpo, mente ou espírito. Essas condições envolvem o bem-estar físico, mental, psicológico e emocional, também relacionamentos sociais com família e amigos, saúde, educação entre outros.

A Organização Mundial da Saúde (OMS) avalia a qualidade de vida centrada em seis domínios centrais: o físico; o psicológico; o do nível de independência; o das relações sociais; o do meio ambiente; e o dos aspectos religiosos.

As disfunções do assoalho pélvico têm impacto direto em todas essas instâncias. Além das alterações físicas que um prolapso de órgãos pélvicos pode ocasionar ou o desconforto físico das incontinências, o impacto psicológico e social, muitas vezes, é maior.[1]

O prolapso avançado causa impacto na qualidade de vida pela dificuldade em escondê-lo, além de limitar o uso de algumas roupas como calças mais apertadas e dificultar o ato de se sentar. O paciente com prolapsos ou incontinências evita atividades diárias simples como ir ao supermercado, andar de ônibus ou ir à igreja, o que diminui sua independência. O paciente restringe o contato social com amigos e família por medo e vergonha da incontinência e do odor, podendo até desencadear solidão e depressão.

Limita as atividades físicas pelo medo da incontinência ou medo da piora da condição do prolapso ou por achar que isso pode danificar o órgão com prolapso. Limita as atividades sexuais por vergonha do parceiro pelo prolapso ou pela incontinência, medo da incontinência no coito, sintomas de urgência e dor no coito e por limitação física imposta pelo prolapso.

Muitas vezes, pacientes mudam também os hábitos alimentares, evitam ingerir líquidos por medo da incontinência urinária ou alimentos mais laxantes ou fermentativos por medo da incontinência fecal e gazes.

Mulheres com prolapso avançado têm menores escores nos domínios psicológicos com maiores sintomas depressivos em questionários de qualidade de vida quando comparadas com mulheres sem prolapso. Esse escore piora proporcionalmente se houver maior índice de analfabetismo, divórcio e se a paciente já tinha depressão antes do aparecimento do prolapso.[2]

A qualidade do sono é outro preditor de qualidade de vida, podendo ocasionar ou agravar alguns problemas de saúde como doenças cardiovasculares e depressão, além de diminuir a memória, causar dificuldade de concentração e aumentar quedas dos idosos. A insônia e a má qualidade do sono são prevalentes em mulheres com disfunções do assoalho pélvico, principalmente por noctúria, dor pélvica e disfunção intestinal.[3]

Após o tratamento das disfunções do assoalho pélvico, há melhora da qualidade de vida em geral. Após 3 meses de tratamento cirúrgico do prolapso, por exemplo, já é possível observar melhora em todos os domínios dos questionários de qualidade de vida, com diferença significativa no aspecto físico, psicológico e meio ambiente.[4]

O fato de não mais ter o prolapso ou incontinências, geralmente, faz a paciente retomar suas atividades diárias, tornado-se mais independente, melhora o contato social, a qualidade de vida sexual, melhora estética e a autoestima.

A intensidade do impacto que a doença causa na qualidade de vida está diretamente relacionada à capacidade individual de confronto com a situação; depende de traços da personalidade, temperamento, integridade emocional, conhecimento, capacidade intelectual e experiências individuais.[5]

Como Avaliar Qualidade de Vida na Consulta

Nesta avaliação complexa, alguns parâmetros são constantes e podem ser investigados na anamnese:

- Aspectos familiares: perguntar como é o relacionamento da paciente com a família, pais e filhos e se é satisfatório.
- Aspectos sociais: perguntar o que a paciente gosta de fazer, hobbies, atividades e se está satisfeita.
- Aspectos relacionais: perguntar como é o relacionamento com o parceiro, se está satisfeita. Perguntar sobre o relacionamento com as pessoas em geral e amigos e se está satisfeita.
- Aspectos de saúde: perguntar se tem alguma doença, se estão controladas e se, alguma forma, limitam suas atividades diárias; e, mesmo que haja limitações, como a paciente as encara e se está satisfeita.
- Aspectos laborais: perguntar se trabalha, se gosta do que faz, do ambiente de trabalho, se está satisfeita.
- Aspectos religiosos: perguntar se tem alguma religião e como esta participa de sua vida, se está satisfeita.

É recomendado complementar a anamnese com questionário(s) validados de qualidade de vida para se obter parâmetros mais objetivos para avaliar melhora/piora da qualidade de vida ao longo do tratamento. Os principais utilizados são (ver anexos, Anexos 33.1 a 3.6):

- Urinary Incontinence-Specific Quality-of-Life Instrument: I-QOL[6]
- Prolapse Quality of Life Questionnaire (P-QOL)[7]
- International Consultation on Incontinence Questionnaire Overactive Bladder (ICIQ-OAB)[8]
- Pelvic Organ Prolapse/Urinary Incontinence Sexual Function Questionnaire" (PISQ)[9]
- Pelvic Organ Prolapse/Urinary Incontinence Sexual Questionnaire (PSIQ-12) (Anexo 33.1)[10]
- King's Health Questionnaire (KHQ) (Anexo 33.2)[11]
- International Consultation on Incontinence Questionnaire - Short Form (ICIQ-SF) (Anexo 33.3)[12]
- Quality of Sexual Function (QSF) - Questionário do Quociente Sexual – versão feminina (Anexo 33.4)[13]
- Female Sexual Function Index (FSFI) (Anexo 33.5)[14]
- Changes in Sexual Functioning Questionnaire - Female Short-Form (CSFQ-14) (Anexo 33.6)[15]
- Pelvic Floor Distress Inventory (PFDI-20) - (Urinary Distress Inventory, Pelvic Organ Prolapse Distress Inventory, and Colorectal-Anal Distress Inventory)[16]
- Pelvic Floor Impact Questionnaire (PFIQ-7) - (Urinary Distress Inventory, Pelvic Organ Prolapse Distress Inventory, and Colorectal-Anal Distress Inventory)[16]

Sempre que necessário, deve-se encaminhar a paciente para especialistas (psicólogo, fisioterapeuta, nutricionista, educador físico etc.) e orientá-la quanto à melhora de hábitos de vida (técnicas de relaxamento, meditação, lazer, exercícios físicos, hábitos alimentares, hábitos de sono etc.).

Para garantir boa qualidade de vida, todo indivíduo deve ter hábitos saudáveis, cuidar bem do corpo, ter uma alimentação equilibrada, relacionamentos saudáveis, ter tempo para o lazer e vários outros hábitos que o façam se sentir bem.

Essas ações trazem boas consequências em geral e ajudam a paciente a conviver melhor com sua doença e ter maior sucesso no tratamento.

CONFIDENTIAL   DATE ☐ ☐ ☐

QUESTIONNAIRE PSIQ-12

Questionnaire about Sexual Function and Vaginal Prolapse/Urinary Incontinence (PSIQ-12)

<u>Instructions:</u> Following you will find a list of questions about your sexual life and the sexual life of her partner. All the information is strictle confidential. Their confidential answer will be used, solaly, for helping the doctors to comprehend what aspects are important for your sexual life. Please, point out in the box, from your point of view, you agree more. Answer the questions considering her sexual life in the last six months. Thank you for your help.

1. How often you feel sexual desire? This desire can include the desire of making it, plot it or feel frustration due the fact sexual intercourse, etc.

☐ Even day   ☐ Once a week   ☐ Once a month   ☐ Less than once a month   ☐ Never

2. Do you reach the climax when you have sexual intercourse with your partner?

☐ Always   ☐ Often   ☐ Sometimes   ☐ Rarely   ☐ Never

3. Do you feel sexual excitation when you have sexual activity with you partner?

☐ Always   ☐ Often   ☐ Sometimes   ☐ Rarely   ☐ Never

4. Are you satisfied with then different sexual activities in your current sexual life?

☐ Always   ☐ Often   ☐ Sometimes   ☐ Rarely   ☐ Never

5. Do you feel pain during your sexual intercourse?

☐ Always   ☐ Often   ☐ Sometimes   ☐ Rarely   ☐ Never

6. Do you suffer urinary incontinance during the sexual activity?

☐ Always   ☐ Often   ☐ Sometimes   ☐ Rarely   ☐ Never

7. The fear to the incontinence, does it restrict your sexual activity?

☐ Always   ☐ Often   ☐ Sometimes   ☐ Rarely   ☐ Never

8. Do you avoid the sexual relations due to the vaginal shapes (bladder, rectum or vagina)?

☐ Always   ☐ Often   ☐ Sometimes   ☐ Rarely   ☐ Never

9. When you have sexual intercouse with your partner, do you feel negative sensations like fear, sick, repugnance or culpability?

☐ Always   ☐ Often   ☐ Sometimes   ☐ Rarely   ☐ Never

10. Has your partner any problem of Erecton Dysfunction which affects his sexual life?

☐ Always   ☐ Often   ☐ Sometimes   ☐ Rarely   ☐ Never

11. Has your partner any problem of Preccious Ejaculation which affects his sexual life?

☐ Always   ☐ Often   ☐ Sometimes   ☐ Rarely   ☐ Never

12. Comparing with the orgasms you had past life, how do you describe the orgasms you have had in the last six months?

☐ Much less intense   ☐ Less intense   ☐ Equality   ☐ More intense   ☐ Much more intense

Anexo 33.1. Pelvic Organ Prolapse/Urinary Incontinence Sexual Questionnaire (PSIQ-12)[10]

Quadro 1 - Questionário de qualidade de vida em incontinência urinária após validação

Nome: _____

Idade: _____ anos

Data: _____

Como você avalia sua saúde hoje?

Muito boa ( )   Boa ( )   Normal ( )   Ruim ( )   Muito ruim ( )

Quanto você acha que seu problema de bexiga atrapalha a sua vida?

Não atrapalha ( )   Um pouco ( )   Mais ou menos ( )   Muito ( )

Abaixo estão algumas atividades que podem ser afetadas pelos problemas de bexiga. Quanto seu problema de bexiga afeta você?

Gostaríamos que você respondesse todas as perguntas.

Simplesmente marque com um "X" a alternativa que melhor se aplica a você.

Limitação no desempenho das tarefas

Com que intensidade seu problema de bexiga atrapalha suas tarefas de casa (ex.: limpar, lavar, cozinhar, etc.)

Não atrapalha ( )   Um pouco ( )   Mais ou menos ( )   Muito ( )

Com que intensidade seu problema de bexiga atrapalha seu trabalho ou suas atividades diáriasnormais fora de casa, como fazer compras, levar filho à escola, etc.?

Nenhuma ( )   Um pouco ( )   Mais ou menos ( )   Muito ( )

Limitação física/social

Seu problema de bexiga atrapalha suas atividades físicas como: fazer caminhada, correr, fazer algum esporte, etc.?

Não ( )   Um pouco ( )   Mais ou menos ( )   Muito ( )

Seu problema de bexiga atrapalha quando você quer fazer uma viagem?

Não ( )   Um pouco ( )   Mais ou menos ( )   Muito ( )

Seu problema de bexiga atrapalha quando você vai a igreja, reuniões, festas?

Não ( )   Um pouco ( )   Mais ou menos ( )   Muito ( )

Você deixa de visitar seus amigos por causa do problema de bexiga?

Não ( )   Um pouco ( )   Mais ou menos ( )   Muito ( )

Relações pessoais

Seu problema de bexiga atrapalha sua vida sexual?

Não se aplica ( )   Não ( )   Um pouco ( )   Mais ou menos ( )   Muito ( )

Seu problema de bexiga atrapalha sua vida com seu companheiro?

Não se aplica ( )   Não ( )   Um pouco ( )   Mais ou menos ( )   Muito ( )

Seu problema de bexiga incomoda seus familiares?

Não se aplica ( )   Não ( )   Um pouco ( )   Mais ou menos ( )   Muito ( )

Gostaríamos de saber quais são os seus problemas de bexiga e quanto eles afetam você.

Escolha da lista abaixo APENAS AQUELES PROBLEMAS que você tem no momento.

Quanto eles afetam você?

Frequência: Você vai muitas vezes no banheiro?

Um pouco ( )   Mais ou menos ( )   Muito ( )

Noctúria: Você levanta a noite para urinar?

Um pouco ( )   Mais ou menos ( )   Muito ( )

Urgência: Você tem vontade forte de urinar e muito difícil de controlar?

Um pouco ( )   Mais ou menos ( )   Muito ( )

Bexiga hiperativa: Você perde urina quando tem muita vontade de urinar?

Um pouco ( )   Mais ou menos ( )   Muito ( )

Incontinência urinária de esforço: Você perde urina com atividades físicas como: tossir, espirrar, correr?

Um pouco ( )   Mais ou menos ( )   Muito ( )

Enurese noturna: Você molha a cama a noite?

Um pouco ( )   Mais ou menos ( )   Muito ( )

Incontinência no intercurso sexual: Você perde urina durante a relação sexual?

Um pouco ( )   Mais ou menos ( )   Muito ( )

Infecções frequentes: Você tem muitas infecções urinárias?

Um pouco ( )   Mais ou menos ( )   Muito ( )

Dor na bexiga: Você tem dor na bexiga?

Um pouco ( )   Mais ou menos ( )   Muito ( )

Outros: Você tem algum outro problema relacionado a sua bexiga?

Um pouco ( )   Mais ou menos ( )   Muito ( )

Emoções

Você fica deprimida com seu problema de bexiga?

Não ( )   Um pouco ( )   Mais ou menos ( )   Muito ( )

Você fica ansiosa ou nervosa com seu problema de bexiga?

Não ( )   Um pouco ( )   Mais ou menos ( )   Muito ( )

Você fica mal com você mesma por causa do seu problema de bexiga?

Não ( )   As vezes ( )   Várias vezes ( )   Sempre ( )

Sono/Energia

Seu problema de bexiga atrapalha seu sono?

Não ( )   As vezes ( )   Várias vezes ( )   Sempre ( )

Você se sente desgastada ou cansada?

Não ( )   As vezes ( )   Várias vezes ( )   Sempre ( )

Algumas situações abaixo acontecem com você? Se tiver, o quanto?

Você usa algum tipo de protetor higiênico como: fralda, forro, absorvente, tipo Modess para manter-se seca?

Não ( )   As vezes ( )   Várias vezes ( )   Sempre ( )

Você controla a quantidade de liquído que bebe?

Não ( )   As vezes ( )   Várias vezes ( )   Sempre ( )

Você precisa trocar sua roupa íntima (calcinha), quando ficam molhadas?

Não ( )   As vezes ( )   Várias vezes ( )   Sempre ( )

Você se preocupa em estar cheirando urina?

Não ( )   As vezes ( )   Várias vezes ( )   Sempre ( )

Anexo 33.2. King's Health Questionnaire (KHQ)[11]

ICIQ – SF
Nome do Paciente: _____   Data de Hoje: ____/____/____
Muitas pessoas perdem urina alguma vez. Estamos tentando descobrir quantas pessoas perdem urina e o quanto isso as aborrece. Ficaríamos agradecidos se você pudesse nos responder às seguintes perguntas, pensando em como você tem passado, em média nas ÚLTIMAS QUATRO SEMANAS. 1. Data de Nascimento: ____/____/____ (Dia/Mês/Ano) 2. Sexo: Feminino ( )   Masculino ( )
3. Com que frequência você perde urina? (assinale uma resposta 0 ( ) Nunca 1 ( ) Uma vez por semana ou menos 2 ( ) Duas ou três vezes por semana 3 ( ) Uma vez ao dia 4 ( ) Diversas vezes ao dia 5 ( ) O tempo todo
4. Gostaríamos de saber a quantidade de urina que você pensa que perde (assinale uma resposta) 0 ( ) Nenhuma 2 ( ) Uma pequena quantidade 4 ( ) Uma moderada quantidade 6 ( ) Uma grande quantidade
5. Em geral quanto que perder urina interfere em sua vida diária? Por favor, circule um número entre 0 (não interfere) e 10 (interfere muito)   0   1   2   3   4   5   6   7   8   9   10 Não interfere   Interfere muito
ICIQ Escore: soma dos resultados 3+4+5 = _____
6.Quando você perde urina? (Por favor assinale todas as alternativas que se aplicam a você) ( ) Nunca ( ) Perco antes de chegar ao banheiro ( ) Perco quando tusso ou espirro ( ) Perco quando estou dormindo ( ) Perco quando estou fazendo atividades físicas ( ) Perco quando terminei de urinar e estou me vestindo ( ) Perco sem razão óbvia ( ) Perco o tempo todo

"Obrigado por você ter respondido às questões"

Anexo 33.3. International Consultation on Incontinence Questionnaire - Short Form (ICIQ-SF)[12]

Tabela 1 – Quociente – versão feminina (QS-F)

Responda esse questionário, com sinceridade, baseando-se nos últimos 6 meses de sua vida sexual, considerando a seguinte pontuação:

0 = Nunca
1 = Raramente
2 = Às vezes
3 = Aproximadamente 50% das vezes
4 = A maioria das vezes
5 = Sempre

1. Você costuma pensar espontaneamente em sexo, lembra do sexo ou se imagina fazendo sexo?
( ) 0　( ) 1　( ) 2　( ) 3　( ) 4　( ) 5

2. O seu interesse por sexo é suficiente para você participar da relação sexual com vontade?
( ) 0　( ) 1　( ) 2　( ) 3　( ) 4　( ) 5

3. As preliminares (carícias, beijos, abraços, afagos etc.) a estimulam a continuar a relação sexual?
( ) 0　( ) 1　( ) 2　( ) 3　( ) 4　( ) 5

4. Você costuma ficar lubrificada (molhada) durante a relação sexual?
( ) 0　( ) 1　( ) 2　( ) 3　( ) 4　( ) 5

5. Durante a relação sexual, à medida que a excitação do seu parceiro vai aumentando, você também se sente mais estimulada para o sexo?
( ) 0　( ) 1　( ) 2　( ) 3　( ) 4　( ) 5

6. Durante a relação sexual, você relaxa a vagina o suficiente para facilitar a penetração do pênis?
( ) 0　( ) 1　( ) 2　( ) 3　( ) 4　( ) 5

7. Você costuma sentir dor durante a relação sexual, quando o pênis entra em sua vagina?
( ) 0　( ) 1　( ) 2　( ) 3　( ) 4　( ) 5

8. Você consegue se envolver sem se distrair (sem perder a concentração), durante a relação sexual?
( ) 0　( ) 1　( ) 2　( ) 3　( ) 4　( ) 5

9. Você consegue atingir o orgasmo (prazer máximo) nas relações sexuais que reaaliza?
( ) 0　( ) 1　( ) 2　( ) 3　( ) 4　( ) 5

10. O grau de satisfação que você consegue com a relação sexual lhe dá vontade de fazer sexo outras vezes, em outros dias?
( ) 0　( ) 1　( ) 2　( ) 3　( ) 4　( ) 5

Resultado = padrão de desempenho sexual:

82-100 pontos	bom a excelente
62-80 pontos	regular a bom
42-60 pontos	desfavoravél a regular
22-40 pontos	ruim a desfavorável
0-20 pontos	nulo a ruim

Anexo 33.4. Quality of Sexual Function (QSF) - Questionário do Quociente Sexual – versão feminina[13]

1. Over the past 4 weeks, how often did you feel sexual desire or interest?
5 = Almost always or always
4 = Most times (more than half the time)
3 = Sometimes (about half the time)
2 = A few times (less than half the time)
1 = Almost never or never

2. Over the past 4 weeks, how would you rate your level (degree) of sexual desire or interest?
5 = Very high
4 = High
3 = Moderate
2 = Low
1 = Very low or none at all

3. Over the past 4 weeks, how often did you feel sexually aroused ("turned on") during sexual activity or intercourse?
0 = No sexual activity
5 = Almost always or always
4 = Most times (More than half the time)
3 = Sometimes (about half the time)
2 = A few times (less than half the time)
1 = Almost never or never

4. Over the past 4 weeks, how would you rate your level of sexual arousal ('turn on') during sexual activity or intercourse?
0 = No sexual activity
5 = Very high
4 = High
3 = Moderate
2 = Low
1 = Very low or none at all

5. Over the past 4 weeks, how confident were you about becoming sexually aroused during sexual activity or intercourse?
0 = No sexual activity
5 = Very high confidence
4 = High confidence
3 = Moderate confidence
2 = Low confidence
1 = Very low or no confidence

6. Over the past 4 weeks, how often have you been satisfied with your arousal (excitement) during sexual activity or intercourse?
0 = No sexual activity
1 = Almost always or always
2 = Most times (more than half the time)
3 = Sometimes (about half the time)
4 = A few times (less than half the times)
5 = Almost never or never

7. Over the past 4 weeks, how often did you become lubricated during sexual activity or intercourse?
0 = No sexual activity
5 = Almost always or always
4 = Most times (more than half the time)
3 = Sometimes (about half the time)
2 = A few times (less than half the times)
1 = Almost never or never

8. Over the past 4 weeks, how difficult was it to become lubricated ('wet') during sexual activity or intercourse?
0 = No sexual activity
1 = Extremely difficult or impossible
2 = Very difficult
3 = Difficult
4 = Slightly difficu
5 = Not difficult

9. Over the past 4 weeks, how often did you maintain your lubrication ("wetness") until completion of sexual activity or intercourse?
0 = No sexual activity
5 = Almost always or always
4 = Most time (more than half time)
3 = Sometimes (about half the time)
2 = A few times (less than half the time)
1 = Almost never or never

10. Over the past 4 weeks, how difficult was it to maintain your lubrication ('wetness') until completion of sexual activity or intercourse?
0 = No sexual activity
1 = Extremely difficult or impossible

2 = Very difficult
3 = Difficult
4 = Slightly difficult
5 = Not difficult

11. Over the past 4 weeks, when you had sexual stimulation or intercourse, how often did you reach orgasm (climax)?
0 = No sexual activity
5 = Almost always or always
4 = Most times (more than half the time)
3 = Sometimes (about half the time)
2 = A few times (less than half the time)
1 = Almost never or never

12. Over the past 4 weeks, when you had sexual stimulation or intercourse, how difficult was it for you to reach orgasm (climax)?
0 = No sexual activity
1 = Extremely difficult or impossible
2 = Very difficult
3 = Difficult
4 = Slightly difficult
5 = Not difficult

13. Over the past 4 weeks, how satisfied were you with your ability to reach orgasm (climax) during sexual activity or intercourse?
0 = No sexual activity
5 = Very satisfied
4 = Moderavely satisfied
3 = About equally satisfied and dissatisfied
2 = Moderavely dissatisfied
1 = Very dissatisfied

14. Over the past 4 weeks, how satisfied have you been with the amount of emotional closeness during sexual activity between you and your partner?
0 = No sexual activity
5 = Very satisfied
4 = Moderavely satisfied
3 = About equally satisfied and dissatisfied
2 = Moderaly dissatisfied
1 = Very dissatisfied

15. Over the past 4 weeks, how satisfied have you been with your sexual relationship with your partner?
5 = Very satisfied
4 = Moderavely satisfied
3 = About equally satisfied and dissatisfied
2 = Moderavely dissatisfied
1 = Very dissatisfied

16. Over the past 4 weeks, how satisfied have you been with your overall sexual life?
5 = Very satisfied
4 = Moderavely satisfied
3 = About equally satisfied and dissatisfied
2 = Moderavely dissatisfied
1 = Very dissatisfied

17. Over the past 4 weeks, how often did you experience discomfort or pain during vaginal penetration?
0 = Did not attempt intercourse
1 = Almost always or always
2 = Most times (more than half the time)
3 = Sometimes (about half the time)
4 = A few times (less than half the time)
5 = Almost never or never

18. Over the past 4 weeks, how often did you experience discomfort or pain following vaginal penetration?
0 = Did not attempt intercourse
1 = Almost always or always
2 = Most times (more than half the time)
3 = Sometimes (about half the time)
4 = A few times (less than half the time)
5 = Almost never or never

19. Over the past 4 weeks, how would you rate your level (degree) of discomfort or pain during or following vaginal penetration?
0 = Did not attempt intercourse
1 = Very high
2 = High
3 = Moderate
4 = Low
5 = Very low or none at all

Anexo 33.5. Female Sexual Function Index (FSFI)[14]

Cap. 35 Disfunções do Assoalho Pélvico e Qualidade de Vida

Changes in Sexual Functioning Questionnaire - Female

This is a questionnaire about sexual activity and sexual function. By sexual activity, we mean sexual intercourse, masturbation, sexual fantasies and other activity.

1. Compared with the most enjoyable it has ever been, how enjoyable or pleasurable is your sexual life right now?
( ) 1 - No enjoyment or pleasure
( ) 2 - Little enjoyment or pleasure
( ) 3 - Some enjoyment or pleasure
( ) 4 - Much enjoyment or pleasure
( ) 5 - Great enjoyment or pleasure

2. How frequently do you engage in sexual activity (sexual intercourse, masturbation, etc.) now?
( ) 1 - Never
( ) 2 - Rarely (once a month or less)
( ) 3 - Sometimes (more than once a month, up to twice a week)
( ) 4 - Often (more than twice a week)
( ) 5 - Every day

3. How often do you desire to engage in sexual activity?
( ) 1 - Never
( ) 2 - Rarely (once a month or less)
( ) 3 - Sometimes (more than once a month, up to twice a week)
( ) 4 - Often (more than twice a week)
( ) 5 - Every day

4. How frequently do you engage in sexual thoughts (thinking about sex, sexual fantasies) now?
( ) 1 - Never
( ) 2 - Rarely (once a month or less)
( ) 3 - Sometimes (more than once a month, up to twice a week)
( ) 4 - Often (more than twice a week)
( ) 5 - Every day

5. Do you enjoy books, movies, music, or artwork with sexual content?
( ) 1 - Never
( ) 2 - Rarely (once a month or less)
( ) 3 - Sometimes (more than once a month, up to twice a week)
( ) 4 - Often (more than twice a week)
( ) 5 - Every day

6. How much pleasure or enjoyment do you get from thinking about and fantasizing about sex?
( ) 1 - No enjoyment or pleasure
( ) 2 - Little enjoyment or pleasure
( ) 3 - Some enjoyment or pleasure
( ) 4 - Much enjoyment or pleasure
( ) 5 - Great enjoyment or pleasure

7. How often do become sexually aroused?
( ) 1 - Never
( ) 2 - Rarely (once a month or less)
( ) 3 - Sometimes (more than once a month, up to twice a week)
( ) 4 - Often (more than twice a week)
( ) 5 - Every day

8. Are you easily aroused?
( ) 1 - Never
( ) 2 - Rarely (much less than half the time)
( ) 3 - Sometimes (about half the time)
( ) 4 - Often (much more than half the time)
( ) 5 - Always

9. Do you have adequate vaginal lubrication during sexual activity?
( ) 1 - Never
( ) 2 - Rarely (much less than half the time)
( ) 3 - Sometimes (about half the time)
( ) 4 - Often (much more than half the time)
( ) 5 - Always

10. How often do you become aroused and then lose interest?
( ) 1 - Never
( ) 2 - Rarely (much less than half the time)
( ) 3 - Sometimes (about half the time)
( ) 4 - Often (much more than half the time)
( ) 5 - Always

11. How often do you experience an orgasm?
( ) 1 - Never
( ) 2 - Rarely (much less than half the time)
( ) 3 - Sometimes (about half the time)
( ) 4 - Often (much more than half the time)
( ) 5 - Always

12. Are you able to have an orgasm when you want to?
( ) 1 - Never
( ) 2 - Rarely (much less than half the time)
( ) 3 - Sometimes (about half the time)
( ) 4 - Often (much more than half the time)
( ) 5 - Always

13. How much pleasure or enjoyment do you get from orgasms?
( ) 1 - No enjoyment or pleasure
( ) 2 - Little enjoyment or pleasure
( ) 3 - Some enjoyment or pleasure
( ) 4 - Much enjoyment or pleasure
( ) 5 - Great enjoyment or pleasure

14. How often do you have a paintful orgasm?
( ) 1 - Never
( ) 2 - Rarely (once a month or less)
( ) 3 - Sometimes (more than once a month, up to twice a week)
( ) 4 - Often (more than twice a week)
( ) 5 - Every day

_____ = Pleasure (Item 1)
_____ = Desire/Frequency (Item 2 + Item 3)
_____ = Desire/ Interest (Item 4 + Item 5 + Item 6)
_____ = Arousal/Excitement (Item 7 + Item 8 + Item 9)
_____ = Orgasm/Completion (Item 11 + Item 12 + Item 13)
_____ = **Total CSFQ Scores (Items 1-14)**

Anexo 33.6. Changes in Sexual Functioning Questionnaire- *Female* Short-Form (CSFQ-14)[15]

Referências Bibliográficas

1. Adamczuk J, Szymona-Pałkowska K, Robak JM, Rykowska-Górnik K, Steuden S, Kraczkowski JJ. Coping with stress and quality of life in women with stress urinary incontinence. Prz Menopauzalny. 2015 Sep;14(3):178-83.
2. Dhital R, Otsuka K, Poudel KC, Yasuoka J, Dangal G, Jimba M. Improved quality of life after surgery for pelvic organ prolapse in Nepalese women. BMC Womens Health. 2013 May 9;13:22.
3. Ghetti C, Lee M, Oliphant S, Okun M, Lowder JL. Sleep quality in women seeking care for pelvic organ prolapse. Maturitas. 2015 Feb;80(2):155-61.
4. Dhital R, Otsuka K, Poudel KC, Yasuoka J, Dangal G, Jimba M. Improved quality of life after surgery for pelvic organ prolapse in Nepalese women. BMC Womens Health. 2013 May 9;13:22.
5. Lazarus R, Folkman S. Stress appraisal and coping. Springer, New York 1984, p. 346.
6. Souza CC, Rodrigues AM, Ferreira CE, Fonseca ES, di Bella ZI, Girão MJ, Sartori MG, Castro RA. Portuguese validation of the urinary incontinence-specific quality-of-life instrument: I-QOL. Int Urogynecol J Pelvic Floor Dysfunct. 2009 Oct;20(10):1183-9. Epub 2009 Jun 9.
7. Scarlato A, Souza CC, Fonseca ES, Sartori MG, Girão MJ, Castro RA. Validation, reliability, and responsiveness of prolapse quality of life questionnaire (P-QOL) in a Brazilian population. Int Urogynecol J. 2011 Jun;22(6):751-5.
8. Pereira SB, Thiel Rdo R, Riccetto C, Silva JM, Pereira LC, Herrmann V, Palma P. Validation of the International Consultation on Incontinence Questionnaire Overactive Bladder (ICIQ-OAB) for Portuguese. Rev Bras Ginecol Obstet. 2010 Jun;32(6):273-8.
9. Rogers RG, Kammerer-Doak D, Villareal A, Coates K, Qualls C. A new instrument to measure sexual function in women with urinary incontinence or pelvic organ prolapse. Am J Obstet Gynecol 2001;184:552-8.
10. Rogers RG, Coates KW, Kammerer-Doak D, Khalsa S, Qualls C. A short form of the pelvic organ prolapse/urinary incontinence sexual questionnaire (PISQ-12). Int Urogynecol J 2003;14:164-8.
11. Fonseca ESM, Camargo ALM, Castro RA, Sartori MGF, Fonseca MCM, Rodrigues de Lima G, Girão MJBC. Validation of a quality of life questionnaire (King's Health Questionnaire) in Brazilian women with urinary incontinence. Rev Bras Ginecol Obstet. 2005; 27(5): 235-4.
12. Tamanini JT, Dambros M, D'Ancona CA, Palma PC, Rodrigues Netto N Jr. [Validation of the "International Consultation on Incontinence Questionnaire Short-Form" (ICIQ-SF) for Portuguese]. Rev Saúde Pública. 2004 Jun;38(3):438-44. Epub 2004 Jul 8.
13. Heinemann LA, Potthoff P, Heinemann K, Pauls A, Ahlers CJ, Saad F. Scale for Quality of Sexual Function (QSF) as an outcome measure for both genders? J Sex Med. 2005 Jan;2(1):82-95.
14. Rosen R, Brown C, Heiman J, Leiblum S, Meston C, Shabsigh R, Ferguson D, D'Agostino R Jr. The Female Sexual Function Index (FSFI): a multidimensional self-report instrument for the assessment of female sexual function. J Sex Marital Ther. 2000 Apr-Jun;26(2):191-208.
15. Clayton AH, McGarvey EL, Clavet GJ. The changes in sexual functioning questionnaire (CSFQ): development, reliability, and validity. Psychopharmacol Bull. 1997;33(4):731-45.
16. Barber MD, Walters MD, Bump RC. Short forms of two condition-specific quality-of-life questionnaires for women with pelvic floor disorders (PFDI-20 and PFIQ-7). Am J Obstet Gynecol 2005;193:103-13.

36 Disfunções do Assoalho Pélvico na Criança e no Adolescente

Humberto Salgado Filho

A complexidade das interações nervosas e musculares da região do assoalho pélvico tornam este território sede de inúmeras alterações. Quanto mais próximas ao nascimento as alterações ocorrem, consideramos sua natureza congênita e, quanto mais tardia sua ocorrência, as consideramos sinais do envelhecimento e esgotamento das estruturas.

Na faixa etária infantil, a patologia mais demonstrativa de alterações no assoalho pélvico são as anomalias anorretais. Distúrbios e disfunções de eliminação, constipação de origem funcional e orgânica, incontinência urinária, incontinência fecal secundárias às afecções colorretais, além das alterações urinárias e intestinais provocadas por lesões medulares, são entidades prevalentes (Figura 36.1). E assim como acontece na população adulta, carecem de definições e nomenclaturas claras. Neste capítulo, destacaremos somente os aspectos ligado ao sistema digestório.

Anomalia Anorretal

Doença congênita há muito observada que, dependendo da gravidade, levava ao óbito do recém-nascido (RN), sendo, por isso, área destacada na pontuação e na classificação do exame do períneo descrito por Soranus de Efesius no século II[1] e que se define como um "espectro de mal formação no posicionamento do complexo anorretal", ocorrendo em função de defeito da septação da membrana cloacal, por volta da 17ª semana de vida intrauterina. Globalmente, acomete 1 indivíduo para 4.500 nascidos vivos. Apresenta leve preferência por meninos.

O anorreto, em vez de caminhar no seu trajeto por meio de um conjunto de músculos que compõem o complexo muscular, se desvia anteriormente desde o períneo até a uretra anterior, posterior ou bexiga, nos meninos. Nas meninas, além da região perineal, o anorreto atinge o vestíbulo vaginal e também a vagina (menos frequente). A persistência de cloaca é uma forma complexa, ao redor de 10% das anomalias anorretais (AAR), em que o reto, a vagina e a uretra desembocam em um canal comum.

As malformações anorretais, assim como outras alterações congênitas, se acompanham de alterações em outros órgãos e sistemas, principalmente urológicas, cardíacas e osteoesqueléticas. Importante ressaltar que quanto mais complexa a AAR, mais alterações são observadas. Ao nascimento, o RN com anomalia anorretal é avaliado para se identificar condições que ameacem a vida, cardiopatias complexas e distúrbios do trato urinário. As 24 horas iniciais são dedicadas à investigação dessas condições e também para observação

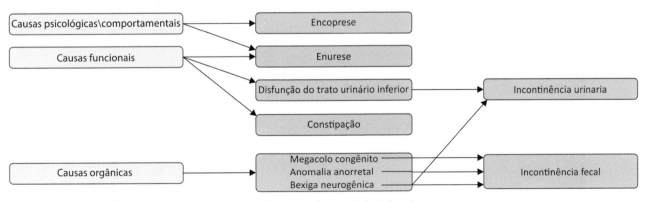

Figura 36.1. Causas das incontinências urinária e fecal em faixa etária infantil.

de possíveis locais de saída de material, evidenciando-se uma fístula visível.[2,3]

O objetivo, após esse período, é estabelecer com o exame físico, critérios para estratificar e classificar a anomalia e a conduta. As múltiplas classificações ainda não resultaram em um entendimento mais prático dessa enfermidade. A última classificação, de Krinkenbeck, ainda é superada pela classificação de Penã (relacionada à conduta), usada em conjunto com a de Wingrisped, da década de 1980, em que a base da classificação era a relação do defeito congênito em relação à musculatura do puborretal. Nós, como outros autores,[4] procuramos identificar elementos do exame físico, associado aos exames subsidiários, separando as AAR em dois grupos: as de alta complexidade; e as de baixa complexidade (Figuras 36.2, 36.3, 36.4, 36.5). Um bom sulco interglúteo, boa impressão anal, glúteos bem formados, ausência de alterações nas extremidades e ausência de alterações graves em outros sistemas fazem parte do grupo de lesões menos complexas, que podem ser submetidas a tratamento, via perineal no período neonatal, sem colostomia. Enquanto as que apresentassem glúteos malformados, ausência de impressão anal, orifício único no períneo (caracterizando a persistência de cloaca), associação com malformações de extremidades ou perineais, assim como ausência de sinal fistuloso, ou seja, não há no períneo, uretra ou vestíbulo, saída de material meconial, são passíveis de descompressão via estomia (Figura 36.6), com abordagem do defeito propriamente dito, em um segundo tempo. Havendo comunicação com o sistema urinário ou mesmo a ausência de fístula, o exame contrastado (Figura 36.7), realizado por meio da boca distal da colostomia, fornece informações indispensáveis, quando do tratamento definitivo, podendo nos informar onde a comunicação acontece e qual a preparação deva ser feita. A abordagem cirúrgica atual é a anorretoplastia sagital posterior, ainda que em mal formações complexas (como a cloaca nas meninas e a fístula retovesical nos meninos) possam ser tratadas via, ou conjuntamente, com videolaparoscopia[3] ou, menos frequentemente, com a utilização de robótica.[5] A evolução tardia das AAR fica condicionada à complexidade das alterações relacionadas, principalmente quando associadas às malformações de coluna lombossacra, presentes globalmente em 30% dos casos, mas que têm sua incidência aumentada, quão mais complexa for a AAR. O padrão intestinal pode ser resumido segundo a observação que quanto mais complexa for a AAR, maior

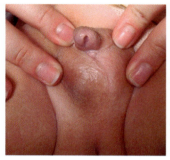 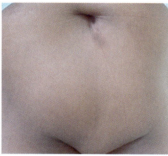 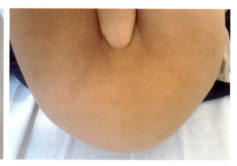

Figura 36.2. Sinais de maior complexidade no menino.

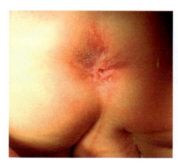 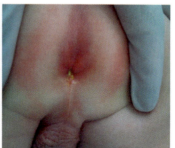 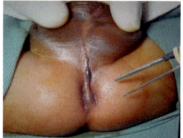

Figura 36.3. Sinais de menor complexidade no menino.

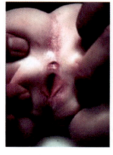 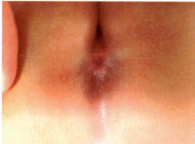 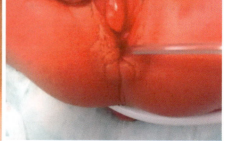

Figura 36.4. Sinais de menor complexidade na menina.

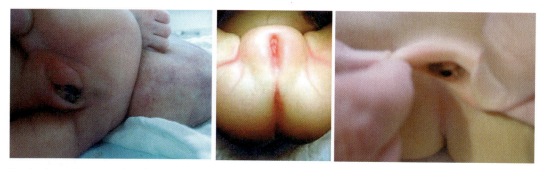

Figura 36.5. Sinais de maior complexidade na menina.

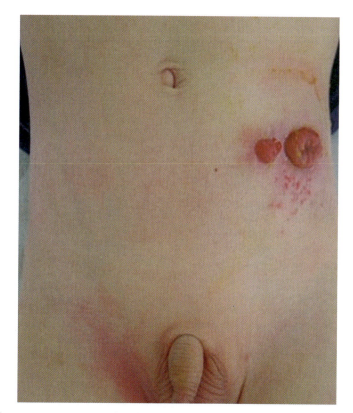

Figura 36.6. Colostomia em duas estomas, com a distal angustiada.

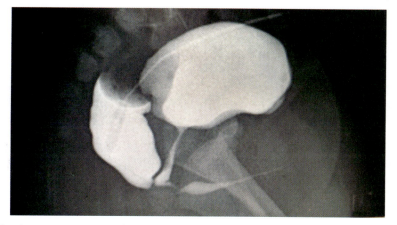

Figura 36.7. Colograma distal em que se nota a fístula retouretral.

Cap. 36   Disfunções do Assoalho Pélvico na Criança e no Adolescente a tendência à incontinência fecal e, quanto menor a complexidade, maior a continência, em contrapartida há maior retenção (que deve ser tratada, agressivamente, evitando a dilatação do colo e, por conseguinte, perdas paradoxais).[7]

Encoprese

O termo, criado em 1926 por Weissenberg, descreve a perda de conteúdo fecal, em todas as suas etapas, de forma repetida, voluntária ou involuntária, em locais inapropriados por crianças maiores de 4 anos, idade pela qual já teriam atingido o controle esfincteriano, por um período superior a 3 meses, podendo ser classificadas em primária ou secundária, em função do controle esfincteriano ter sido alcançado. Com prevalência maior em meninos e sem retenção fecal associada, denotando alteração emocional. Entretanto, seu uso foi ampliado tendo sido empregado como sinônimo de escape fecal ou *soiling*, termos desaconselhados atualmente. O diagnóstico se faz com história e exame físico detalhado. Sendo o tratamento psicoterápico.[8]

Constipação Intestinal

Constipação crônica

Entidade muito comum na criança, com prevalências em áreas brasileiras superiores a 35%.[9] Com muitas definições e classificações existentes, em função de aspectos culturais e sociais. Em 2014, as duas maiores associações de gastrenterologia pediátrica, a Americana e a Europeia, buscaram responder com níveis de evidência, vários questionamentos que enfrentamos ao lidar com a constipação crônica, sendo que a revisão de literatura identificou que os critérios e definições mais usados para o diagnóstico mundialmente são os de ROMA III (Tabela 36.1), em que dois grupos foram criados: crianças até 4 anos, necessitam de no mínimo dois critérios, por pelo menos 1 mês; para crianças maiores, também dois

critérios com duração de 2 meses. Muitas crianças não se encaixam nessas definições, sendo ainda usado um conceito mais amplo de "dificuldade para evacuação, por no mínimo 2 semanas, causando sofrimento significativo".[10]

- **Etiologia:** Há basicamente dois grupos: as constipações orgânicas; e não orgânicas ou funcionais.

Constipação funcional é aquela em que não se encontra um substrato anatômico ou uma etiologia definida. Vários elementos podem ser responsabilizados pelo desenvolvimento da constipação: baixa ingestão de fibra, pobre hidratação e a precoce substituição do aleitamento materno. Esses fatores podem ocasionar evacuação dolorosa, sendo o gatilho do ciclo retentivo, comum em grande parte das constipações. E embora a constipação funcional seja diagnosticada com história e exame físico e responda por aproximados 95% dos pacientes, há alguns sinais de alarme que devemos observar, objetivando encontrar um fator determinante ou doença que tenha constipação como sintoma (Tabela 36.2).[11]

O diagnóstico, como já ressaltado, é obtido na maioria dos casos com uma história completa, dando destaque para o início dos sintomas, a primeira evacuação (que na maioria das crianças, acontece nas 48 horas de vida), a necessidade de estímulo para evacuação, o treinamento e idade do controle esfincteriano, estado nutricional, a presença de sangramento nas fezes, história de incontinência fecal funcional (escapes), ou a presença de outras comorbidades. Na história familiar, atenção na presença de constipação, de doença inflamatória ou processos imunoalérgicos. No exame físico, observa-se inicialmente o estado nutricional. Crianças malnutridas devem chamar a atenção para possibilidade de constipação orgânica, assim como uma ampola espástica, sem fezes ao toque. O exame da sensibilidade perineal e a pesquisa de alterações na coluna lombossacra também fazem parte da busca da etiologia da constipação.

Havendo duvidas, ou a falha no tratamento, lançamos mão de exames complementares, no intuito de qualificar a constipação.

Tabela 36.1. Critérios diagnósticos Roma III da constipação funcional

Na ausência de patologia orgânica, mais de ≥ 2 dos seguintes sintomas necessitam ocorrer:
a) Para crianças com desenvolvimento neuropsicomotor < 4 anos:
■ 1. ≤ 2 evacuações por semana;
■ 2. Pelo menos um episódio de escape fecal por semana após haver adquirido treinamento esfincteriano;
■ 3. História de retenção fecal excessiva;
■ 4. História de dor para evacuar;
■ 5. Presença de bolo fecal no reto;
■ 6. História de fezes de grande diâmetro que entopem o vaso sanitário.
Outros sintomas também podem estar presentes, tais como irritabilidade, apetite diminuído e/ou saciedade precoce, que desaparece com a evacuação de grande volume fecal.
b) Para crianças com desenvolvimento neuropsicomotor ≥ 4 anos:
■ 1. ≤ 2 evacuações no vaso sanitário por semana;
■ 2. Pelo menos um episódio de escape fecal por semana após haver adquirido treinamento esfincteriano;
■ 3. História de postura de retenção ou comportamento de retenção;
■ 4. História de dor para evacuar;
■ 5. Presença de bolo fecal no reto;
■ 6. História de fezes de grande diâmetro que entopem o vaso sanitário.

Seção VI – Miscelânea

Tabela 36.2. Sinais e sintomas de alarme

Idade dos sintomas	Menor que 1 ano	Retardo de eliminação de mecônio
Treinamento esfincteriano	Malsucedido ou coercitivo	
Aspecto e consistência das fezes	Utilizar a Escala de Bristol	
Presença de sinais de complicação	Sangramento	Dor abdominal
Doenças associadas	Desnutrição	Uropatia
História familiar	Doença inflamatória Alergia a PLV	
Sinais no exame físico	Alteração neurológica	
	Estenose anal	

Enema opaco, em que a radiografia contrastada, sem preparo, via retal, mostrará a morfologia do colo e mostra o local onde há retenção do contraste com a radiografia de retardo (24 horas).

- Manometria anorretal: Exame que mimetiza a evacuação, com a insuflação de um balão, colocado dentro do reto. O estímulo da distensão retal, obtida com o enchimento do balão, desencadeia, via neurônios estiramento, estímulo para o relaxamento, ou diminuição da pressão do esfíncter interno. Este grupo de acontecimentos tem o nome de reflexo inibitório retoanal, presente nas crianças com constipação crônica funcional, mas ausente no megacolo congênito. Outras avaliações também são possíveis na manometria: sensibilidade retal e complacência, tamanho do canal anal funcional. Também pode ser observado o reflexo paradoxal, em que, na fase de relaxamento e expulsão do balão, há aumento da pressão do esfíncter interno e externo (causa importante de constipação funcional que, quando presente, tem no *biofeedback*, terapêutica consagrada).[12]

- Tempo de Trânsito Colônico TTC: exame radiológico, em que por meio de elementos radiopacos, se observa ou esvaziamento. Os pacientes ingerem o material e radiografias são efetuadas com intervalos de horas por meio do dia, até o 3º dia. Construindo um painel a partir das imagens obtidas, da exoneração do material radiopaco. Teremos, então, um trânsito globalmente lente (inércia colônica), ou o comprometimento do anorretal (acúmulo do material nas porções mais distais). O TTC também pode ser obtido por meio de cintilografia, em que o material é radioativo e as imagens obtidas seguem o mesmo conceito. A vantagem é a não exposição à radiografia.

Ultrassonografia endorretal vem ganhando terreno. Várias técnicas foram descritas. Por meio da medida do diâmetro transversal da ampola retal, dividida pelo diâmetro transverso da pelve, chegamos à razão retopélvica que, em crianças não constipadas, varia entre 0,15 e +/- 0,04.

Biópsia retal, reservada para afastar aganglionose, e não feita rotineiramente. Pode ser realizada sob sucção ou de parede profunda, a depender do reagente e imuno-histoquímica. Globalmente, a coloração mais utilizada é a hematoxilinaeosina. A imuno-histoquímica que vem ganhando espaço na literatura é a calretinina.

Entre os exames laboratoriais, principalmente a pesquisa de alergia à proteína do leite de vaca (APLV), podem ser realizados buscando a etiologia da constipação, além da pesquisa de doença celíaca e, nas crianças menores, as dosagens tireoidianas.

O tratamento da constipação crônica funcional, multiprofissional, visa interromper o ciclo. Com desimpactação, por meio da retirada do fecaloma, realizado com enemas evacuatórios ou doses mais elevadas de poloetineglicol; e terapia de manutenção, com o emprego de mudança dietética com aumento de fibra e hidratação oral, postural e, sendo necessário, de laxativo. Adicionalmente, a fisioterapia é um recurso adicional. Terapias promissoras, ainda carecendo de evidência, como a estimulação sacral transcutânea[13] e a neuromodulação sacral.[14] O apoio emocional deve ser solicitado sempre que forem notadas, pelo terapeuta ou familiares, mudanças comportamentais ou havendo baixa adesão à terapêutica.[11] O Quadro 36.1 relaciona as principais etiologias orgânicas .

Megacolo Congênito ou Doença de Hisrchsprung

Causa mais comum de constipação orgânica na criança, acometendo cerca de um recém-nascido para 4.500 nascidos vivos. Tem distribuição de gênero de 4 meninos para 1 menina, quando o acometimento é o clássico, isto é, a aérea acometida é o retossigmoide. Geralmente, é aleatório em 70%

Quadro 36.1. Etiologia da constipação orgânica

Anatômicas	Estenose anal, Tumores pré-retais
Metabólicas	Hipotireoidismo, hipocalemia, hipocalcemia
Intestinais	Fibrose cística, Doença celíaca
Neurológicas	ECNE, lesões medulares
Musculatura	Síndrome de Prune Belly, Síndrome de Down
Sistema nervoso entérico	Megacolo congênito, miopatias e neuropatias viscerais
Outras	APLV, saturnismo, botulismo

Cap. 36 Disfunções do Assoalho Pélvico na Criança e no Adolescente

e, em 30%, associado a alterações cromossômicas.[15] Embora já tivesse sido descrita anteriormente, coube a Harald Hirschsprung a descrição de constipação severa na criança, associada à dilatação dos colos, com a verificação de que, distalmente à zona dilatada, portanto seguimentos mais distais, havia área espástica. Outros casos foram publicados até por volta do fim da década de 1940 no século passado, quando se conseguiu identificar a presença de células ganglionares na região dilatada e a ausência de células ganglionares no seguimento espástico, dando suporte à teoria de que o megacolo era evento secundário a uma dificuldade de propulsão das fezes por meio dos seguimentos espásticos (aganglionares). Nessa mesma época, Owar Swenson descreveu as bases do diagnóstico e tratamento que utilizamos até os dias atuais.

Por definição, DH ocorre pela ausência da célula ganglionar. Das várias teorias que tentam explicar a ausência da célula ganglionar, a mais aceita reside na não migração da neuroblasto, que sempre ocorre no sentido craniocaudal e é influenciada por várias substâncias (laminina, fibroconectina).

Essa aganglionose nas porções mais distais do trato gastrintestinal ocasiona déficit da propulsão de matéria fecal e dilatação do segmento proximal. Essa diferença entre a área espástica e a área dilatada (mega) pode ser identificada por meio do exame radiográfico contrastado sem preparo (enema opaco) (Figura 36.8). Clinicamente, manifestar-se já no período neonatal com sinais de distensão abdominal, vômitos biliosos e retardo de eliminação de mecônio (ausência de evacuação além das 48 horas de vida). Crianças maiores apresentam sintomas de constipação crônica, invariavelmente associados à desnutrição. Episódios de enterocolite (quadro inflamatório que acomete o delgado e colo) associados ao megacolo podem ocorrer em qualquer período. Os exames diagnósticos seguem a referência da constipação funcional complicada. O diagnóstico inconteste é dado pela biópsia de reto que deve mostrar ausência de célula ganglionar (direta ou indiretamente).

O tratamento visa à ressecção do segmento aganglionar, com a justaposição da porção que comprovadamente apresenta células ganglionares junto ao ânus. Essa abordagem cirúrgica teve um enorme avanço nos últimos 10 anos. Até a década de 1980, o tratamento do megacolo (abaixamento de colo) compreendia três etapas: colostomia descompressiva; seguida pela ressecção do segmento doente meses após; e, finalmente, a reconstrução do trânsito intestinal.

No início da década de 1990, o procedimento padrão reduziu-se ao abaixamento da colostomia, diminuído para dois procedimentos cirúrgicos no total. Alguns autores advogavam a possibilidade de abaixamento direto, sem colostomia prévia. Com o uso rotineiro da videocirurgia, Georgeson e colaboradores,[16] em 1995, iniciaram a técnica do abaixamento endoanal em um só tempo, com a visualização e ligadura dos vasos mesenteriais por videolaparoscopia e dissecção endoanal simultânea. Em 1998, De Latorre e Ortega-Salgado publicaram a técnica do abaixamento endoanal, sem o uso associado da videolaparoscopia.[17] A técnica ganhou adesão consistente e hoje é a de 1ª escolha para este tratamento. Especialmente no que tange à evolução pós-operatória,

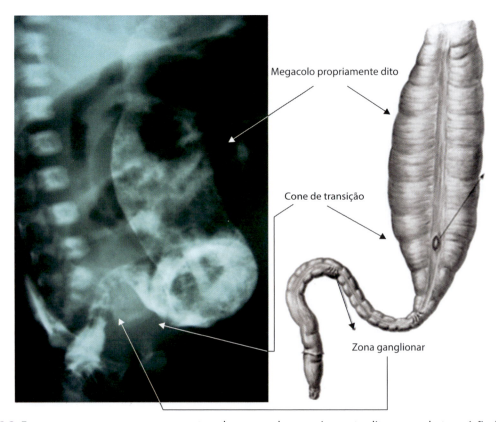

Figura 36.8. Enema opaco sem preparo – mostrando megacolo propriamente dito, cone de transição (entre o reto e o sigmoide) e zona aganglionar.

diversos pontos ainda são controversos. Independentemente da técnica usada, as grandes séries de seguimento mostram bons resultados somente na metade dos casos, sendo a manutenção da constipação, enterocolite associada ao megacolo congênito e a incontinência fecal evolução no restante da população de crianças com megacolo.[18-20]

Incontinência Fecal Orgânica

Define-se como continência fecal a habilidade que dispomos de perceber o conteúdo retal, discriminá-lo e decidir o momento adequado de liberá-lo e é obtida por meio de uma complexa inter-relação de elementos e funções. Contudo, a incontinência fecal também é multifatorial. Acredita-se que decorra do desarranjo, na inter-relação complexa entre os componentes musculares (assoalho pélvico, esfíncter anal interno e externo), neurônios de estiramento (parede intestinal), neurônios aferentes e eferentes derivados da coluna lombossacra. E seja ainda resultado de diversos determinantes tais como o volume e a consistência do conteúdo retal, a capacidade de distensão ou complacência do reto, a sensibilidade retal, a integridade da musculatura esfinctérica ana e a qualidade de sua inervação. Condição clínica constrangedora, muitas vezes incapacitante, com repercussão social e econômica significativa que, em decorrência dos estigmas sociais que acarreta, tem por vezes seus sintomas omitidos. Por esses motivos, sua real prevalência na população pediátrica é de difícil avaliação e pouco conhecida. O impacto que acarreta a existência da incontinência fecal nas crianças é medido pela alteração na qualidade de vida relacionada à saúde das crianças incontinentes (Figura 36.9).[21]

As etiologias mais frequentes das incontinências fecais orgânicas na infância são as AAR, megacolo congênito e lesões congênitas de coluna lombossacra.[22]

Embora o conceito clássico de continência se apoie em crianças a partir dos 4 anos, patologias orgânicas e congênitas já antecipam a suspeição diagnóstica de incontinência fecal, que confirmamos por meio da história e exame físico detalhado; sendo que, para cada etiologia, é reservado um arsenal subsidiário e o resultado das terapias que desembocam no conceito de incontinência fecal fica abarcado neste grupo.

Utilizamos, nas crianças incontinentes, o Escore Paulista de Continência (Tabela 36.3), que visa quantificar, além dos aspectos biológicos, o impacto na vida da criança.

As terapêuticas clínicas adotadas variam de laxativos, antidiarreicos, metilcelulose, passando pela adequação da dieta, mudança de comportamento e fisioterapia, nas modalidades possíveis.[23]

Novas práticas descritas na literatura atual, embora atrativas e com bons resultados, necessitam de maior volume e experiência: eletroestimulação sacral;[13] neuromodulação sacral.[24]

Artifícios como o plug meconial apresentam bons resultados, principalmente para adolescentes com pouca mobilidade, secundários à lesão de coluna (congênita ou adquirida), mas esbarram na falta de acesso em função do custo.

As opções cirúrgicas são empregadas na dependência da etiologia, ficando determinado, pela experiência e pela literatura, que técnicas cirúrgicas, específicas para tratamento da incontinência fecal, tiveram pouco resultado.

Na falha medicamentosa ou inexistência de opção cirúrgica, indicamos o programa de enemas evacuatórios que, objetivando a retirada material fecal, possibilitam uma diminuição das perdas e, por conseguinte, uma continência social. Estes são realizados sob estreita orientação, que chamamos de cister caseiro, à semelhança do cateterismo intermitente. O número de clisteres é usado de acordo com a necessidade, com o tempo de trânsito colônico e do tamanho do colo.

Havendo aderência, um período limpo satisfatório, oferecemos à família a possibilidade da derivação intestinal continente para realização de enemas anterógrados.

No início da década de 1990, após trabalho preliminar de Shanding e Gilmour de 1987, que mostrava o benefício, em pacientes com espinha bífida, de enemas de grande volume ofertados de maneira retrógrada, Malone descreveu a utilização da apendicostomia continente (derivada da técnica de Mitrofanoff, que utiliza o apêndice cecal para derivação urinária) no emprego de enemas anterógrados.[25]

Diversas modificações da técnica de Malone e da via de acesso foram empregadas, como a utilização de segmentos de colo tubulizados, sendo o ceco, colo ascendente ou colo

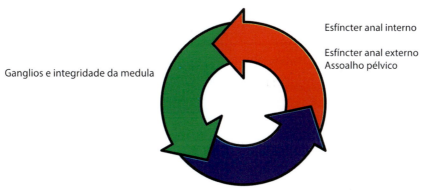

Figura 36.9. Interligação anatômica e funcional complexa.

esquerdo e inseridos de modo a formarem um conduto continente. Apesar dessas modificações, o princípio é mantido, que é possibilitar a lavagem intestinal, realizada pelo paciente sozinho, que se cateteriza no vaso sanitário, com a frequência que seu próprio trânsito lhe impõe.[26,27]

Seguiram-se várias publicações que atestam o benefício que esta prática acarreta, principalmente na faixa etária pediátrica. Deixando os pacientes limpos, sem odor durante todo o dia, possibilitando seu retorno a todas atividades (escolar, esportiva, social e afetiva) que determinarão a sua inclusão social.[28,29]

Tabela 36.3. Escore Paulista de Continência

Frequência das evacuações	>4	4	Satisfação pessoal/familiar	Insatisfeito	3
	< 3	3		Parcialmente	2
	Dias alternados	2		Satisfeito	1
	1 x ao dia	1	Atividades	Evita esportes	4
Frequência dos escapes	Diária	4		Esporadicamente	3
	> 2 X/Semana	3		Pratica regularmente	2
	Semanal	2		Sem restrição	1
	Esporádica	1	Comportamento	Evita contato	4
				Somente escola	3
Enemas	2 X /Dia	4		Raramente sai	2
	1 X /Dia	3		Interfere pouco	1
	2 X /Semanas	2		Não interfere	0
	1 X/ Semana	1	Incontinência Severa: 17 a 23		
	Ocasional	0	Incontinência Moderada: 13 a 16 Incontinência Leve: 9 a 12 Continentes: 4 a 8		

Referências Bibliográficas

1. Yesildag E1, Muñiz RM, Buyukunal SN How did the surgeons treat neonates with imperforate anus in the eighteenth century? Pediatr Surg Int. 2010 Dec;26(12):1149-58. doi: 10.1007/s00383-010-2672-8. Epub 2010 Aug 13.

2. Peña A, Levit M. Imperforate anus and Cloacal Malformatios., in Ashcrafts Pediatric Surgery. Cap-35, pg 492-514. Sexta Edição. 2014.

3. Bischoff A, Levitt MA, Peña A. Update on the management of anorectal malformations. Pediatr Surg Int. 2013 Sep;29 (9):899-904. doi: 10.1007/s00383-013-3355-z.

4. Arnoldi R, et al. Anorectal malformations with good prognosis: variables affecting the functional outcome. J Pediatr Surg. 2014 Aug;49(8):1232-6. doi: 10.1016/j.jpedsurg.2014.01.051. Epub 2014 Feb 10.

5. Ruiz MR, Kalfa N, Allal H. Advantages of robot-assisted surgery in anorectal malformations: Report of a case. J Minim Access Surg. 2016 Apr-Jun;12(2):176-8. doi: 10.4103/0972-9941.169988.

6. Abdulrahman Al Bassam, et al. Robotic-assisted anorectal pull-through for anorectal malformations. Journal of Pediatric Surgery, Vol. 46, Issue 9, p1794–1797. September 2011.

7. Anju Goyal, et al. Functional outcome and quality of life in anorectal. malformations. Journal of Pediatric Surgery, Vol. 41, Issue 2, p318–322 February 2006.

8. Rovaris, J A et al. Encopresis and psychological intervention: literature review.Estud. p esqui. psicol; 15(1): 79-93, jan.-abr. 2015.

9. Morais, M B; Tahan, S. Intestinal constipation. Pediatr. mod; 45(3): 79-98, maio-jun. 2009.

10. Tabbers, M M et al. Evaluation and treatment of functional constipation in infants and children: evidence-based recommendations from ESPGHAN and NASPGHAN.J Pediatr Gastroenterol Nutr; 58(2): 258-74, 2014 Feb.

11. Fagundes-Neto U. Constipação intestinal funcional na infância: diagnóstico e tratamento. Pediatr. mod; 50(7)jul. 2014.

12. Hart, S L et al. A randomized controlled trial of anorectal biofeedback for constipation. Int J Colorectal Dis; 27(4): 459-66, 2012.

13. Sulkowski JP et al. Sacral nerve stimulation: a promising therapy for fecal and urinary incontinence and constipation in children.J Pediatr Surg. 2015 Oct;50(10):1644-7.

14. van Wunnik et al.Sacral neuromodulation therapy: a promising treatment for adolescents with refractory functional constipation. Dis Colon Rectum. 2012 Mar;55(3):278-85. doi: 10.1097/DCR.0b013e3182405c61.

15. Langer, J. Hirschsprung disease in Aschrafts Pediatric Surgery. Capt 34. 474- 491. 2014.

16. Georgeson KE, Fuenfer MM, Hardin WD. Primary laparoscopic pull-through for Hirschsprung's disease in infants and children. J Pediatr Surg. 1995; 30:1017-21.

17. De la Torre-Mondragon L, Ortega-Salgado JA. Transanal endorectal pull-through for Hirschsprung's disease. J Pediatr Surg. 1998; 33:1283-1284.

18. Chen, Yong et al.Transanal endorectal pull-through versus transabdominal approach for Hirschsprung's disease: A systematic review and meta-analysis. Journal of Pediatric Surgery , Volume 48, Issue 3 , 642 – 651.

19. Bischoff, A et al. Damaged anal canal as a cause of fecal incontinence after surgical repair for Hirschsprung disease – a preventable and under-reported complication. Journal of Pediatric Surgery , Published on line, september -2016.

20. Marty TL, et al. Gastrointestinal function after surgical correction of Hirschsprung's disease: long-term follow-up in 135 patients. J Pediatr Surg. 1995;30(5):655-.

21. Filho HS, Mastroti RA, Klug WA. Quality-of-life assessment in children with fecal incontinence. 2015 Apr;58(4):463-8.

22. Rintala RJ. Fecal incontinence in anorectal malformations, neuropathy, and miscellaneous conditions. Semin Pediatr Surg. 2002;11(2):75-82.

23. Filho HS et al. In Toporosvk J. Nefrologia Pediatrica- 2 ed. Rio de janeiro Guanabara Koogan- 2006. (2):696-701.
24. Haddad M et al.Sacral neuromodulation in children with urinary and fecal incontinence: a multicenter, open label, randomized, crossover study. J Urol. 2010 Aug;184.
25. Malone PS. Ransley PG. Keily EM. Preliminary report; The antegrade continence enema. Lancet 335: 1217-1218, 1990.
26. Malone PS. The management of bowel problems in children with urological disease. Br J Urol. 1995;76(2):220-5.
27. Balgopal E,et al .The role of a colon resection in combination with a Malone appendicostomy as part of a bowel management program for the treatment of fecal incontinence. Journal of Pediatric Surgery, Vol. 48, Issue 11, p2296–2300 November 2013.
28. Mattix KD et al. Malone antegrade continence enema (MACE) for fecal incontinence in imperforate anus improves quality of life. Pediatr Surg Int. 2007 Dec;23(12):1175-7.
29. Yerkes et al. The Malone antegrade continence enema procedure: quality of life and family perspective. J Urol. 2003 Jan;169(1):320-3.
30. Georgeson KE, Fuenfer MM, Hardin WD. Primary laparoscopic pull-through for Hirschsprung's disease in infants and children. J Pediatr Surg. 1995; 30:1017-21.
31. De la Torre-Mondragon L, Ortega-Salgado JA. Transanal endorectal pull-through for Hirschsprung's disease. J Pediatr Surg. 1998; 33:1283-1284.

Cap. 36 Disfunções do Assoalho Pélvico na Criança e no Adolescente

Índice Remissivo

A

Abordagem da lesão aguda dos esfíncteres anais, 109
  diagnóstico clínico, 109
  introdução e importância, 109
  tratamento, 110
Algia pélvica crônica na mulher, 147
  considerações a respeito das modalidades de
    tratamento, 158
    estimulação elétrica neuromuscular transcutânea
      (TENS), 158
    tratamento da cintura pélvica, 158
    tratamento da dor de convergência
      viscerossomática, 158
    tratamento das alterações somáticas do assoalho
      pélvico, 158
    tratamento dos déficits de controle motor do
      abdômen e assoalho pélvico, 158
  considerações adicionais, 157
  considerações anatômicas, 149
  considerações neuroanatômicas, 150
    exame clínico na dor pélvica, 150
    história e exame físico, 150
      avaliação do controle motor, 153
      exame clínico regional, 151
      exame da sensibilidade, 153
      exame do assoalho pélvico, 152
  definições, 148
  diagnóstico diferencial e tratamento, 154
    clitóris doloroso, 156
    dispareunia, 155
    dor pélvica originária do sistema ginecológico, 154
      vulvodinia, 155
    síndrome da vestibulite vulvar, 155
    dor pélvica de origem gastrintestinal, 156
      síndrome do intestino irritável, 156
    dor pélvica de origem musculoesquelética, 156
      proctalgia fugax, 156
    dor pélvica de origem neurológica, 157
    dor pélvica de origem urológica, 156
      cistite crônica intersticial, 156
    modalidades de tratamento da dor, 157
      crioneurólise, 157
      neurólise química, 157
      neuromodulação, 157
      toxina botulínica, 157
Algia pélvica crônica no homem, 161
  diagnóstico, 163
  etiologia, 161
  fisiopatologia, 161
    sensibilização central, 162
    sensibilização periférica, 162
  introdução, 161
  perspectivas para o futuro, 166
  tratamento, 163
    cirurgias, 166
      Onabotulinotoxina-A, 166
    tratamentos farmacológicos, 163
      anti-inflamatórios, 163
      antibióticos, 163
      antidepressivos tricíclicos (ADT), 165
      gabapentina e pregabalina, 165
      medicamentos para aliviar obstrução
        infravesical, 163
      opioides, 165
    tratamentos fitoterápicos e terapias, 165
      acupuntura, 166
      dieta, 166

extrato de pólen de abelha, 165

fisioterapias do assoalho pélvico, 165

psicoterapia, 166

Anatomia do assoalho pélvico correlacionada à função e ao tratamento, 5

coito, 8

continência urinária e micção, 7

deambulação, 8

defecação, 7

diafragma pélvico, 6

diafragma urogenital, 7

parte inferior, 7

parte superior, 7

Anatomia do assoalho pélvico, imagens de RNM ponderadas em T2 nos planos sagital, axial e coronal identificando os músculos elevadores do ânus, 19

achados à RNM dinâmica em mulheres assintomáticas, 23

anatomia do assoalho pélvico feminino, 18

diafragma pélvico, 18

diafragma urogenital, 18

fáscia endopélvica, 18

compartimento posterior, 22

condições patológicas resultantes da fraqueza do assoalho pélvico, 20

relaxamento (lacidez) do assoalho pélvico, 20

contrações paradoxais do músculo puborretal, 23

fundo de saco, 21

interpretando os achados da RNM, 19

papel do estudo por imagem do assoalho pélvico no manejo/planejamento cirúrgico, 18

prolapso de órgãos pélvicos, 20

compartimento anterior, 20

compartimento médio, 21

Assistência em enfermagem na incontinência fecal, 121

anamnese e exame físico, 121

apoio psicológico, 123

causas da incontinência fecal, 121

conhecendo os sinais e sintomas, 122

cuidados com o uso de medicamentos, 123

hábitos alimentares e de hidratação, 122

hábitos de higiene, 122

integridade tecidual, 122

introdução, 121

Assistência em enfermagem na incontinência urinária e distúrbios da micção, 85

anamnese e exame físico, 85

apoio psicológico, 87

causas da incontinência urinária, 86

conhecendo os sinais e sintomas, 86

cuidados com o uso de medicamentos, 87

hábitos alimentares e de hidratação, 87

hábitos de higiene, 87

integridade tecidual, 86

introdução, 85

Assistência em fisioterapia na incontinência fecal, 115

avaliação da qualidade de vida, 116

exame físico, 116

história clínica, 115

introdução, 115

tratamento, 116

biofeedback, 117

conservador, 116

estratégia fisioterapêutica, 117

treinamento muscular do assoalho pélvico, 117

eletrestimulação, 117

Assistência em fisioterapia na incontinência urinária e distúrbios da micção na mulher e no homem, 77

assistência em fisioterapia na incontinência urinária e distúrbios da micção no homem, 80

introdução, 80

avaliação fisioterapêutica na incontinência urinária feminina, 77

anamnese, 77

exame físico, 77

avaliação fisioterapêutica na incontinência urinária masculina, 80

anamnese, 80

avaliação física, 80

pad teste, 81

teste força muscular, 81

tratamento, 81

biofeedback, 81

eletrestimulação, 81

terapia comportamental, 81

treinamento muscular do assoalho pélvico (TMAP), 81

avaliação funcional do assoalho pélvico, 77

introdução, 77

outras técnicas, 78

diário miccional, 78

Pad teste, 78

perineômetro, 78

tratamento, 79

biofeedback, 80

cones vaginais, 79

eletrestimulação, 79

terapia comportamental, 79

treinamento muscular do assoalho pélvico (TMAP), 79

B

Bexiga hiperativa, 57

diagnóstico clínico, 57

introdução e importância, 57

investigação complementar e funcional, 58

tratamento, 58
    tratamento cirúrgico, 60
    tratamento comportamental e fisioterapêutico, 58
    tratamento farmacológico, 59
        agonistas beta-3 adrenérgicos, 59
        estrogênios, 59
        neuromodulação sacral, 60
        toxina botulínica, 60

D

Desenho esquemático da inervação pélvica, 11

Desenho esquemático da pélvis com as vísceras retiradas, 10

Desenho esquemático das aferências da medula espinhal e sua suposta reorganização após lesão medular, 12

Desenho esquemático e fotomicrografia da medula espinhal correspondentes aos corpos neuronais aferentes, 12

Disfunções do assoalho pélvico e qualidade de vida, 211
    como avaliar qualidade de vida na consulta, 211
    introdução, 211

Disfunções do assoalho pélvico na criança e no adolescente, 221
    anomalia anorretal, 221
    constipação intestinal, 224
        constipação crônica, 224
    encoprese, 224
    incontinência fecal orgânica, 227
    megacolo congênito ou doença de Hisrchsprung, 225

F

Fatores de risco para fraqueza do assoalho pélvico, 17

Fístula reto prostática, 185
    abordagem posterior (parassacrococcigeana) transesficteriana, 187
        abordagem transanal, 187
    cirurgias minimamente invasivas, 188
    definição, 185
    diagnóstico, 186
        clínico, 186
        exames complementares, 186
    etiologia, 185
    introdução, 185
    propedêutica, 186
    tratamento, 186
        tratamento cirúrgico, 186

Fístula retovaginal, 181
    apresentação e evolução, 181
    classificação, 182
    etiologia, 181
    introdução, 181
    situações especiais, 183

    Doença de Crohn (DC)
        fístula induzida por radioterapia, 183
        interposição tecidual, 183
    tratamento, 182
        antibiótico e uso de seton, 182
        avanço de retalho mucoso, 182
        esfincteroplastia, 182
        observação, 182
        técnica operatória, 182
        uso de *plug*, 182

Fístulas urogenitais, 175
    adquiridas, 175
        fístulas não obstétricas, 175
        fístulas obstétricas, 175
            fatores epidemiológicos associados às fístulas obstétricas, 175
    classificação, 176
    definições, 175
        fístula geniturinária (FGU), 175
        fístula, 175
        incidência, 175
    diagnóstico, 177
    etiologia, 175
        congênitas, 175
    etiologia, 175
        fístulas não obstétricas, 175
        fístulas obstétricas, 176
    patogênese, 176
        fístulas não obstétricas, 176
        fístulas obstétricas, 176
    quadro clínico, 176
    tratamento, 177
        timing, 178
            fístulas uretrovaginais, 179
            fístulas vesicovaginais, 179

G

Graduação da cistocele e prolapso uterino baseada na LPC, 20

Graduação da severidade da fraqueza do assoalho pélvico pelas linhas H e M, 20

I

Imagem sagital da pelve ponderada em T2 mostrando os compartimentos pélvicos, 18

Importância da abordagem multidisciplinar na avaliação dos prolapsos de órgãos pélvicos, 127
    avaliação complementar no consultório, 130
    avaliação multidisciplinar da paciente com prolapso de órgãos pélvicos, 129
    conceitos anatomofisiológicos do assoalho pélvico

feminino, 127

introdução, 127

Importância das disfunções do assoalho pélvico, 3

Incontinência fecal, 89

Incontinência urinária de esforço, 49

    diagnóstico clínico, 49

    introdução e importância, 49

    investigação complementar e funcional, 49

    tratamento cirúrgico, 51

    tratamento com agentes de preenchimento, 53

    tratamento conservador, 50

        fisioterapia, 50

    tratamento farmacológico, 50

        estrogênios, 50

        oxalato de duloxetina, 51

Incontinência urinária e distúrbios da micção, 33

Incontinência urinária masculina, 43

avaliação, 44

    cistoscopia, 46

    diário miccional, 44

    estudo urodinâmico, 44

    fluxo urinário e resíduo pós-miccional, 44

    história, 44

        anamnese geral, 44

        características da incontinência, 44

        imagens, 44

        laboratório, 44

    Pad Teste, 44

    questionário de qualidade de vida, 44

definição e prevalência, 43

tipos de incontinência urinária, 43

    enurese noturna, 43

    gotejamento pós-miccional, 43

    incontinência urinária contínua, 43

    incontinência urinária de esforço, 43

    incontinência urinária de urgência, 43

    incontinência urinária insensível, 43

    incontinência urinária mista, 43

tratamento, 46

    enurese, 48

    gotejamento pós-miccional, 48

    incontinência urinária de esforço, 47

        tratamento cirúrgico, 47

            esfíncter uretral artificial, 47

            sling uretral masculino, 47

        tratamento conservador, 47

            treinamento dos músculos do assoalho pélvico, 47

    incontinência urinária de urgência, 46

        cirurgias, 47

        tratamento conservador e médico, 46

        tratamento minimamente invasivo, 47

incontinência urinária mista, 48

Incontinência urinária mista, 63

    diagnóstico clínico, 63

    introdução e importância, 63

    investigação complementar e funcional, 64

    tratamento, 64

Indicações da urodinâmica, 35

    cistometria, 37

    complacência, 38

    eletromiografia, 38

    estudo miccional ou fluxo/pressão, 38

    perfil pressórico uretral, 38

    urodinâmica, 38

        indicações de urodinâmica em relação ao prognóstico, 38

        indicações de urodinâmica na bexiga hiperativa, 39

        indicações de urodinâmica na incontinência urinaria de esforço, 39

        indicações gerais, 38

        qual teste?, 38

    urofluxometria, 36

    videourodinamica, 38

Introdução, 1

Investigação e tratamento da endometriose profunda, 169

    classificação, 169

    diagnóstico, 170

        diagnóstico clínico, 170

        diagnóstico diferencial, 170

        exames de imagem, 170

        exames laboratoriais, 170

    introdução, 169

    quadro clínico, 169

    tratamento, 170

        tratamento cirúrgico, 172

        tratamento medicamentoso, 171

            análogos de GnRH, 171

            anti-inflamatórios não esteroidais (AINE), 171

            contraceptivos hormonais, 171

            inibidores de aromatase, 171

            outros tratamentos clínicos, 172

        tratamentos específicos, 172

            câncer e endometriose, 172

            endometrioma ovariano, 172

            endometriose em outros órgãos, 172

            endometriose profunda, 172

            gestação, 172

            infertilidade, 172

Investigação e tratamento da incontinência fecal: análise crítica, 113

    defecografia ou defecoressonância ou ultrassonografia endorretal tridimensional com fase evacuatória, 113

    eletromanometria anorretal, 113

    investigação, 113

tratamento, 113
- medicamentos, 114
- orientação dietética, 114
- reabilitação, 114
- ultrassonografia endoanal, 113

Investigação e tratamento da incontinência urinária após operações ginecológicas, 73
- abordagem prática da paciente incontinente após cirurgia ginecológica, 74
- imagem dinâmica, 74
- imagem estática, 74

Investigação e tratamento da incontinência urinária após prostatectomia, 67
- avaliação do paciente com incontinência pós-prostatectomia, 67
  - exame físico, 68
    - cistoscopia, 68
    - exame urodinâmico, 68
  - história, 67
- etiologia e fatores de risco, 67
- fisiopatologia, 67
- introdução, 67
- medidas cirúrgicas, 69
  - agentes de preenchimento, 70
  - esfíncter urinário artificial, 69
  - fechamento do colo vesical/uretra, 70
  - ProACT, 70
  - *slings* masculinos, 69
- tratamento, 68
  - medicamentos, 69
  - medidas conservadoras, 68
    - fisioterapia do assoalho pélvico, 68
    - orientação comportamental, 69
    - recursos mecânicos externos, 69

Investigação e tratamento da intussuscepção reto-anal e do prolapso retal, 141
- cuidados pós-operatórios, 143
- diagnóstico clínico, 141
- introdução e importância, 141
- investigação complementar e funcional, 141
- tratamento cirúrgico, 142
  - operações abdominais, 142
    - retopexia com tela, 142
    - retossigmoidectomia com retopexia, 142
    - sacropromontofixação do reto, 142
  - operações perineais, 143
    - operação de delorme, 143
    - retossigmoidectomia perineal (operação de Altemeier), 143

Investigação e tratamento do prolapso genital, 133
- cirurgias obliterativas, 138
- conceito, 133
- diagnóstico, 133
  - clínico, 133
  - investigação laboratorial, 134
- tratamento, 135
  - conservador, 135
    - tratamento fisioterápico, 136
  - cirúrgico, 136
  - via abdominal, 137
  - via vaginal, 136

Investigação pela ultrassonografia endoanal e endorretal das disfunções do assoalho pélvico, 25

Investigação pela ultrassonografia transperineal das disfunções do assoalho pélvico, 27
- achados normais, 28
- introdução, 27
- possíveis achados ultrassonográficos em doenças uroginecológicas, 28
  - afunilamento de uretra proximal, 28
  - contração do assoalho pélvico, 28
  - controle pós-operatório, 30
  - corpo estranho intravesical, 28
  - divertículo de uretra, 28
  - espessamento da parede vesical, 28
  - incontinência urinária de esforço, 28
  - leiomioma uterino, 28
  - massa periuretral, 28
  - massa preuretral, 28
  - prolapso geniturinário, 30
  - resíduo pós-miccional, 30
  - supercorreção em cirurgia de incontinência urinária, 28
- técnica do exame de ultrassonografia transperineal, 27
- ultrassonografia 3D e transdutor 360, 28

Investigação por ressonância nuclear magnética das disfunções do assoalho pélvico, 17

M

Manejo das complicações cirúrgicas dos procedimentos uroginecológicos, 189
- complicações do tratamento cirúrgico de incontinência urinária de esforço, 189
  - complicações, 189
    - complicações pós-operatórias, 190
    - hemorragia, 189
    - lesões do trato urinário, 189
    - lesões intestinais, 190
  - prevenção, 189
- complicações do tratamento cirúrgico para correção do prolapso genital, 190
  - complicações, 190
    - complicações pós-operatórias, 191
    - hemorragia, 190
    - lesões do trato urinário e intestinais, 191

prevenção, 190

introdução, 189

Manejo das complicações em cirurgias colorretais, 193

abscessos intracavitários, 194

complicações da denervação autonômica, 195

deiscência de anastomose, 193

conduta nas deiscências, 194

infecção, 193

introdução, 193

lesão esplênica, 195

lesões do trato urinário, 194

obstrução intestinal, 194

Métodos de imagem das disfunções do assoalho pélvico, 15

Miscelânea, 145

P

Papel da eletromanometria anorretal convencional e de alta resolução, 91

Papel da ultrassonografia endorretal tridimensional, 105

aplicações clínicas do USEA-3D na incontinência fecal, 106

passos do exame, 105

Pélvis como unidade funcional, 9

função de armazenamento, 9

função de relacionamento intraespécie (reprodução sexual), 9

função eliminatória, 9

Principais sintomas da fraqueza do assoalho pélvico, 17

Prolapsos de órgãos pélvicos, 125

S

Sexualidade e disfunção de assoalho pélvico em homens, 203

avaliação da qualidade de vida sexual e do assoalho pélvico, 204

avaliações, 206

introdução, 203

Músculos do Assoalho Pélvico (Map), 203

tratamento, 204

Sexualidade e disfunções do assoalho pélvico na mulher, 197

abordagem inicial da sexualidade em paciente com disfunção do assoalho pélvico, 201

anatomia sexual da mulher, 197

fisiologia sexual, 198

introdução, 197

sexualidade nas disfunções do assoalho pélvico, 198

T

Traçada entre a borda inferior da sínfise púbica e a última articulação coccígea, 19